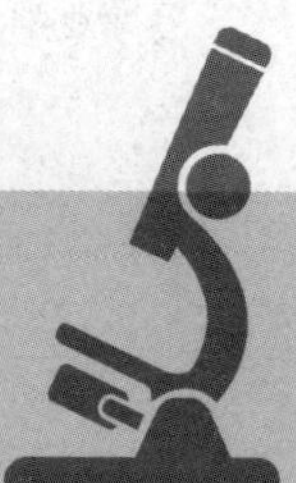

医学机能学实验

李鸿珠　王丽虹　田华　主编

清華大学出版社
北京

内容简介

本书以实验动物和人体作为研究对象，主要包含三部分内容：①动物和人体医学机能学实验及虚拟仿真实验基本理论；②医学机能学实验各论（各器官系统动物实验和人体实验）；③设计性实验。

本书特色是通过临床病例引出每一节实验内容，并将课程思政贯穿于始终。教材力求概念准确，文字简练，层次清晰，使用方便。本书适合高等医学院校基础、临床、口腔、护理、预防、检验、药学、法医等专业学生使用，也可作为医学研究人员和临床医学工作者的参考用书。

图书在版编目（CIP）数据

医学机能学实验/李鸿珠，王丽虹，田华主编．—北京：清华大学出版社，2024.6
ISBN 978-7-302-65228-1

Ⅰ.①医…　Ⅱ.①李…②王…③田…　Ⅲ.①实验医学　Ⅳ.①R-33

中国国家版本馆 CIP 数据核字（2024）第 036947 号

责任编辑： 罗　健
封面设计： 刘艳芝
责任校对： 李建庄
责任印制： 曹婉颖

出版发行： 清华大学出版社
网　　址：https://www.tup.com.cn，https://www.wqxuetang.com
地　　址：北京清华大学学研大厦 A 座　　　邮　　编：100084
社 总 机：010-83470000　　　邮　　购：010-62786544
投稿与读者服务：010-62776969，c-service@tup.tsinghua.edu.cn
质量反馈：010-62772015，zhiliang@tup.tsinghua.edu.cn

印 装 者： 北京嘉实印刷有限公司
经　　销： 全国新华书店
开　　本： 185mm×260mm　　**印　　张：** 19.25　　**字　　数：** 493 千字
版　　次： 2024 年 6 月第 1 版　　**印　　次：** 2024 年 6 月第 1 次印刷
定　　价： 59.80 元

产品编号：095721-01

医学机能学实验

主　审：龚永生　金宏波　范小芳

主　编：李鸿珠　王丽虹　田　华

副主编：张伟华　魏　杰　刘　智

编　者（以姓氏笔画为序）

王丹妹（海南医学院）　王红梅（金华职业技术学院）
王丽虹（福建医科大学附属第一医院）　王跃春（暨南大学医学部）
毛宇彬（厦门大学医学院）　田　华（厦门医学院）
刘　智（长春中医药大学）　刘　靖（厦门大学医学院）
孙　健（牡丹江医学院）　孙一丹（深圳大学医学部）
李　弘（哈尔滨医科大学）　李　茵（北京大学医学部）
李雪松（南京医科大学）　李鸿珠（厦门大学医学院）
杨　晶（杭州师范大学）　佟丹丹（华侨大学医学院）
宋英莉（哈尔滨医科大学）　张小玲（厦门医学院）
张伟华（哈尔滨医科大学）　张家兴（厦门大学医学院）
林　岩（齐齐哈尔医学院）　周　宇（厦门大学医学院）
孟　艳（吉林大学基础医学院）　洪晓婷（厦门大学医学院）
贺忠梅（山西医科大学）　袁　辉（牡丹江医学院）
黄　武（四川大学）　黄黎月（厦门医学院）
曹永刚（哈尔滨医科大学大庆校区）　梅迪森（宁波大学医学部）
戚　智（厦门大学医学院）　韩丽萍（温州医科大学）
魏　杰（厦门大学医学院）　魏　璨（哈尔滨医科大学）

秘　书：闫国良　张　然　彭　璐

前　言

为了全面贯彻落实全国教育大会精神，深化医学教育教学改革，完善医学教育课程体系建设，在实验教学上不断改革和创新，以一流本科课程建设标准进行课程改革和教材建设，为此，我们编写了《医学机能学实验》。

医学机能学实验是高等医学院校的重要课程之一，是医学、药学、护理学等众多专业学生必修的一门基础医学实验课程，是生理学、病理生理学和药理学三门学科实验内容的有机融合，是理论与实践相结合、以能力培养为核心的医学实验教学体系重要内容之一。

在本教材编写过程中，全体编者深入学习党的二十大精神，聚焦“国之大者”，增强“四个意识”，坚定“四个自信”，做到“两个维护”，并将其贯彻到教学全过程中。本教材以实验动物和人体为研究对象，内容分为三大篇：第一篇为医学机能学概述，分为动物和人体机能学实验概述及机能学虚拟仿真实验概述；第二篇为医学机能学实验各论，阐述各器官系统动物和人体机能学实验；第三篇为创新设计性实验。教材力求概念准确，文字简练，层次清晰，使用方便。

本教材强调生命过程的整体性，注重基础知识和基本技能的深度拓展，强化医学教育及医学实践的系统性，提高学生的实验操作能力，利用设计性实验培养学生的科研思维及临床思维，将课程思政贯穿于始终，培养学生对学科知识的融会贯通能力、实验能力、创新能力及综合分析、解决问题的能力。

本教材由全国二十余所高等医学院校老师共同编写完成，并得到了温州医科大学龚永生教授、范小芳教授及哈尔滨医科大学金宏波教授精心审阅和指导，同时得到厦门大学及厦门大学医学院领导的关怀和支持，在此一并致以衷心感谢！由于我们的编写水平有限，编写时间仓促，本书中的缺点和错误在所难免，恳请广大师生在使用本教材的过程中批评指正，以备再版时修订。

李鸿珠　王丽虹　田　华

2024 年 2 月

目录

第一篇

医学机能学实验概述

第一章
动物机能学实验概述

第一节 绪论

一、医学机能学实验的目的

医学机能学实验是通过对机体不同水平（包括整体、系统、器官、组织、细胞、分子）的实验观察，研究机体正常机能和代谢规律、疾病发生机制及药物作用规律的一门新兴的综合性实验学科，是主要由生理学、病理生理学和药理学的实验内容和方法整合、发展、有机融合形成的新课程。

医学机能学实验的目的是使学生初步掌握实验动物和人体机能学实验基本操作技能，通过观察实验动物的生理指标、复制某些疾病模型和防治手段等基本方法，巩固生理学、病理生理学和药理学的基本知识及理论，培养学生理论联系实际的能力。同时，在实验过程中，培养严肃的工作态度、严谨的科学作风和缜密的科学思维能力，增强观察、记录、比较、分析和整理综合实验结果的科研素养，提高动手操作、独立思考、分析和解决实际问题的能力。

医学机能学实验分为动物机能学实验和人体机能学实验两部分。动物实验包括慢性实验和急性实验：慢性实验是指在无菌条件下，对健康动物进行手术，或在与外界自然环境保持一致的条件下进行较长时间的实验项目观察。例如，通过药物干预动物体模拟糖尿病状态来研究糖尿病的发病机制与治疗手段；向裸鼠皮下接种肿瘤细胞构建肿瘤异种移植模型，研究肿瘤在体内异常增殖的机制与治疗方法等。但因慢性实验的周期长，对实验结果的干扰因素多，且由于教学学时、教学条件与环境等限制，动物机能学实验授课主要以急性动物实验为主。人体机能学实验适用于不损害人体健康的实验项目。例如，人听力和声音传导途径的测定等。

值得注意的是，每一种药物的研发或新的医疗技术的诞生，都是建立在无数实验动物的牺牲和奉献之上的，动物实验在人类医疗水平提高及科技进步方面具有不可或缺的重要性。因此，如何平衡动物痛苦与人类需求成为值得关注的问题。在动物实验中，要重视实验动物福利和动物保护。实验动物福利主要包括“五大自由”：实验动物有不受饥渴、生活舒适、不受痛苦伤害和疾病、生活无恐惧和悲伤感、表达天性的自由。目前，被广为认同的平衡原则是“3R”原则，即替代（replacement）、减少（reduction）、优化（refinement）。因此，同学们要谨记，重视动物福利，遵守 3R 原则，严禁虐待实验动物，尊重每一只为人类福利参与实验的动物。

二、医学机能学实验课的基本要求

（一）上课前

（1）仔细阅读实验课内容，充分了解本次实验的目的，掌握并理解实验原理、实验对象、实验方法与步骤、实验项目及注意事项，熟悉实验药品与器材。

（2）认真复习和学习本次实验涉及的相关理论知识，能够通过其理论知识回答思考题。

（3）预测本次实验可能得到的结果并能够做出合理的解释。

（4）估计本次实验可能产生的误差，找到其解决办法。

（5）检查本次实验所需器材、药品，做到万无一失。

（二）上课时

（1）不迟到，不早退，有特殊原因需经任课教师准许方能离开。

（2）上实验课必须穿实验服，戴口罩、手套和实验帽，做好防护，听从教师指导。

（3）尊师重教，遵守课堂纪律，不得进行与实验无关的活动。

（4）按照实验步骤操作，不得随意更改。

（5）爱护实验动物和标本。

（6）节省实验药品和器材，避免浪费。爱护手术器材和检测仪器，按照正规步骤进行操作。

（7）注意安全，严防触电、火灾、中毒、被动物咬伤等意外发生。

（8）认真、仔细地观察实验中出现的各种现象，耐心地记录每一个实验数据，以免发生错误或遗漏。

（9）根据有关理论知识对实验结果进行分析。

（三）上课后

（1）整理实验仪器和用具，关闭仪器和设备的电源开关。

（2）清洗和清点实验器械并按规定放好，临时借用的要及时归还，若有器械破损应及时报告。

（3）按规定处理实验后的动物和标本。

（4）值日生要认真清洁实验室，关好门窗，摆好桌椅，做好登记，离开时再次检查水、电等是否存在隐患。

（5）整理实验结果，对其进行分析和讨论，得出恰当结论。

（6）认真撰写实验报告并按时交给教师批阅。

三、实验数据的收集、记录、处理及实验报告的撰写

（一）实验数据的收集与记录

在实验过程中，认真收集实验数据。为保证实验的科学性和可靠性，需做到以下事项：①精确配制实验药品和试剂；②保证使用健康的实验动物；③确保实验操作的合理性；④努力养成认真准备、仔细观察、及时记录、积极思考、大胆质疑的科学作风和良好习惯。

仔细、准确、客观、全面、完整、清楚地记录实验数据，包括实验的名称、实验人员、实验药物与试剂情况、实验仪器设备情况、实验动物情况、实验环境因素、实验步骤和实验进程的详细记录、实验过程中各项观察指标（实验数据）的详细记录及实验结果与分析。

（二）实验数据的处理

实验中得到的数据为原始资料。原始资料包括计量资料和计数资料。计量资料可通过测量实验描记的曲线和测量仪器获得，主要包含血压、心率、呼吸频率、体温、尿量、生化测定数据、血气测定结果、心电图、脑电图等。计数资料通过清点数目获得。例如，疗效的阳性反应或阴性反应数、动物死亡或存活数等。

实验结束后，应对原始记录进行及时整理和分析。实验结果如果以曲线图形等记录在实验仪器上，可通过打印机打印出来，附在实验报告上。某些实验数据需经过统计学处理，以表格或统计图形式表示。为了用表或图清晰表述实验结果，应用均数 ± 标准差或标准误作表或图，并添加表注或图注。

（三）实验报告的撰写

实验报告是对实验数据的总结，也是机能学实验课的一项基本训练。要对在实验过程中获得的理论知识和操作技能进行全面总结，将感性认识提高到理性认识。实验报告的质量既可以体现同学们的实际工作能力，也能培养其科学思维、独立分析和解决问题及语言表达和书写的能力。

实验报告书写格式简介如下：

1. 实验名称（题目）

应能简洁、准确、完整地概括实验内容。

2. 实验参与人员（组）

本组人员的姓名、班级、组别等。

3. 实验目的和原理

简要说明本实验要掌握的理论知识、实验方法和技术及预期实验结果等。

4. 实验对象

精确记录动物名称、种系、品系与动物特征，如性别、年龄、身长、体重、健康状况等。

5. 实验器材和药品

记录仪器设备、器材、药品、试剂的名称。

6. 实验步骤及方法

记录实验的观察指标、标本制备的过程、记录手段和方法，以及实验所使用装置、实验条件等。书写时，要按实验时实际操作和具体情况，真实而详细地记录，以反映实验进行的实际过程，并使他人能清楚了解实验过程。

7. 实验结果

本部分是实验结论的依据，也是整个实验报告最重要的部分，包括记录实验过程中所观察到的各种现象的定性或定量结果，以及动态变化过程和最终结果；实验所测得的原始数据、图像，包括实验数据的计算过程、公式和单位。统计学处理的结果，要说明其处理过程和结果。

8. 讨论与分析

根据实验现象和数据，联系理论知识，对实验结果进行分析和解释。

9. 结论

即本实验发现或证明的问题的答案。结论要求证据充分，简单明了。

四、医学机能实验室守则

学生进入机能学实验室必须严格遵守实验室各项规章制度。

（1）进入实验室必须穿实验服，戴实验帽，尊师重教，听从教师指导；不迟到，不早退，有特殊原因需经任课教师准许方能离开；遵守课堂纪律，不得进行与实验无关的活动。

（2）为避免对身体造成伤害，有毒、有害试剂药品等需严格按照要求使用。

（3）实验过程中戴好口罩等防护用品，操作时戴好手套，废弃的手套需丢弃在医疗垃圾桶里，不准随意放置在实验台面上。

（4）严格按照操作说明使用仪器，并在仪器记录本上登记。

（5）实验产生的一次性废弃物要分类丢弃于相应垃圾桶，试剂倾倒于废液桶，破损玻璃放置于碎玻璃收纳盒中，头皮针、注射器等尖锐废弃物存放于锐器盒中，动物尸体统一收集在动物尸体暂放处，然后放入冰箱冷冻存放。

（6）实验结束，认真清洗干净所有器械物品，每个小组需检查各自器材是否完全放入各小组相应的托盘中，并按要求摆放整齐，剪刀、止血钳等器械应打开晾干，由教师检查合格后方可离开。

（7）实验结束离开前，每个小组应认真检查台面上的仪器是否按要求定位摆放，电源是否关闭，插头是否拔掉等。

（8）实验凳摆放在相应位置。

（9）值日生按照教师要求做完清洁工作后，在指定记录表上签字后方可离开。

（厦门大学医学院　李鸿珠）

第二节　动物实验常用仪器及使用方法

一、 BL-420I 生物信号采集与处理系统

（一）生物信号采集原理

BL-420I 生物信号采集与处理系统，以下简称 BL-420I 系统，首先将原始的生物信号，包括生物电信号和通过传感器引入的生物非电信号，进行放大、滤波等处理，然后对处理的信号通过模数转换进行数字化，并将数字化后的生物信号传输到计算机内部，计算机则通过专用的分析软件对接收到的信号进行实时处理。此外，生物信号采集与分析系统软件也可以接受使用者的指令发出刺激信号（图 1-1）。

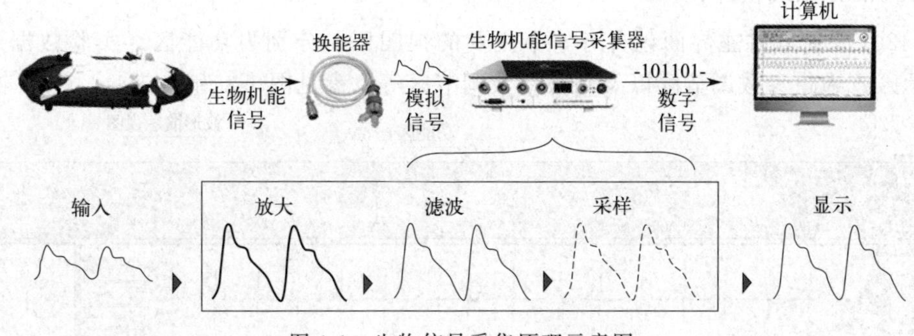

图 1-1　生物信号采集原理示意图

（二）系统组成

BL-420I 系统由硬件、软件（简称 BL-420I 系统软件）和必要的传感器组成。其中，硬件包括集成式实验台、BL-420I 生物信号采集系统硬件（以下简称 BL-420I 系统硬件）、HX-101 小动物呼吸机、照明系统以及摄像系统等。BL-420I 系统硬件为整套硬件系统的核心，用于生物信号的采集。

1. BL-420I 系统硬件

BL-420I 硬件前面板集成了信号采集的主要通道接口，包括 4 个通道信号输入接口、专用全导联心电输入接口、监听输出接口、记滴输入接口以及刺激输出接口等（图 1-2）。

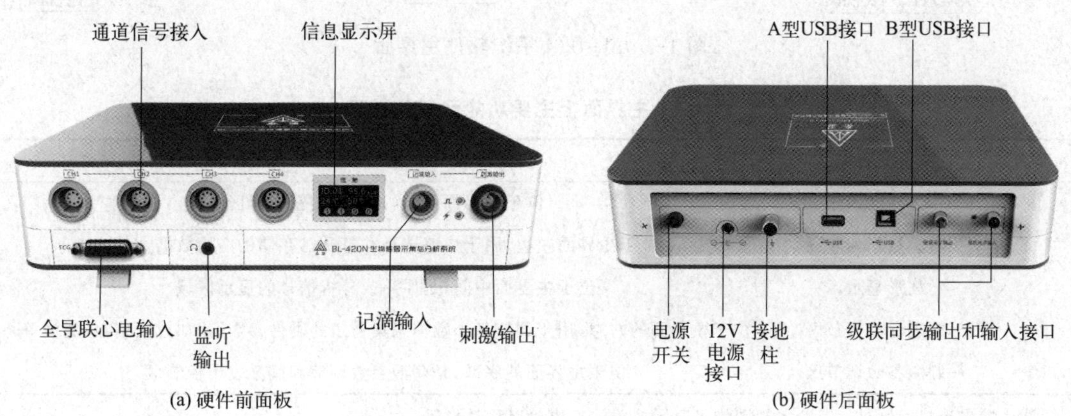

图 1-2　BL-420I 系统硬件

生物信号采集主机前面板元素按照从左到右、从上到下的顺序依次为：8 芯生物信号输入接口 CH 1、CH 2、CH 3、CH 4（可连接信号引导线、各种传感器等，4 个通道的性能指标完全相同）；信息显示屏：显示系统基本信息，包括温湿度及通道连接状况指示等；记滴输入：2 芯记滴输入接口；绿色刺激输出指示灯：系统发出刺激时点亮；红色粗、细电压切换指示灯：粗电压时指示灯点亮；2 芯刺激输出接口；全导联心电输入口：用于输入全导联心电信号；监听输出（耳机图案）：用于输出监听声音信号。

BL-420I 硬件后面板元素按照从左到右依次为：电源开关：BL-420I 硬件设备电源开关；12V 电源输入接口；接地柱；A 型 USB 接口（扁平，升级固件程序）；B 型 USB 接口（方形，与计算机连接）；多设备级联同步的输入输出接口。

2. BL-420I 系统软件

BL-420I 系统软件主界面包含有 5 个主要的视图区，分别为功能区、实验数据列表区、波形显示区、通道参数调节区以及刺激参数调节区等，参见图 1-3 和表 1-1。

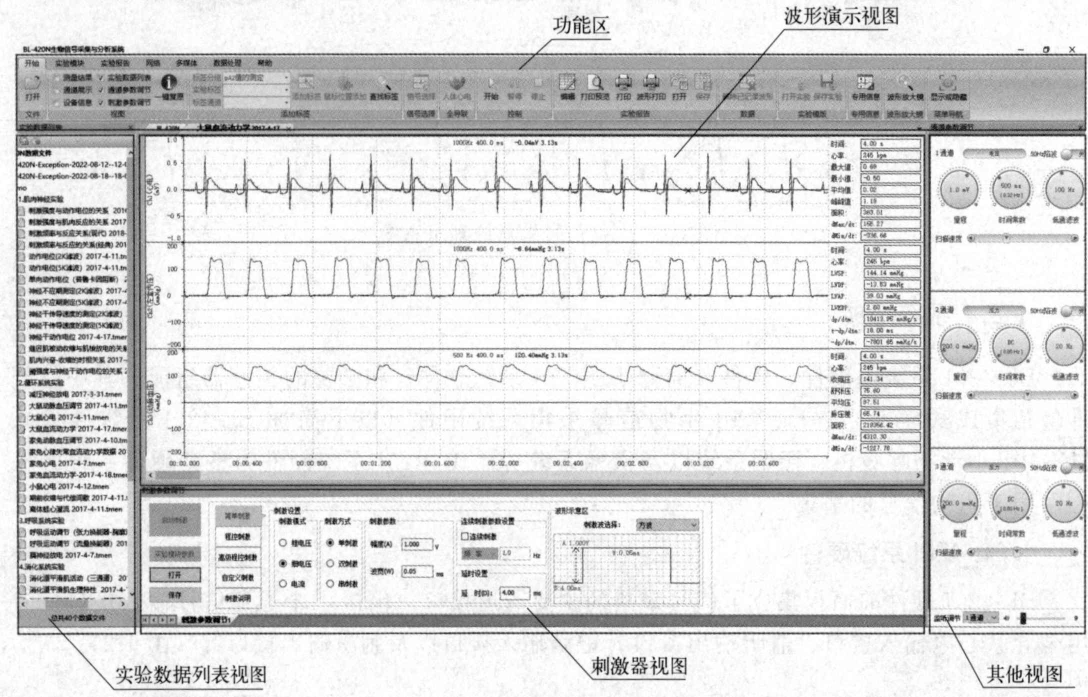

图 1-3 BL-420I 系统软件主界面

表 1-1 主界面上主要功能区划分说明

序号	视图名称	功能说明
1	功能区	位于主界面顶部，是功能按钮选择区
2	实验数据列表区	位于主界面左边，用于快速选择并打开已存储的实验数据文件
3	波形显示区	位于主界面中间，是原始或分析信号的显示区域
4	通道参数调节区	位于主界面的右边，用于调节各个数据采集通道的硬件参数，比如放大倍数、滤波等
5	刺激参数调节区	位于主界面的底部，是刺激参数调节和刺激发出控制区

注：除波形显示区外，其余各视图均可显示或关闭，也可以移动位置。

（三）使用方法

1. 开始实验

BL-420I 系统软件提供三种开始实验的方法，分别是：①从实验模块启动实验；②从信号选择对话框进入实验；③从快速启动视图开始实验。实验模块通常根据教学内容配置，从实验模块启动实验主要适用于教学实验，接下来简单介绍如何从实验模块启动实验。

选择功能区“实验模块”栏目，然后根据需要选择不同的实验模块开始实验，比如，选择“循环”→“蛙心灌流”，将自动启动该实验模块（图 1-4）。从实验模块启动实验时，系统会自动根据实验者选择的实验项目配置各种实验参数，包括采样通道数、采样率、增益、滤波、刺激等参数，方便快速进入实验状态。

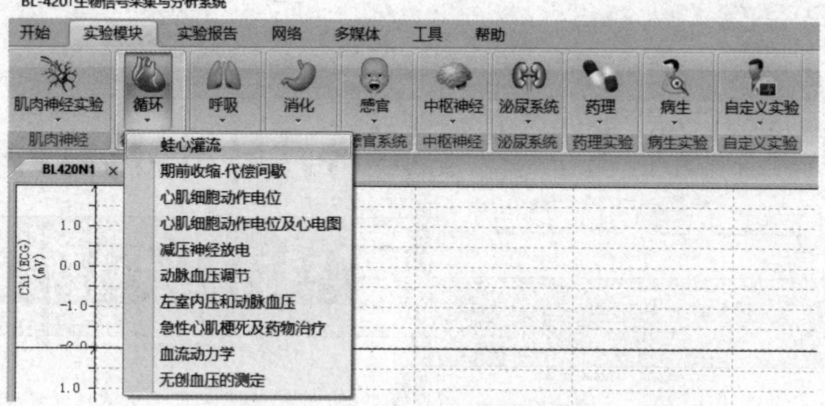

图 1-4 功能区中的实验模块启动按钮

2. 暂停和停止实验

在“启动视图”中点击“暂停”或“停止”按钮，或者选择功能区开始栏中的“暂停”或“停止”按钮，就可以完成实验的暂停和停止操作（图 1-5）。

图 1-5 暂停、停止控制按钮

暂停时硬件数据采集的过程仍然在进行但数据不被保存；取消暂停，采集的数据恢复显示并被保存。停止是指停止整个实验，并将数据保存到文件中。

3. 保存数据

当单击停止实验按钮的时候，系统会弹出一个询问对话框，询问是否停止实验，如果确认停止实验，则系统会弹出“另存为”对话框，让操作者确认保存数据的名字。文件的默认命名为“年 _ 月 _ 日 _ NoX. tmen”。实验者可以自己修改存储的文件名，单击“保存”即可完成数据操作保存。

4. 数据反演

数据反演是指查看已保存的实验数据。有两种方法可以打开反演文件：

（1）在“实验数据列表”视图中双击要打开的反演文件名字（图 1-3）。

（2）在功能区的开始栏中选择“文件”→“打开”命令，将弹出打开文件对话框，在打开文件对话框中选择要打开的反演文件，然后单击“打开”按钮。在 BL-420I 系统软件中最多可以同时打开 4 个文件进行反演，图 1-6 显示同时打开两个反演文件进行反演。

5. 刺激器的使用

刺激器用于向生物体发出指定参数的电脉冲刺激。BL-420I 系统硬件中有内置刺激器功能，用户可根据自己需求选择简单刺激、程控刺激、高级程控刺激或自定义刺激类型（图 1-7），直接对刺激参数进行调节。

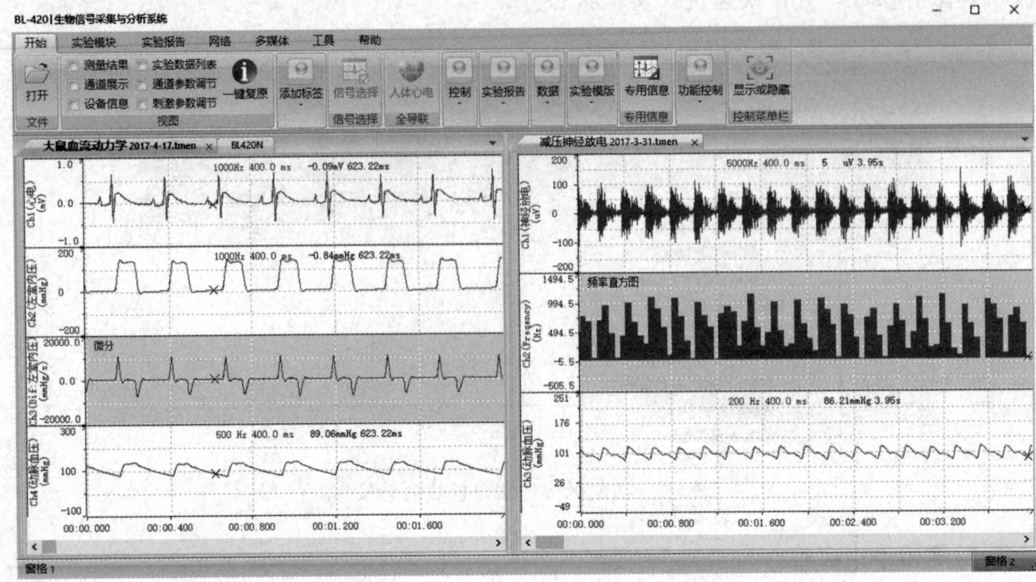

图 1-6 同时打开两个反演文件进行数据反演

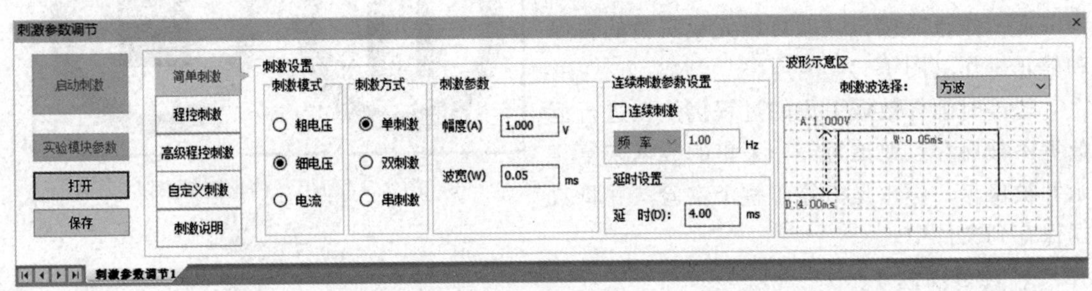

图 1-7 刺激器参数调节区

6. 波形调节

BL-420I 系统软件波形显示视图是生物信号的主要显示区域，该区域主要由 7 个部分组成，分别包括波形显示区、顶部信息区、标尺区、测量信息显示区、时间坐标显示区、滚动条以及双视分隔条（表 1-2 和图 1-8）。

表 1-2 波形显示视图各部分功能说明

序号	区域名称	功能说明
1	波形显示区	以通道为基础显示 1～n 个通道的信号波形
2	顶部信息区	显示通道基本信息，包括采样率、扫描速度和单点、双点测量数据等
3	标尺区	显示某个通道幅度标尺、通道号、信号类型以及信号单位等信息
4	测量信息显示区	显示通道区间测量的结果
5	时间显示区	显示所有通道的时间位置标尺，以 1 通道为基准
6	滚动条	拖动定位反演文件中波形的位置
7	双视分隔条	拖动双视分隔条可以实现波形的双视显示，用于波形的对比

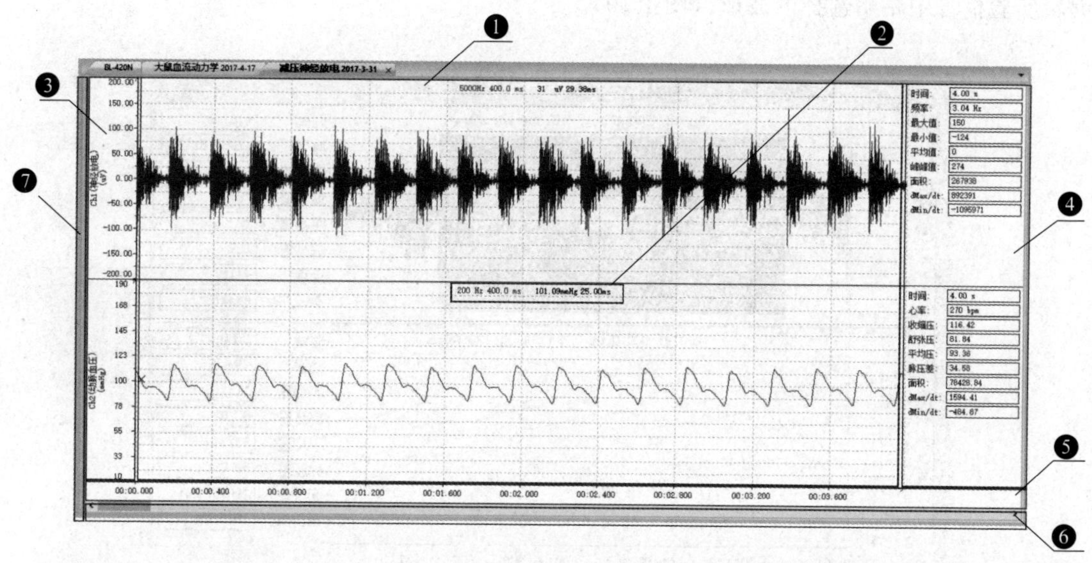

图 1-8　BL-420I 系统软件的波形主显示视图

1）波形的上下移动

在通道标尺区按住鼠标左键不放的情况下，上下移动鼠标，此时，波形会跟随鼠标的上下移动而移动，确认好波形移动的位置后松开鼠标左键完成波形移动。

2）波形的放大和缩小

将鼠标移动到通道标尺区中，向上滑动鼠标滚轮放大波形，向下滑动鼠标滚轮缩小波形，而在通道标尺区双击鼠标左键，波形恢复到默认大小。

3）波形的压缩与扩展

将鼠标移动到波形显示区中，向上滑动鼠标滚轮扩展波形，向下滑动鼠标滚轮压缩波形（图 1-9）。如果在时间显示区向上或向下滑动鼠标滚轮，可以同时扩展或压缩所有通道波形。

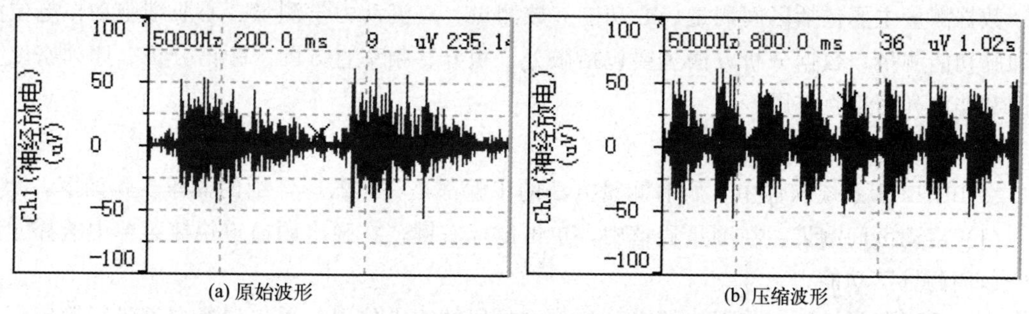

(a) 原始波形　　(b) 压缩波形

图 1-9　BL-420I 系统软件单通道波形的压缩和扩展

4）复制通道波形

①在通道内选择区域的左上角，按下鼠标左键；②在按住鼠标左键不放的情况下，向右下方移动鼠标，以确定选择区域的右下角；③在选定右下角之后，松开鼠标左键，完成信号波形的选择。波形选择完成后，被选择波形可能会结合坐标轴、右侧测量信息、防伪码中的一个或多个，然后以图形的方式被复制到计算机内存中。此后，实验者可以在 Word 文档或

编辑实验报告中粘贴选择的波形（图 1-10）。

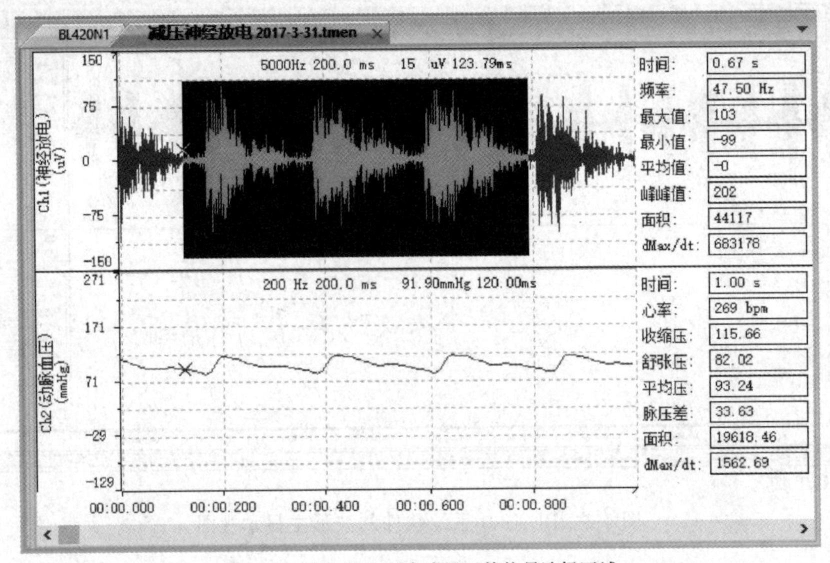

(a) 以反显方式显示的信号选择区域

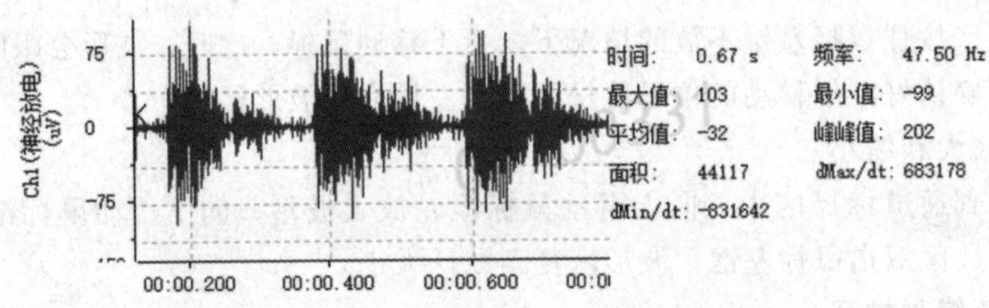

(b) 选择区域粘贴到Word软件中的图样

图 1-10 BL-420I 系统软件复制通道波形的方法

7. 数据测量与分析

数据测量主要包括区间测量、心功能参数测量、血流动力学测量、心肌细胞动作电位测量和肺功能测量；数据分析方法主要包括微分、积分、频率直方图、频谱分析、序列密度直方图和非序列密度直方图。

1）数据测量

在 BL-420I 系统软件中，所有测量方法的步骤都是一致的，详细的操作步骤如下：

（1）启动区间测量：在测量通道中，单击鼠标右键，在弹出的通道快捷菜单中选择“测量→区间测量”功能。

（2）选择测量区间：将鼠标移动到测量波形段的起点位置，单击鼠标左键进行确定；当再次移动鼠标时，另一条垂直直线出现并且它随着鼠标的左右移动而移动，这条直线用来确定测量的终点，单击鼠标左键确定终点（图 1-11）。

（3）查看测量结果：在区间测量结果表格中查看测量结果。区间测量结果表格显示在通道波形最右边，如果通道最右边没有显示该表格，可以通过在通道最右侧双击鼠标左键打开区间测量结果表格。需要注意的是，除通用的区间测量结果显示在波形右侧的测量表格中之外，其余专有测量，比如血流动力学测量的结果则显示在“专用信息显示区”中，可以通过

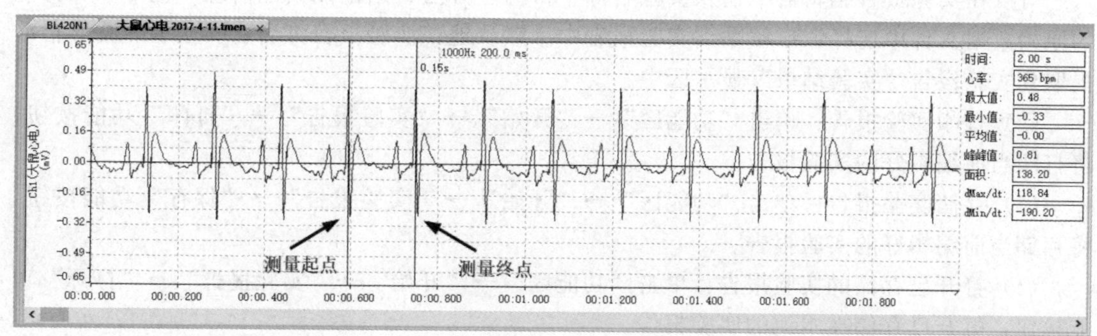

图 1-11　数据测量示意图

功能区中的“专用信息”功能键打开“专用信息显示区”。

(4) 退出测量：在任何通道中单击鼠标右键都将结束本次测量。

2) 数据分析

在 BL-420I 系统软件中，所有分析方法的步骤都是一致的，详细的操作步骤如下：

(1) 启动数据分析：在通道波形显示区单击鼠标右键，在弹出的通道快捷菜单中选择“分析→特定分析”功能，系统将弹出相应的特定分析参数设置对话框，用户可在对话框中对分析参数进行调节，单击确定后，该通道下面将自动插入一个新的分析通道来显示分析结果（图 1-12）。

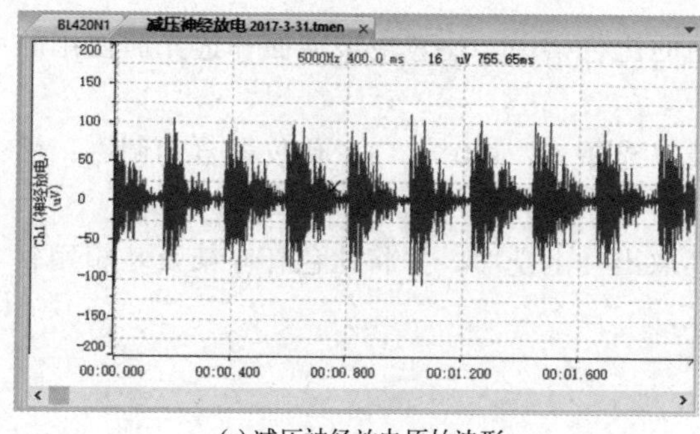

(a) 减压神经放电原始波形

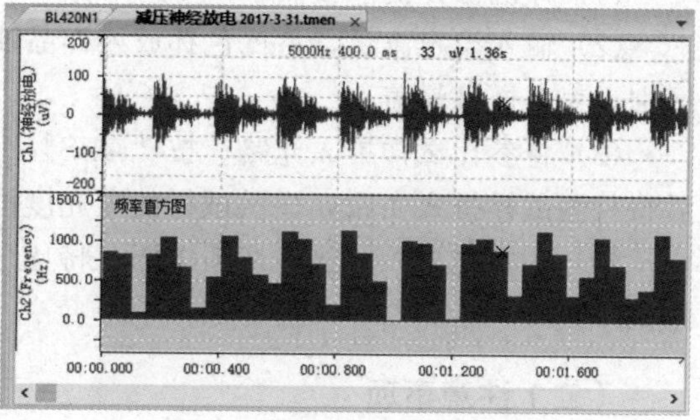

(b) 频率直方图分析

图 1-12　数据分析示意图

(2) 关闭数据分析通道：在波形显示区数据分析通道上单击鼠标右键，在弹出的通道快捷菜单中选择“关闭分析”命令即可关闭该数据分析通道。

8. 实验报告功能

实验完成后，学生可以在软件中直接编辑和打印实验报告，对于编辑后的实验报告可以直接打印，也可以存储在本地或者上传到实验室信息化管理系统。实验报告的相关功能可以在“功能区”→“开始”栏→“实验报告”分类中找到，这里包括 5 个与实验报告相关的常见功能。关于实验报告上传和下载功能，可以在“功能区”→“实验报告”栏→“报告网络操作”分类中找到相应功能。

(1) 编辑实验报告：选择“编辑”按钮，系统将启动实验报告编辑器，实验报告编辑器相当于在 Word 软件中编辑文档。

可以在实验报告编辑器中输入实验名称、目的、方法、结论或其他信息，也可以从打开的原始数据文件中选择波形粘贴到实验报告中。默认地，实验报告将当前屏显示的波形自动提取到实验报告“实验结果”显示区中。

(2) 打印实验报告：单击“功能区”→“开始”→“实验报告”→“打印”功能按钮，将打印当前编辑好的实验报告。

(3) 存储实验报告：单击“功能区”→“开始”→“实验报告”→“保存”功能按钮，将存储当前编辑好的实验报告。

(4) 打开已存储的实验报告：单击“功能区”→“开始”→“实验报告”→“打开”功能按钮，打开已存储在本地的实验报告。

(5) 上传实验报告：单击“功能区”→“实验报告”→“报告网络操作”→“上传”功能按钮，将启动实验报告上传到 Internet 的功能。

(6) 下载实验报告：单击“功能区”→“实验报告”→“报告网络操作”→“下载”功能按钮，将从 Internet 上下载已经上传的实验报告。

二、可见光分光光度计

可见光分光光度计可用于检测物质的浓度或含量。以 V-1100D 型可见光分光光度计为例介绍其使用方法和注意事项。

（一）使用方法

(1) 开机：开机前预热 10～20 min。

(2) 输入设定波长，将比色杯放入样品池内的比色架中，注意毛玻璃面和透光面使用的区别，盖上样品池盖。

(3) 将参比试样推入光路，按“ABS%”键（选择 A，100% T)，使仪器自动调零；然后将待测试样推入光路，显示试样的吸光度值。

(4) 实验完毕，关机，切断电源，将比色杯取出马上洗净，并将比色杯座架及暗箱用软纸擦净。

（二）注意事项

(1) 使用该仪器前，操作者首先应了解该仪器的结构和工作原理以及各个操纵旋钮的功能。在未按通电源前，应该对仪器的安全性能进行检查，确保电源接线牢固、通电良好、各个操纵旋钮的起始位置正确，然后再按通电源开关。

(2) 预热仪器：为使测定稳定，将电源开关打开，使仪器预热 10～20 min。为防止光电管疲劳，不要连续光照。预热仪器时将比色杯暗箱盖打开，使光路切断。

(3) 选定波长：根据实验要求，转动波长调节器，使指针指示所需要的单色光波长。

(4) 测定：轻轻拉动比色杯座架拉杆，使有色溶液进入光路，此时表头指针所示为该有色溶液的吸光度 A。读数后，打开比色杯暗箱盖。

(5) 实验完成后，清理并进行登记。

三、血气分析仪

血气分析是应用血气分析仪，通过测定机体血液的氢离子（H^+）浓度和血液中的二氧化碳分压（PCO_2）及氧分压（PO_2），评估机体呼吸功能与酸碱平衡状态的一种手段，它能直接反映肺换气功能水平及其酸碱平衡是否正常。采用的标本常为动脉血。以 XQ-101 型动物血气电解质分析仪为例介绍其使用方法和注意事项。该血气分析仪可检测血液中 pH、PCO_2、PO_2、Na^+、Cl^-、K^+、Ca^{2+}、Glu（葡萄糖）、Lac（乳酸）等。

（一）使用方法

（1）样本准备：标本采集处理是否得当会直接影响测定结果。血气标本以动脉血或毛细血管血为主。采集动脉血可使用玻璃注射器或一次性注射器，但最好使用专用血气针。使用玻璃注射器或一次性注射器时，预先用 1% 肝素溶液作为抗凝剂湿润针管，一般取 1～2 mL 即可。进针入动脉管腔后，应使血液自动流入注射器，不能混有气泡，也不能用力抽吸。拔针后，不要将注射器回抽，而应稍向外推，并排出第一滴血。而后立刻用橡皮盖或橡皮泥封住针头，以保证标本与外界空气隔绝。搓动注射器，使血样与肝素充分混匀，尽快送检。采集毛细血管血样时，使用经过特殊处理、内壁涂有肝素的毛细血管采样管为佳。

（2）连接电源，打开动物血气电解质分析仪，选择样本类型并点击“开始测试”。

（3）按仪器屏幕提示扫描测试卡铝袋上的二维码。

（4）扫码成功后，打开测试卡铝箔袋，取出测试卡，注意请勿用手接触传感器触点和进样钢针。

（5）采血器放在手掌间搓动，以充分混合样本，打出前面两滴以排出气泡，然后将采血器水平插入测试卡进样口。

（6）将测试卡插入分析仪卡槽，双手同时按下测试卡，听到卡扣的“咔嗒”声说明按压到位，分析仪将自动开始测试。

（7）在分析仪开始测试时可进行信息编辑。

（8）测试结束后，分析仪自动显示测试结果，单击“打印”，分析仪将打印测试结果。

（9）分析仪自动弹出测试卡，及时移除测试卡，并与使用过的采血器、吸管等一起按生物医疗废弃物进行处理。

（二）注意事项

（1）仅限动物使用。

（2）在收集、处置、储存、混匀样本和检测样本的过程中，应采取适当的保护措施，测试结束后，将使用后的测试卡、注射器等按生物医疗废弃物进行处理。

（3）产品在使用前请不要开封，不要使用有明显损坏的试剂盒、包装有破损的测试卡。

（4）切勿把表面被血液或其他液体沾湿的测试卡插入分析仪，否则会污染或损坏仪器。用过的测试卡请妥善处理，不要随意丢弃。

（5）应在规定的测试环境下测试，低温保存的测试卡需要恢复至室温后再打开，以免吸潮。

（6）建议使用新鲜全血样本，若样本中有明显溶血或血凝块，则会干扰测试导致检测结果不准，请重新收集样本进行测试。

四、 Langendorff 离体动物心脏灌流装置

Langendorff 离体动物心脏灌注装置是完成离体动物心脏灌流实验所需要的仪器。它能

够保证恒压、恒温环境，从而保持离体心脏的生理活性。可测定药物对哺乳类动物离体心脏活动、心率、心电、冠脉流量、肌张力等指标。以 GL1003 型离体动物心脏灌流装置为例介绍其使用方法和注意事项。

（一）使用方法

（1）水浴水的准备：在恒温水浴装置中加入蒸馏水，将目标温度设置为 37 ℃。

（2）营养液的准备：将配置好的 K-H 液倒入储液瓶中，同时打开氧气瓶的分压阀，向营养液中通入氧气至氧饱和状态。打开药液泵，将营养液泵入溢流瓶中，冲洗管路。

（3）排出营养液管道中气体：关闭调液阀，检查溢流瓶和加热管的营养液管路中是否含有气泡。如果含有气泡，将 50 mL 注射器连接在调液阀的三通接口上。打开三通开关，使注射器与加热管连通。通过重力作用，注射器中随即吸满液体。关闭三通管，拔出注射器，排出注射器内的空气后，再连接在三通管上。再次打开三通管，使注射器与加热管连通，将注射器内营养液逆向排入加热管和溢流瓶中，即可将管道内气体排尽。

（4）Langendorff 灌注压的调整：本实验系统进行恒压灌流，通过溢流瓶的高度来调节 Langendorff 灌注压的大小。根据固定架上的标尺，按实验需要将相应灌流装置组件调整到所需的高度。

（5）制备心脏标本：手术过程中注意不要损伤心脏，主动脉根部要保留尽可能长的部分以备插管用，心脏取出后迅速置于盛有 4 ℃ K-H 液的培养皿中使之停跳，并轻压排出残留血液，防止血凝块阻塞冠状血管，影响实验效果。将停搏后的心脏放置在操作台上的培养皿（内含 4 ℃ K-H 氧饱和溶液）中，以备进行主动脉插管。

（6）心脏主动脉插管：用眼科镊将心脏主动脉轻轻套入固定在操作台上的心脏主动脉插管中，避免插入过深以免损伤主动脉瓣和堵塞冠状动脉口。用丝线将主动脉和套管一起扎紧，确保灌流液不会溢漏，用手将扎线处轻轻下拉，使之滑落至套管末端防脱落圈处（否则冠状动脉开口处可能正对插管，营养液无法进入冠状动脉，造成复跳失败），将注射器内的 K-H 液注入心脏，随即取下动脉插管，连接于 GL1003 型灌流系统之上。

（7）心脏 Langendorff 逆行灌注。

（8）观察实验所需指标。

（二）注意事项

（1）灌流液始终用 95% O_2 + 5% CO_2 混合气体平衡，pH 7.4 ± 0.5，温度保持 37 ℃。

（2）灌流时压力保持恒定，使灌流液面与心脏保持 60～80 cm 的高度差。

（3）灌流时，灌流液应充满全部灌流系统的管道内，不要有气泡。

（4）扎线处需处于动脉分支下方。

（5）将心脏连接到灌流装置要迅速，一般不超过 3 min。

（6）心脏取材时，不要伤及心脏窦房结。插管时不宜过深，以免堵住冠状动脉口，同时也要避免插入左心室。

（7）心脏要始终保持湿润。

（8）避免装置受到撞击、碰摔或者强烈震动。

（9）若长时间不使用，应拔掉电源插头，放在通风干燥、没有腐蚀性气体的环境中。

五、动物呼吸机

在机能学实验中，当动物使用某种麻醉药或打开胸腔后不能进行自主呼吸时，动物呼吸机帮助动物进行被动呼吸，以使实验顺利进行，它被广泛用于基础医学、临床医学和动物医学等科学研究实验中的人工呼吸、呼吸管理、动物急救、呼吸治疗等。以 HX-300S 型动物呼吸机为例，介绍其使用方法和注意事项。

（一）使用方法

（1）接上电源，然后将两皮管分别插入潮气输出及呼气口接头。
（2）估计实验动物所需的潮气量、呼吸频率、呼吸时比，然后再进行操作。
（3）将潮气量调整到所需位置。
（4）按“呼吸末正压”按钮调节呼吸末正压值。
（5）将三通一头用软管头与动物气管插管连通。
（6）按“启动”键即开始做控制呼吸。
（7）当动物进行机控呼吸时，应及时注意观察所选的参数对动物是否适用，在一般情况下，主要看潮气量的选择是否适应，如觉不适，应及时修正。外控特征：呼吸频率为 1～200 次/min，呼吸时比（也称为呼吸比）为 1∶1 或 1.25∶1（表 1-3）。

表 1-3　常用动物及其参数调节范围参考

动物	体重/g	呼吸频率/(次/min)	呼吸比	潮气量/mL
大鼠	150～400	70～110	1.25∶1	4～25
小鼠	20～40	100～130	1.25∶1	1～3
豚鼠	270～940	70～110	1.25∶1	4～25
家兔	2000～3000	35～50	1.25∶1	20～70

（二）注意事项

（1）操作过程中，注意呼吸参数的改变。
（2）使用呼吸机的过程中，应视实验动物的整体情况调节各参数，以保持最适呼吸参数。

（厦门大学医学院　李鸿珠）
（四川大学　黄　武）

第三节　动物实验常用实验器材及基本应用方法

在医学机能学实验中，识别和正确使用各种医疗实验器材和手术器械，既关系到实验的成败与否，也可为今后掌握动物外科乃至医疗外科的操作技术打下基础。

一、常用的实验器材

（一）换能器

换能器又称传感器，是将非电信号转换成电信号的装置。机能学实验中常用的换能器包括压力换能器、张力换能器和呼吸换能器。

1. 压力换能器

用于测量和转换动脉血压及其他可以通过液体传导的压力。应用压力换能器时，需排尽其中气泡，不能超过其测量范围，用后及时排净其中液体并用蒸馏水洗净、晾干。

2. 张力换能器

用于测量和转换骨骼肌收缩、心肌收缩及其他位移信号。应用张力换能器时，不能超过其测量范围，丝线与标本垂直，松紧度应适宜，并防止液体进入其内部。

3. 呼吸换能器

主要用于测量动物的呼吸频率、呼吸流量等指标。注意事项与压力和张力换能器相同。

（二）电极

1. 保护电极

常用于刺激在体组织。

2. 刺激电极

常用于刺激离体组织。

（三）神经标本屏蔽盒

用于神经干动作电位、传导速度和不应期测定等。

（四）肌槽

包括固定神经肌肉标本的肌槽和固定小肠平滑肌的肌槽。

二、常用的手术器械

常用动物机能学实验的手术器械包括：

（一）蛙类动物手术器械

1. 剪刀

（1）粗剪刀（普通剪刀）：粗剪刀用于剪断骨骼、肌肉、皮肤等较硬或坚韧的组织。

（2）手术剪刀：分为尖头剪和钝头剪，其尖端又有直、弯之别。直剪主要用来剪断缝线、敷料、引流管等；弯剪一般用来解剖、剪断或分离剪开组织。

（3）细剪刀（眼科剪刀）：有直头和弯头之分，主要用于剪断神经、血管等细软组织（图 1-13）。

2. 镊子

分为有齿和无齿两类，也有大、小和长、短及直、弯之分。有齿镊用于夹捏或提起细软组织，以便于剥离、剪断和缝合坚韧的组织，如皮肤、筋膜、肌肉等。无齿镊用于夹持较脆弱的组织，如血管、筋膜等（图 1-14）。

3. 玻璃分针

用于分离血管和神经等组织，有直头与弯头之分，尖端圆滑。

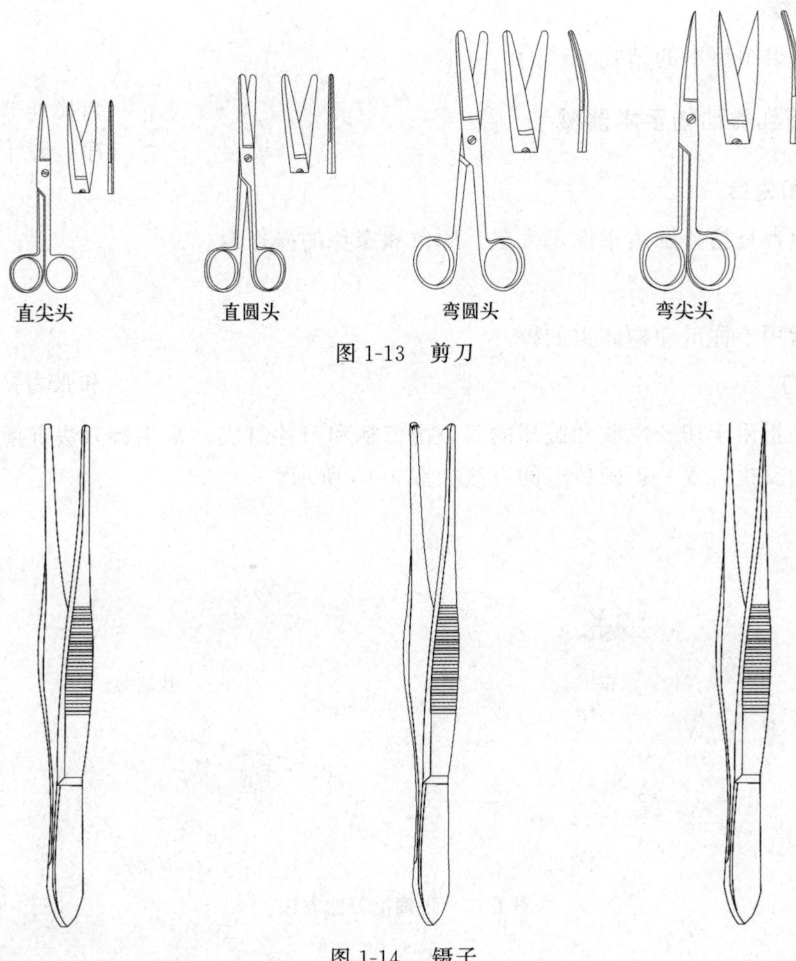

图 1-13　剪刀

图 1-14　镊子

4. 金属探针

用于破坏蛙类的脑和脊髓。

5. 锌铜弓

由金属锌和铜铆接而成，用于检测神经或肌肉标本的兴奋性。

6. 蛙心夹

用于夹住蛙心尖部，通过棉线连接张力换能器，用以描记心脏舒缩活动。

7. 蛙板

将蛙或蟾蜍腿固定在蛙板上，以便实验操作。

8. 蛙心插管

蛙心插管由玻璃制成，尖端经左主动脉干插入蟾蜍或蛙的心室，突出的小勾用于固定离体心脏，插管内充满任氏液。

9. 滴管

用于滴加各种液体，使手术部位保持湿润。

10. 手术线

用于肌肉组织标本的结扎。

（二）哺乳类动物手术器械

1. 鼠台和兔台

鼠台和兔台是指分别用于保定大鼠、豚鼠和家兔的操作台。

2. 台秤

台秤是指用于称量动物体重的秤。

3. 手术刀

手术刀是指用于切开皮肤和脏器的刀，由刀柄和刀片组成。常用持刀法有指压式、执笔式、持弓式和反挑式等。正确持刀的方法如图 1-15 所示。

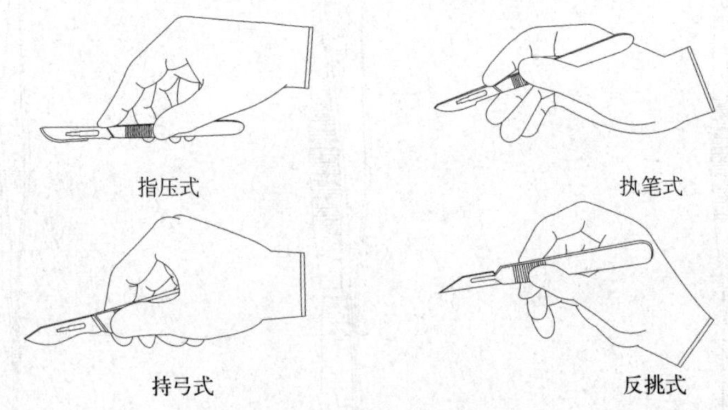

图 1-15　正确持刀的方法

4. 手术剪

(1) 粗剪刀（普通剪刀）：用于剪动物的毛发、骨骼及皮肤等粗硬或坚韧的组织。

(2) 手术剪刀：可分为直、弯或圆头、尖头剪刀。圆头剪为组织剪，适用于分开、剥离和剪开、剪断软组织；尖头为线剪，用于剪线、敷料等。

(3) 细剪刀（眼科剪刀）：有直、弯两种，用于剪心包膜、脑膜、血管等薄细软组织。正确持剪的方法如图 1-16 所示。

5. 镊子

(1) 有齿镊（外科镊）：尖端有齿，用于夹持皮肤、肌腱等组织。

(2) 无齿镊（解剖镊）：尖端无齿而且较尖，用于夹持血管、神经和黏膜等较脆弱的组织。

(3) 虹膜镊：有直、弯两种，用于夹持和分离筋膜、小血管等精细组织。正确持镊的方法如图 1-16 所示。

6. 止血钳

(1) 直止血钳：用于钳夹浅层组织出血点或协助拔针，分离皮下组织和肌肉等。

(2) 弯止血钳：用于钳夹深部组织或体腔内的出血点及血管。

(3) 蚊式止血钳：用于脏器和颜面等精细手术的止血，以及分离小血管、神经周围组织的结缔组织等。

（4）有齿止血钳：用于夹持较厚或易滑脱的肌肉、肠壁等。正确持止血钳的方法如图 1-16 所示。

7. 持针器

持针器用于夹持缝针并进行缝合。正确持持针器夹缝针的方法如图 1-16 所示。

8. 缝针

缝针是指用于缝合组织、皮肤等的针。

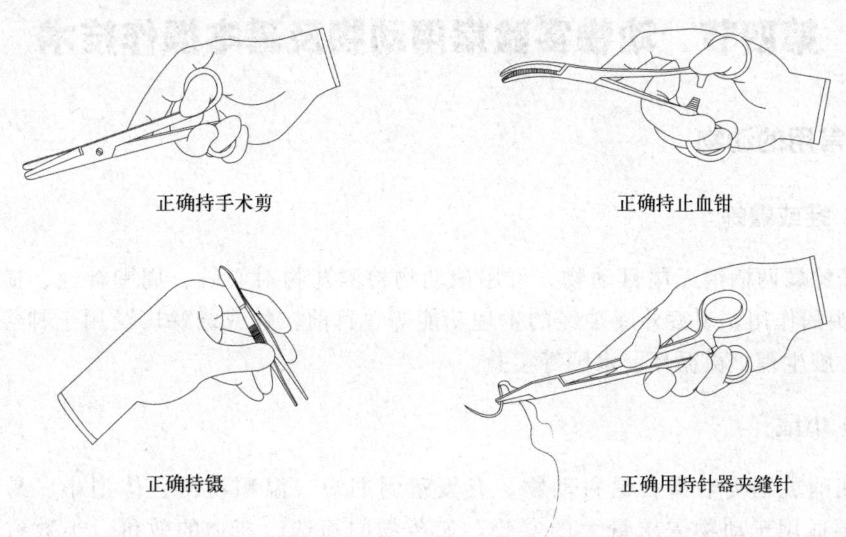

图 1-16　常用手术器械使用方法

9. 咬骨钳

咬骨钳是指用于打开颅腔和骨髓腔时咬切骨质的钳。

10. 颅骨钻

颅骨钻是指用于钻孔开颅的电钻。

11. 动脉夹

动脉夹分直、弯两种，用于夹闭动脉或静脉，阻断血流。

12. 血管插管

实验时，将动脉插管插入动脉，另一端连接压力换能器，可记录血压或通过动脉放血；将静脉插管插入静脉，另一端连接水银检压计，测量中心静脉压或连接输液器，以便在实验中输液。注意：测量压力时，插管腔内需充满抗凝剂，不可有气泡，以免影响实验结果。

13. 气管插管

气管插管为金属或玻璃制作的“Y”形或“T”形三通管。急性实验时，一端插入气管内，保证动物呼吸道通畅。

14. 膀胱插管

膀胱插管为玻璃制品，用于引流家兔等动物膀胱内的尿液及进行尿量的测定。

15. 心室插管

心室插管用于动物心室、心房压的测定等。

16. 三通开关

三通开关可根据实验需求改变液体流动方向。

（厦门大学医学院 李鸿珠）
（华侨大学医学院 佟丹丹）

第四节 动物实验常用动物及基本操作技术

一、实验常用的动物

（一）蛙或蟾蜍

蛙或蟾蜍属两栖纲无尾目动物。可用该动物检测药物对心脏、周围神经、横纹肌或神经-肌肉接头的作用，观察外周神经的生理功能等。目前，蛙或蟾蜍广泛用于神经生理、肌肉生理、心脏生理、微循环、水肿等实验。

（二）小鼠

小鼠属哺乳纲类啮齿目鼠科动物。有繁殖周期短、温顺易得、体型小、易于饲养等特点。主要适用于动物需求量大的实验，如药物的筛选、药物的效价、半数致死量的测定等。同时，也适用于易于人为操控的实验中，如缺氧、抗惊厥药物、青霉素钾毒性作用等实验。

（三）大鼠

与小鼠相比，大鼠具有抗病能力强、心血管反应敏感等特性，因此常被用于药物的抗炎作用研究。大鼠的血压与人相近且稳定，因此，常用大鼠作为研究对象，以观察药物对心血管功能的影响。其中 Wistar 大鼠和 SD 大鼠是生物医学实验中使用最多的动物。

（四）豚鼠

豚鼠属于哺乳纲啮齿目豚鼠科动物。它对组胺、结核杆菌、毒物刺激等敏感，常用于抗组胺药、平喘药、抗结核药、局部皮肤毒物作用等实验。此外，也可用于离体心脏、肠道平滑肌、抗心律失常药、听力及前庭器官的实验。

（五）家兔

家兔属哺乳纲啮齿目兔科的草食类单胃动物。具有性情温顺、胆小、易得等特点。家兔在医学机能学实验中应用广泛，常用于直接记录血压、呼吸、尿量变化。同时，也用于观察药物对心血管功能、离体肠道平滑肌、子宫平滑肌影响的实验和药物中毒、解毒及药物刺激性实验。由于家兔对体温变化较灵敏，也常用于体温实验、避孕药实验及热原检测等。

二、常用实验基本操作技术

（一）动物的捉拿与保定

1. 蛙或蟾蜍

捉拿蛙或蟾蜍时，宜用左手将其握住，拇指向前推脊柱，食指向下压鼻部，中指和无名指夹住前肢，无名指和小指夹住后肢，右手进行操作。

2. 小鼠

（1）用右手捏住小鼠尾巴中部将其提起，放在饲养笼的盖子上或粗糙表面上，轻轻向后方拉；

（2）用左手拇指和食指迅速、准确地捏住小鼠的两耳后及颈背部的皮肤，将小鼠提起；

（3）用左手无名指及小指夹住小鼠的尾巴根部（图 1-17）。

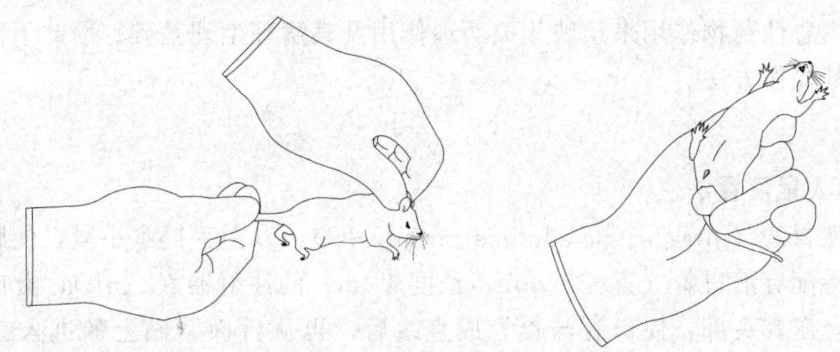

图 1-17　正确捉拿小鼠的方法

3. 大鼠

（1）捉拿大鼠时应戴好防护手套；

（2）用右手抓住大鼠尾巴中部，将其提起，放在饲养笼的盖子上或粗糙表面上，轻轻向后方拉；

（3）左手顺势卡在大鼠躯干背部，稍加压力向头颈部滑行；

（4）以左手拇指和食指捏住大鼠两耳后部的头颈皮肤，其余三指和手掌握住大鼠背部皮肤，完成抓取保定。

4. 豚鼠

体重小的可一只手抓取；体重大的两手抓取：左手从背侧握持前部躯干，右手托住臀部。

5. 家兔

（1）家兔的抓取：用右手抓住兔颈背部的皮肤，轻轻把兔提起；用左手托住兔的臀部（图 1-18）。

（2）家兔的保定：家兔保定方式很多，根据需要而定。常用的保定方式为仰卧位保定：将家兔麻醉后，使其仰卧于兔手术台上，四肢用固定器保定，兔头可用特制的兔头夹保定，或是用粗线绳穿过家兔门齿保定在兔台前端。

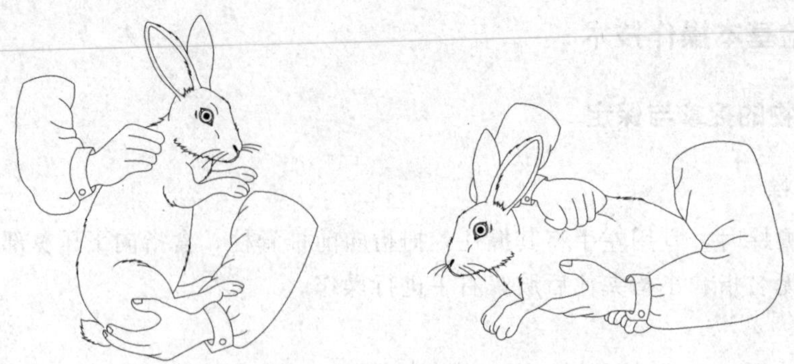

图 1-18 正确捉拿家兔方法

（二）动物的给药途径与方法

药物作用分为急性药物作用和慢性药物作用，慢性药物作用多为长期药物干预。而医学机能学实验常用急性药物作用来反映相关药理作用及其病理生理基础。因此下面介绍几种急性给药途径及其操作方法。

1. 灌胃法

1）小鼠和大鼠灌胃法

（1）小鼠灌胃法（intragastric administration，IG）：以左手提拿小鼠，使腹部朝上，颈部拉直。右手持配有灌胃管（直径 1 mm，长度 4 cm）的注射器（2 mL），自口角处插入口腔，用灌胃器轻压其头部，使口腔与食管成直线后，再从舌面紧贴上颚进入食管，一次最大液体量不超过 1 mL。如手法正确，不难成功；若遇到阻力，应退出后再插。不能用强力猛插，以免刺破食管或灌入气管，造成动物死亡。灌注液量一般为 0.1～0.25 mL/10 g（图 1-19）。

（2）大鼠灌胃法：捉拿大鼠，提起它使其处于直立状态，并使大鼠腹部轻趴在一块与大鼠体型相当的靠台上。左手拇指和食指保定大鼠头部使其张口，其余三指推直颈后部和枕部使大鼠头后仰。左手腕部将尾巴压住保定，右手灌胃。大鼠灌胃法与小鼠相同，使用 5 mL 注射器和直径 1.2 mm、长度 6 cm 的灌胃管。一次最大液体量不超过 2 mL。

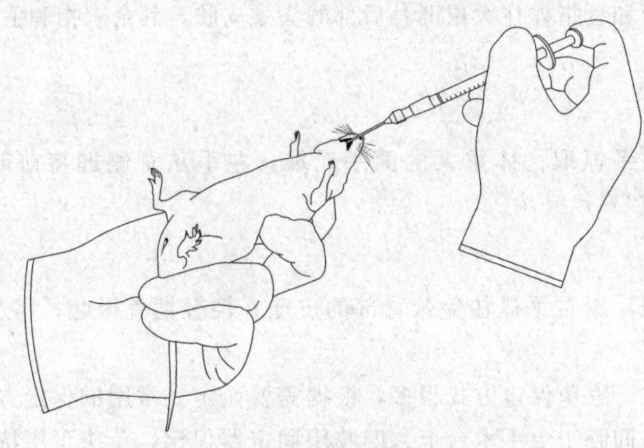

图 1-19 小鼠灌胃方法

2）家兔灌胃法

家兔灌胃需两个人合作进行。一人取坐位，用两腿夹持兔身，左手抓住兔双耳，保定头部，右手抓住两前肢。另一人将开口器横插入兔口内，压住舌头并保定。取导尿管，从开口器中部小孔插入，沿着兔口腔上颚壁进入食道约 15 cm。插管时易误入气管，区别方法主要是谨慎观察插管后家兔的反应，插入气管时会引起剧烈挣扎和呼吸困难；也可将导尿管的外端浸入水中，观察有无气泡，有气泡表明插入气管。当确定导尿管确在食道内后，取注射器，接在导尿管上，将药物缓慢推入，再推注少量空气，使导尿管中没有药液残留，慢慢拔出导尿管，取出开口器。一次最大液体量不超过 20 mL。

2. 注射法

1）皮下注射

皮下注射（subcutaneous injection，SC），通常选择背部皮下。下背部皮下注射操作时，使小鼠趴在鼠笼盖上，操作者以左手无名指和小拇指夹住小鼠尾巴，向上提，使小鼠后肢离开鼠笼盖，前肢抓住鼠笼盖，然后用拇指和食指抓住臀部的皮肤，提起皮肤，右手持 5～6 号针头的注射器，呈 30° 角从尾侧向头侧进针刺入皮下，针头在皮下可以自由摆动，进行注射。颈背部皮下注射时，使小鼠趴在实验台上，以左手无名指和小拇指夹住小鼠尾巴，然后用拇指、食指和中指抓住颈背部皮肤，右手沿小鼠颈部皮肤褶皱处向内水平进针，进行注射，出针时针头稍微旋转一下，速度要慢，尽量避免药物流出。小鼠注射部位通常在背部皮肤，大鼠可选择背部或大腿外侧皮下，豚鼠选用后大腿内侧、背部等脂肪少的部位，家兔可以选择背部或耳根部。注射量：大鼠 1 mL/100 g，小鼠 0.1～0.3 mL/10 g。

2）皮内注射

皮内注射（intradermal injection，ID），先将注射部位脱毛、消毒，以左手拇指和食指按住并紧绷皮肤，在两指之间，用 0.25～1 mL 结核菌素注射器连接 4 号针头刺入皮内，然后使针头向上挑起再稍刺入注射，可见皮肤表面鼓起一白色小皮丘。

3）腹腔注射

（1）小鼠、大鼠腹腔注射

腹腔注射（intraperitoneal injection，IP），正确抓取小鼠或大鼠后，使其头部朝下，腹部向上使内脏移向横膈，避免伤及内脏。右手持注射器从左/右下腹两侧向头部方向刺入（避开膀胱），以 45° 角刺入腹腔，有明显“落空感”时固定针头，回抽若无血液、气泡和尿液时，可缓慢注入药液，针头不宜刺入太深或太近上腹部。若大鼠挣扎剧烈，可让另一人拽住大鼠后肢，防止大鼠挣扎导致的进针错误。注射量：小鼠 0.1～0.25 mL/10 g，大鼠以不超过 2 mL 为宜（图 1-20）。

（2）大型哺乳动物腹腔注射

进行兔、猫、狗大动物腹腔注射时，可使动物仰卧，在腹部后 1/3 处略靠外侧，垂直刺入腹腔，回抽注射器无回血、无尿液、无消化道内容物时，即可将药物推入腹腔。

4）静脉注射

静脉注射（intravenous injection，IV），首先应将注射的静脉部位的被毛去除，手指轻弹血管及压迫静脉近心端阻断血流使静脉充盈，然后进行静脉穿刺，同时还应注意以下事项：①不要注入空气，在注射前须将注射器内的空气排出，以免将空气注入静脉形成气栓；②注射器的刻度面应朝上，以便读数。针尖的斜面应朝上，便于刺入；③注射速度应尽量慢

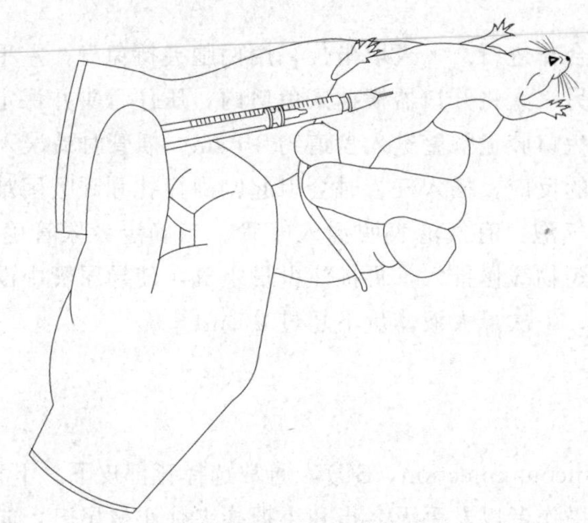

图 1-20 小鼠腹腔注射方法

而均匀，注射速度过快易导致动物死亡；④应先选用静脉远心端注射，逐次移向近心端，以更多保留完好静脉用做重复穿刺。

(1) 小鼠和大鼠尾静脉注射

将动物保定于保定器内，使尾巴露出，鼠尾用电灯温烤或浸入 40～60 ℃ 温水中 1 min 使其血管扩张。操作时，左手拉住鼠尾尖部，选择尾巴侧面较为充盈的血管，右手持针，距尾尖部 2～3 cm 处缓慢进针，以 3～5°角（几乎平行）刺入尾静脉，刺入的深度应浅表。针头插入血管内，不仅易被推动，推注药液无阻力，且此时药液将静脉冲洗如一条白线，没有尾部皮肤肿胀或漏液的表现。尾静脉注射时必须从近尾端静脉开始，可重复注射数次，按次序向尾根部前移。注射量为每次 0.1～0.2 mL/10 g。鼠尾静脉有 3 根，左右两侧及背侧各一根，背侧静脉容易移动，一般常选左、右两根。采集结束后用纱布或棉签按压止血（图 1-21）。

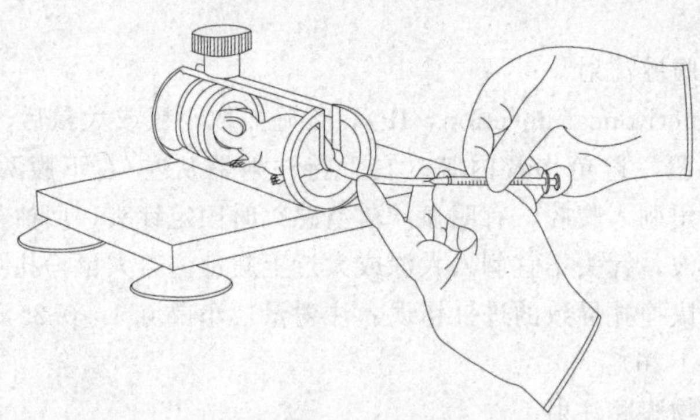

图 1-21 小鼠尾静脉注射方法

(2) 家兔耳缘静脉注射

首先将家兔置于保定箱内（或由一人保定），去除耳缘静脉注射部位的被毛，用 75% 乙醇擦拭，手指轻弹耳缘静脉使其充盈，用左手食指和中指轻压耳根部，用无名指和大拇指保定兔耳边缘部分，待静脉显著充盈后，右手持注射器，以针头倾斜 45°角刺入静脉（第一次要在远心端开始进针，以备反复操作），顺着血管平行方向推进 1 cm 后，放松对耳根处血管的压迫。左手拇指和食指移至针头刺入部位，将针头与兔耳保定，缓慢将药液注入，拔出针头，压迫针眼片刻即可。注射量为 5 mL/kg（图 1-22）。

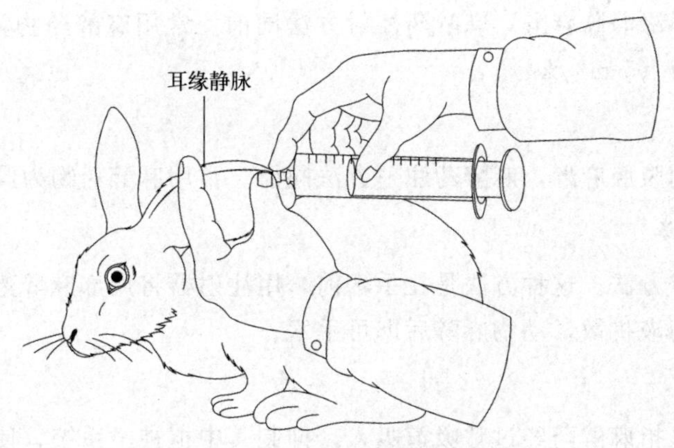

图 1-22 家兔耳缘静脉注射方法

(3) 大鼠舌下静脉注射

将大鼠麻醉后，用鼠板保定大鼠，用止血钳将大鼠舌稍微拉出，露出舌下静脉，左手持止血钳（或镊子）保定舌尖部，右手持连有 4 号针头的注射器，在舌下静脉近中部向舌头基底部方向进针，刺入舌下静脉血管，使针头与血管平行。慢慢向前推进，当进针顺利时，表示针头已进入舌下静脉，可以慢慢推注药液。注射完毕将针头抽出，用干棉球压迫注射部位止血。

5）肌内注射

肌内注射（intramuscular injection，IM），应选肌肉发达、无大血管通过的部位。因小鼠肌肉较少，一般不采用肌内注射；若有需要可注射于股部肌肉，多选后腿上部外侧。操作时，左手保定小鼠，同时将小鼠左、右侧后肢拉直，将注射器的针头刺入小鼠后肢大腿外侧的肌肉内，缓慢注入药液。小鼠每腿注射量一般为 0.2 mL。

6）蛙或蟾蜍淋巴囊内注射

蛙或蟾蜍皮下有很多淋巴囊，故可采用淋巴囊内注射。淋巴囊内注射分为胸部淋巴囊内注射和腹部淋巴囊内注射。

胸部淋巴囊内注射：将 5 号针头由口腔底部穿过下颌肌层达胸部淋巴囊内注射。

腹部淋巴囊注射：将 5 号针头从大腿上端刺入，经大腿肌层进入腹壁肌层，再刺入腹壁下淋巴囊内注射。注射量为每只 0.25～1.0 mL。

3. 经直肠给药

常用于动物麻醉。家兔经直肠给药操作时，事先将导尿管涂上润滑剂，家兔取蹲位，助手以左臂及左腋轻轻按住家兔的头部及前肢，以左手拉住兔尾巴露出肛门，右手轻握后肢。实验者将导尿管缓慢插入肛门。切记不能粗暴用力，插管深度以 7～9 cm 为宜。如为雌性动物，注意勿插入阴道。药物灌入后，应抽取一定量医用生理盐水，将导尿管内的药物全部冲入直肠内，然后将导尿管在肛门内保留一会再拔出。

（三）动物的麻醉方法

实验动物的麻醉是为了在实验或手术过程中减少动物的疼痛，同时保持其保定体位有助于操作。

1. 静脉麻醉

家兔一般采用耳缘静脉麻醉，麻醉药注射方法同前。常用麻醉药物为 20% 的氨基甲酸乙酯（乌拉坦）溶液（5 mL/kg）。

2. 腹腔麻醉

大、小鼠多采用腹腔麻醉，麻醉药注射方法同前。常用麻醉药物为戊巴比妥钠。

3. 皮下注射麻醉

常用的局部麻醉方法。这种方法是在手术前，用注射器将局部麻醉药注入手术部位的皮下，并轻加压，使药液扩散，动物麻醉后即可手术。

4. 吸入麻醉

动物吸入麻醉是指麻醉药经过呼吸道吸入，抑制其中枢神经系统，使实验动物暂时丧失意识，不会感到周身疼痛的麻醉方法，也是全身麻醉的主要方法。一般采用专业的动物麻醉设备进行吸入麻醉。异氟烷、七氟烷和地氟烷是吸入式麻醉中常用的麻醉药。在某些实验中，动物需要用乙醚吸入麻醉。把乙醚浸泡过的脱脂棉或纱布铺于麻醉用的容器内，最好为透明容器，以利于观察其麻醉程度，将实验动物置于容器内，容器加盖。20～30 s 后，动物进入麻醉状态，然后可在一大小合适的烧杯内放入适量的乙醚棉球后，将其套于实验动物的头部，进行实验操作时，可延长麻醉时间。

（四）动物的常规采血方法

1. 家兔

1）耳缘静脉取血法

将家兔保定，选好耳缘静脉，拔去被毛，消毒，用 75% 乙醇涂擦局部，用血管夹夹紧耳根部，使血管充分充盈后，右手持 6 号针头从耳尖部血管逆回流方向刺入静脉内取血。取血后轻轻按压针孔止血。

2）心脏取血法

①将家兔保定于兔台上，剪去胸部被毛，常规消毒；②在胸骨左侧 3～4 肋间摸到心尖搏动，以心搏最明显处作为穿刺点；③右手持注射器，将针头插入肋间隙，在左手触摸到心跳的配合下，垂直刺入心脏；④当持针手感到心脏搏动时，再稍刺入即达心腔。针头宜直入直出，不可在胸腔内左右探索。拔针后棉球压迫止血。

3）股动脉取血法

将家兔仰卧位保定于兔手术台上，左手摸动脉搏动处，以此为标志确定穿刺部位。右手持注射器针头刺入股动脉取血。

4）耳中央动脉取血法

将家兔保定，选取兔耳中央较粗、颜色较鲜红的中央动脉的末端，被毛消毒，用 75% 乙醇涂擦局部使动脉充盈后，右手持 6 号针头刺入动脉取血。

2. 大鼠和小鼠

1）尾尖取血

保定动物并露出鼠尾。将尾部毛剪去后消毒，然后浸在 45～50 ℃的温水中数分钟，使尾部血管充盈。在取血部位涂上凡士林，用刀片或剪刀割去尾尖 0.3～0.5 cm，让血液自由流出。采血结束，伤口消毒并压迫止血。也可在尾部做一横切口，割破尾动脉或静脉，收集血液的方法同上。

2）尾静脉取血

将鼠尾消毒，用 75% 乙醇溶液擦拭，使鼠尾充血。用 7 号注射针头刺入鼠尾静脉取血，每次取血后，逐渐向近心端进针，以再次取血。

3）眼球取血

左手将鼠倒持并压迫其眼球，使其眼球突出，右手用弯眼科镊迅速摘除眼球，眼眶内很快有血液流出。

4）断头取血

左手拇指和食指紧握住鼠的颈部皮肤，并使动物做头朝下倾的姿势。右手用剪刀迅速剪断动物头部，让血自行滴入盛器。

5）心脏取血

大、小鼠心脏取血方法与家兔相同，换用细而短的针头。

3. 豚鼠

(1) 股动脉取血法和心脏取血法均与家兔相同。

(2) 脚背足静脉取血：将豚鼠保定，使其右或左膝关节伸直，消毒其脚背，找到其足静脉，操作者左手拉住脚趾，右手持注射针刺入静脉取血。

(3) 耳缘剪口取血：消毒豚鼠耳后，用刀片割破其耳缘，为防止血液凝固，将 20% 的枸橼酸钠涂抹在切口边缘，血液从切口自行流出，进入盛器。

（五）实验动物安乐死术

在完成相关的动物实验操作后，有些动物预后不良，甚至不能存活，为了保证动物福利，尽早对实验动物实施安乐死，并进行相关的无害化处理。

1. 大鼠和小鼠

(1) 颈椎脱臼法：颈椎脱臼是小鼠死亡常用的方法，左手拇指、食指保定鼠头后部，右手捏住鼠尾，用力向后上方拉扯，将脊髓和脑髓拉断，鼠瞬间死亡。

(2) 断头法：用剪刀在鼠颈部将鼠头剪断，鼠立刻死亡。

2. 家兔和豚鼠

过量麻醉致死：快速过量注射非挥发性麻醉药（投药量为深度麻醉时的 30 倍）导致其死亡。

（六）实验动物常用的手术操作技术

1. 手术部位备皮

将动物麻醉保定，一种方法是在手术部位用粗剪刀或弯剪刀剪去被毛，不能用眼科剪和组织剪。去除被毛的范围应大于切口长度。不能用手提起被毛，以免剪伤皮肤。可用一手绷紧皮肤，另一手持弯剪刀平贴皮肤逆着毛的朝向剪。另一种方法是用动物剃毛器。剪下的毛发放入盛水的容器内，避免飞扬。

2. 打结

打结是外科手术中常用的技术。掌握打结的种类和方法对于结扎止血、组织缝合等尤为重要。

1）打结的种类（图 1-23）

正确打结的种类有很多，最常用的是外科结、方结和三重结。除此之外，单结虽然是外科结的基本组成成分，但其易松脱和解开，故永久结扎时不用单结。

（1）方结：由两个相反方向的单结组成，此结张力大，结扎紧，不易滑脱，故是外科手术最常用的一种。

（2）外科结：打第一个结时绕两次，此结摩擦大，不易滑脱和松动，但较费时，故平时少用，多用于结扎大血管和组织张力缝合后结扎。

（3）三重结：在打好方结后，再打一个与第一个方向相同的结，此结牢固，但遗留在组织内结扎线较多，故常用于重要的血管和组织张力缝合后的结扎。

假结和滑结是错误的打结种类。假结是由同一方向的两个单结组成。滑结是打方结时，两手力量不均一，只拉紧一端。两种打结方式易于滑脱，不可采用。

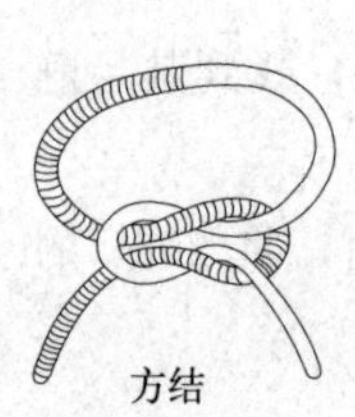

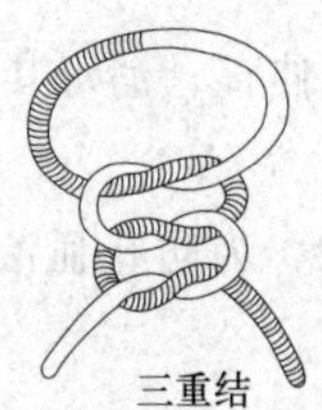

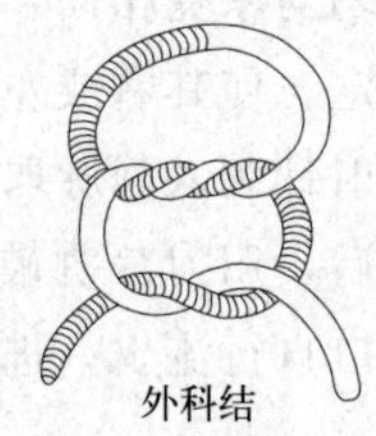

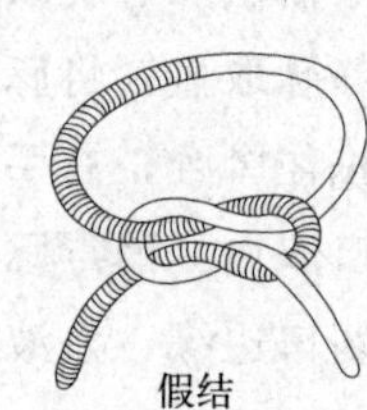

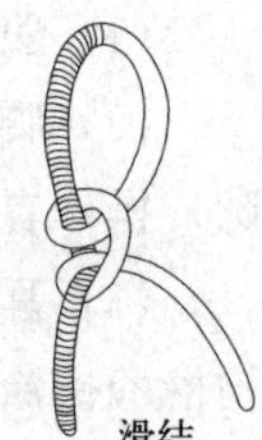

图 1-23 结的种类

2）打结的方法

（1）单手打结：分为左手或右手打结法，此方法简便、迅速，是最常用的一种方法。

（2）双手打结：此法可打方结，也可打外科结。常用于除一般结扎外的结扎，对深部或组织张力较大的缝合结扎较为方便。

（3）器械打结：用持针器或血管钳打结。此法优点是方便、易行，常用于深部结扎或用手打结困难时；缺点是易滑脱。

3）打结的注意事项

（1）结扎前，将缝合线放在医用生理盐水中浸湿，增加摩擦力，便于操作和使结扎牢固。

（2）打第二个结时，注意第一个结不要松动，可用血管钳或镊子按压第一结扣处。

（3）不论用何种打结方法，相邻两个结的方向必须相反，并且两手用力均匀，不然会出现假结或滑结。

（4）两手的用力点和结扣点成一条直线，不可成角度。

（5）深部打结时，由于空间狭窄，双手难以同时操作，故应用一手指尖滑下按住线结处，缓慢用力并拉紧，且两手离线结的距离不宜太远。

3. 皮肤切口

左手拇指和食指向两侧绷紧切口部位的皮肤，右手持手术刀用适宜的力度沿着切口方向切开皮肤和皮下组织。

4. 颈总动脉鞘分离

颈总动脉鞘内包含颈总动脉、交感神经、迷走神经和减压神经，位于气管两侧，与气管平行。三条神经中，迷走神经最粗，减压神经最细，交感神经介于二者之间。用玻璃分针分开神经和血管，切勿用剪刀等锐利器械。神经和血管分离后，穿线备用。

5. 气管分离与插管

（1）家兔麻醉后仰卧位保定在手术台上，剪去颈前区被毛；

（2）自甲状软骨下缘，沿正中线切开皮肤，做一个 5～7 cm 的纵向切口，以血管钳钝性分离筋膜与肌肉组织，暴露气管，再沿气管走行游离气管，穿线备用。

（3）沿甲状软骨下 1～2 cm 处两个软骨环之间横向剪一个切口，切口为气管直径的 1/3～1/2，再沿切口上缘向头端剪一个 0.5 cm 长的纵行切口，使切口成倒“T”形；

（4）将“Y”形的气管插管向近心端插入气管，用备好的线结扎固定，再将线结扎固定于气管插管分叉处，防止插管滑脱。

6. 颈总动脉分离与插管

（1）颈总动脉鞘里较粗大、有搏动感、粉红色的血管即为颈总动脉。用玻璃分针钝性分离 3～4 cm 长的颈总动脉，其下面穿两根线备用。

（2）动脉近心端用动脉夹夹闭，一根线结扎动脉的远心端，另一根线备用。

（3）操作者用左手小指或用眼科镊尾端托住动脉，右手持眼科剪在靠近远心端结扎处 1 cm 的动脉壁剪一个“V”形切口，切口直径为动脉管径的 1/3～1/2；

（4）将肝素化的颈总动脉插管向近心端插入动脉，深度约 2 cm，用备好的线结扎固定，并与三通管相连，最后打开动脉夹。

7. 颈外静脉分离与插管

（1）颈外静脉位于颈部左、右两侧皮下，位置表浅，管径粗大，管壁薄，颜色暗红。用玻璃分针钝性分离 3～4 cm 长的颈外静脉，分离时动作轻柔，不要用力牵拉，以免静脉破裂。静脉下面穿两根线备用。

（2）静脉近心端用动脉夹夹闭，用一根线结扎静脉的远心端，另一根线备用。

（3）操作者左手小指或用眼科镊尾端托住静脉，右手持眼科剪在靠近远心端结扎处 1 cm 的静脉壁剪一个“V”形切口，切口直径为静脉管径的 1/3～1/2。

（4）将充满医用生理盐水的静脉插管向近心端插入颈外静脉，深度约 2 cm，用备好的线结扎固定，最后打开动脉夹。

8. 股动脉、股静脉分离与插管

（1）动物麻醉后仰卧位保定在手术台上，剪去腹股沟处被毛；

（2）操作者触摸到股动脉的搏动后，用手术刀沿着动脉走行做一个 3～5 cm 的切口，用蚊式止血钳钝性分离筋膜和肌肉组织，暴露血管和神经，股动脉有搏动，粉红色，管壁厚，股静脉粗大，暗红色，管壁薄；

（3）用玻璃分针分离股动脉和股静脉，其他插管方法与颈总动脉插管方法相同。

9. 左心室插管

按照颈总动脉插管方法，将插管插入颈总动脉后，松开动脉夹，将插管向心脏方向继续插入，并观察血压波形和读数。当插到主动脉入口处时，感觉到有搏动感并且阻力增大。如果阻力较大，切勿硬插，可将插管略抬高，在主动脉瓣开放时迅速将插管插入心脏，这时血压波形显著增大，并出现左心室血压特征性波形。最后固定插管，防止滑脱。

10. 膀胱插管

(1) 动物麻醉后仰卧位保定在手术台上，剪去耻骨联合上腹部被毛。

(2) 在耻骨联合上方，沿正中线做一个 4～5 cm 皮肤切口，血管钳钝性分离筋膜和肌肉组织，暴露腹白线。

(3) 沿腹白线剪开腹壁，暴露膀胱。

(4) 轻轻地、缓慢地将膀胱移出体外，用血管钳夹住膀胱顶部组织并慢慢提起，选择血管少的部位做一个纵行小切口，将含有医用生理盐水的膀胱插管插入膀胱，将膀胱顶部与插管一起结扎固定。保持插管与输尿管通畅，防止堵塞。手术结束后，用温热盐水纱布覆盖手术部位，防止水分过多丢失。

11. 输尿管插管

(1) 如前述膀胱移出体外后，可见膀胱三角，辨别输尿管和输精管。输尿管与膀胱相连，粉红色；输精管不与膀胱相连，白色。

(2) 用玻璃分针分离输尿管 2～3 cm，在其下方穿两根线，用一根线结扎输尿管膀胱端。

(3) 用左手小指或眼科镊尾端垫在输尿管下面，右手持眼科剪与输尿管成 45°角在靠近结扎处将输尿管向肾脏方向剪一个“V”形小口，直径为管径的 1/3～1/2。

(4) 将充满医用生理盐水的插管向肾脏方向插入输尿管，深度为 2～3 cm。

(5) 用备好的线结扎，插管固定，防止插管滑脱。输尿管插管容易改变位置，确保它与输尿管同一走向。手术结束后，用温热的盐水纱布覆盖手术部位，以保持腹腔温度。

(厦门大学医学院　李鸿珠)

(东南大学医学院　王丽虹)

第五节　动物实验常用动物标本制备

一、蟾蜍或蛙坐骨神经-腓肠肌标本制备

(一) 坐骨神经-腓肠肌标本的制备方法

1. 破坏脑和脊髓

捉拿蛙或蟾蜍时，宜用左手将其握住，拇指向前推脊柱，食指向下压鼻部，中指和无名指夹住前肢，无名指和小指夹住后肢。右手进行操作，右手持探针沿蛙或蟾蜍头顶中央向后滑动，当触及凹陷处时（即枕骨大孔），将探针垂直刺入枕骨大孔，左右横断脑和脊髓的联系，从枕骨大孔向上刺入颅腔，左右搅动捣毁脑组织。将探针退至进针处，改变探针方向，向尾侧方向刺入脊椎椎管，反复提插探针捣毁脊髓。待其四肢松软、呼吸停止，表示脊髓和脑已被完全破坏，否则应按上述方法反复进行（图 1-24）。

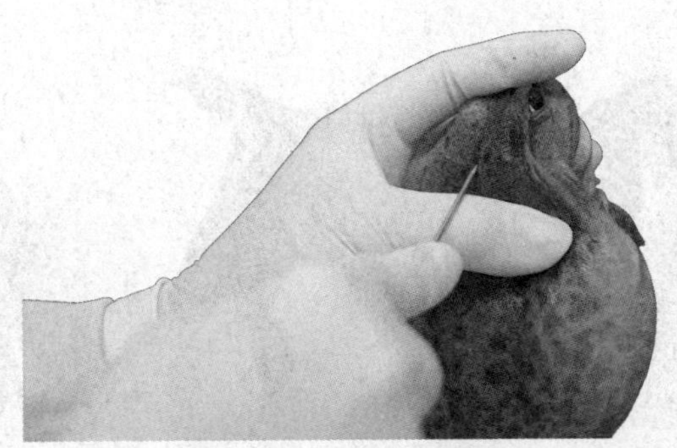

图 1-24 捣毁牛蛙脑和脊髓

2. 剪除躯干上部和内脏

用一只手捏住蛙或蟾蜍的躯干上部，另一只手持粗剪刀在骶髂关节水平以上 0.5～1 cm 处剪断脊柱，用组织钳夹住脊柱断端，提起蛙或蟾蜍，使其头部自然下垂，用粗剪刀沿脊柱两侧剪除头、胸部和内脏，保留后肢、脊柱及其发出的坐骨神经（图 1-25 a、b、c）。

3. 剥皮

左手捏住脊柱断端，注意手指不要捏在神经上，右手捏住脊柱背部皮肤的边缘，逐步向下牵拉剥离皮肤。剥至大腿时，如果阻力较大，可先剥一侧大腿的皮肤，再剥另一侧。皮肤全部剥离后，将标本置于盛有任氏液的培养皿中。洗净双手以及用过的全部手术器械（图 1-25 d）。

4. 分离两侧下肢

用粗剪刀沿脊柱的中线剪开脊柱，再经耻骨联合中央剪开，将蛙腿分成两半，并将分离的标本浸入盛有任氏液的培养皿中（在剪开脊柱和耻骨联合时不要伤及坐骨神经并保持神经的完整）（图 1-25 e）。

5. 游离坐骨神经

取一侧下肢标本，用蛙钉将蛙或蟾蜍腿背位固定于干净的蛙板上（固定三点：脊柱、膝关节、脚掌）。用玻璃分针沿脊柱侧游离腹腔部坐骨神经，再循股二头肌和半膜肌之间的坐骨神经沟，纵向分离暴露坐骨神经的大腿部分，直至胫腓神经分叉处。分离一小段脊柱及其连接的坐骨神经，将神经轻轻提起，按顺序向下剪断所有神经分支，将神经搭在腓肠肌上，加滴任氏液。用粗剪刀沿膝关节周围将大腿的所有肌肉（或肌腱）剪除并刮净，在距膝关节 1 cm 剪断股骨。

6. 完成坐骨神经-腓肠肌标本制备

用玻璃分针穿透腓肠肌跟腱，逐步游离腓肠肌至膝关节处，在腓肠肌跟腱处穿线结扎，提起结扎线，在其下方剪断跟腱。用粗剪刀从水平方向伸进腓肠肌和小腿之间，在膝关节处剪断小腿使其分离。拿掉固定于膝关节处的蛙钉，将制备好的坐骨神经-腓肠肌标本放入盛有新鲜任氏液的培养皿中待用（图 1-25 f）。

（二）检验坐骨神经-腓肠肌标本的兴奋性

1. 锌铜弓刺激

将锌铜弓在任氏液中浸湿后触及坐骨神经，如腓肠肌发生一次明显而迅速的收缩，则表

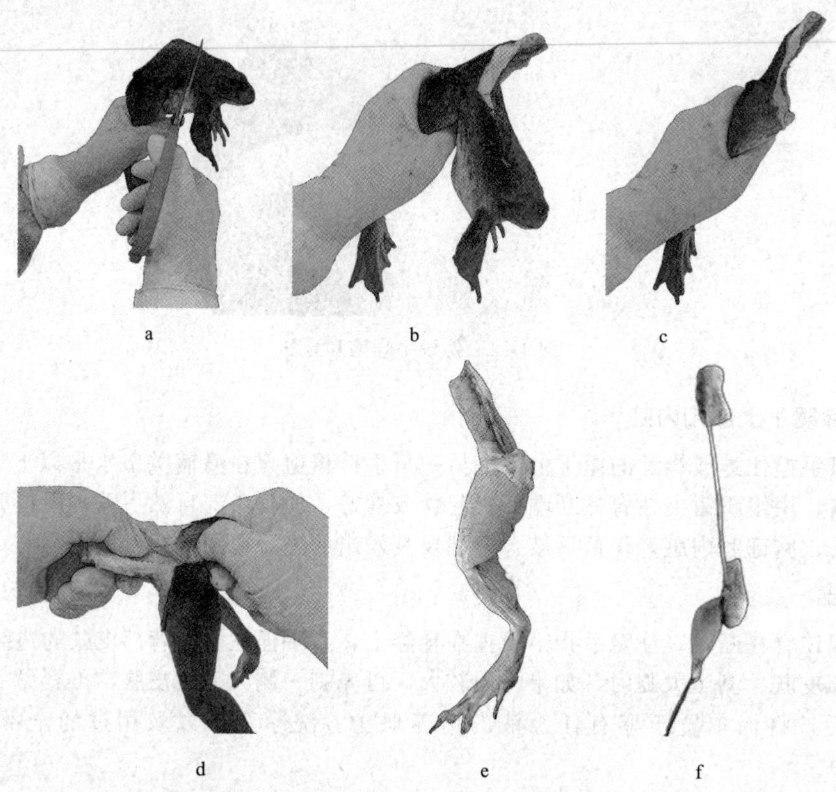

图 1-25 坐骨神经-腓肠肌标本制备步骤

示标本的兴奋性良好。

2. 用刺激器电刺激神经

用刺激器给予神经一次中等强度的电刺激，如引起肌肉一次明显的收缩，则表示标本的兴奋性良好。

（三）制备坐骨神经-腓肠肌标本的注意事项

（1）破坏脑和脊髓前，可先用纱布夹捏蟾蜍头部两侧的耳后腺以排出蟾酥，避免其溅入眼内，如果溅入眼内，应立即用清水冲洗。

（2）破坏脑和脊髓要完全，待其四肢松软、呼吸停止，表示脊髓和脑已被完全破坏，否则应按上述方法反复进行。

（3）皮肤和内脏全部剥离后，须洗净双手及用过的全部手术器械。切勿用自来水冲洗标本。用剪刀沿正中线平分脊柱和耻骨联合时，要保证神经的完整，不要伤及神经。

（4）分离标本时，只能用玻璃分针，不可用金属器械分离或用手触摸标本，以免对神经和肌肉造成损伤。

（5）分离神经干和其分支时，动作须轻柔，避免过度牵拉和其他不良刺激。

（6）股骨的保留长度应为 1 cm 左右，便于固定标本。

（7）在制作标本过程中，为防止标本干燥，须滴加任氏液，使其保持湿润；标本制备成功后，应立即将其置于新鲜任氏液中，待其兴奋性稳定后方可进行实验。

（8）标本制备成功后，用锌铜弓或中等强度电流单个刺激标本，验证标本的兴奋性是否良好。

二、蟾蜍或蛙坐骨神经-缝匠肌标本制备

（一）坐骨神经-缝匠肌标本的制备方法

蟾蜍或蛙腰背下肢标本的制备方法与坐骨神经-腓肠肌标本制备的 1～4 步相同。取一侧下肢，用蛙钉背位固定在蛙板上，在分离前要先辨认缝匠肌。缝匠肌起自耻骨的外侧，止于胫骨上端，是一条狭长而肌纤维平行的薄片状骨骼肌。确认缝匠肌后，用玻璃分针分别分离并剪去缝匠肌的内、外侧肌膜。坐骨神经分支由缝匠肌的中部内侧进入肌肉，分离肌膜时要仔细，先由上而下分离外侧，再分离内侧。从内侧分离到肌肉下 1/3 近中线处时，可以看见一条较细的神经进入肌肉时分成两条细小分支。沿此细小神经向中枢端分离，在大收肌和大内直肌的下方伴随着血管向上走行，于股骨头处汇入坐骨神经，用眼科剪由上而下剪断神经干周围的分支及附着在神经表面的结缔组织，直至进入缝匠肌部位。用玻璃分针在缝匠肌下方肌腱处轻轻挑起，并穿线结扎，剪断缝匠肌与耻骨端和胫骨端的联系，将神经与肌肉轻轻提起，放置在盛有任氏液的培养皿中 10～20 min，待其兴奋性稳定后，便可进行实验。

（二）制备坐骨神经-缝匠肌标本的注意事项

（1）由于缝匠肌纤维少而薄，坐骨神经从缝匠肌内侧分成两支相当细的分支进入肌肉，制备过程中易被损伤和扯断，因此，制备过程中应先辨清神经分支后，再选择合理的神经、肌肉分离途径。通常选择的分离方法是先分离肌肉，然后自上而下分离神经。

（2）由于坐骨神经从肌肉内侧进入缝匠肌，分离内侧肌膜时必须特别小心。此外，缝匠肌内、外侧肌膜不宜过深。

（3）缝匠肌纤维十分薄，与其他大腿肌群难以分离时，可先结扎并剪断其肌腱，轻轻拉起结扎线，再将肌群分离。

（4）在标本制备过程中，应经常滴加任氏液以防神经干燥。标本制成后，须检查其兴奋性，并将标本浸入新鲜任氏液中。

三、蟾蜍或蛙坐骨神经-腓神经标本制备

（一）坐骨神经-腓神经标本的制备方法

制备一侧蟾蜍或蛙腰背下肢标本的方法与坐骨神经-腓肠肌标本制备 1～4 项相同。取一侧下肢标本，用蛙钉将蛙腿背位固定于干净的蛙板上（固定三点：脊柱、膝关节、脚掌）。用玻璃分针沿脊柱侧游离腹腔部坐骨神经，再循股二头肌和半膜肌之间的坐骨神经沟，纵向分离暴露坐骨神经的大腿部分，坐骨神经延伸至腘窝处分为胫神经和腓神经两支，在分叉的下端将胫神经剪断。用眼科剪剪断腘窝处神经表面的肌肉和筋膜，然后沿腓神经沟仔细分离腓神经至腓肠肌跟腱处，取两段缝合线用任氏液浸湿，分别在脊柱侧坐骨神经根部和腓神经末端结扎并剪断。用组织钳夹住坐骨神经根部的结扎线轻轻提起，从坐骨神经根部到腓神经末端逐一剪掉神经分支，最后将坐骨神经-腓神经标本浸入放有任氏液的培养皿中。为减少神经损伤，也可保留蟾蜍或蛙脊柱端坐骨神经胫腓侧不剪断，只剪断胫腓神经末端，用镊子夹住脊柱移动神经。

（二）制备坐骨神经-腓神经标本的注意事项

（1）分离的神经标本一定要长一些，分离应从脊柱侧坐骨神经根部开始至腓肠肌跟腱处。

（2）剪开腘窝处的肌肉和筋膜时要仔细，避免剪断腓神经。

（3）在标本制备过程中，应经常滴加任氏液以防神经干燥。将标本浸入新鲜任氏液中数分钟，待其兴奋性稳定后开始实验。

四、离体蛙心灌流标本制备

（一）离体蛙心灌流标本的制备方法

1. 捣毁蟾蜍或蛙的脊髓

方法与坐骨神经-腓肠肌标本制备方法步骤 1 相同。

2. 暴露蟾蜍或蛙的心脏

蟾蜍或蛙取仰卧位放在蛙板上，用蛙钉将其四肢保定，左手持组织钳夹住胸部中央的皮肤，右手持粗剪刀在胸前区横向剪开皮肤，再沿胸、腹中线纵向剪开皮肤，使切口呈三角形，暴露剑突和腹部肌肉，沿腹内线剪开腹部肌肉；剪断左、右锁骨，剪去胸骨，用眼科小镊子夹住心包膜轻轻提起，再用眼科小剪刀剪去心包膜，暴露心脏。

3. 观察心脏解剖结构

在腹面可以看到一个心室，其上方有两个心房，心室右上角连着一个动脉干，动脉干根部膨大为动脉圆锥，也称动脉球。动脉向上可分左右两支。用玻璃针从动脉干背部穿过，将心脏翻向头侧，在心脏背面两心房下面，可以看到颜色较紫红的膨大部分，为静脉窦，这是两栖类动物心脏的起搏点，观察静脉窦、心房、心室间收缩的先后关系。

4. 心脏插管

先用丝线分别结扎右主动脉、左右肺动脉、前后腔静脉，也可以在心脏下方绕一丝线，将上述血管一起结扎，但此结扎应特别小心，勿损伤静脉窦，以免引起心脏骤停。结扎时，可在心舒张期用蛙心夹夹住心尖，将心脏连线提起，看清楚再结扎。准备插管，在左主动脉下穿一丝线，打一松结，用眼科剪在左主动脉上向心剪斜口（一定要剪破动脉内膜），让心脏里的血尽可能流出（以免插管后血液凝固）。用任氏液将流出的血冲洗干净后，把装有任氏液的心脏插管插入左主动脉，插至主动脉球后稍退出，再将插管沿主动脉球后壁向心室中央方向插入，经主动脉瓣插入心室腔内。此时，可见插管内液面随心脏搏动而上下移动。将预先打好的松结扎紧，并将线固定在插管壁上的玻璃小钩上以防止滑脱，用滴管吸去插管内液体，更换新鲜的任氏液，小心提起插管和心脏，在上述血管结扎处的下方剪去血管和所有的牵连组织，将心脏离体。此时，离体蛙心已制备成功，可供实验。

（二）制备离体蟾蜍或蛙心灌流标本的注意事项

（1）制备心脏标本时，勿伤及静脉窦。

（2）每次换液时，心脏套管内液面应保持同一高度。

（3）随时滴加任氏液于心脏表面，使之保持湿润。

五、离体消化道平滑肌标本制备

用于离体肠管实验的小肠有十二指肠、空肠和回肠，可根据实验目的的不同进行选择。十二指肠是小肠自律性起搏点，频率较慢，自律性自上而下逐渐减弱；空肠多用于做定性实验，回肠多用于做定量实验。

（一）离体消化道平滑肌标本的制备方法

取家兔或豚鼠 1 只，用硬器猛击动物头部后方延髓部，致其昏迷后立即使其成仰卧位，并沿腹白线剖开腹腔，找到十二指肠、空肠和回肠后剪取之，并放入冷任氏液内。先用 20 mL 注射器抽取任氏液冲洗肠内容物，冲洗干净后将其剪成若干长约 2.0 cm 的小肠段。然后取一段肠段，把周围的脂肪和结缔组织剪除，对角悬挂，上端与张力换能器相连，下端与“L”形钩相连，并置于离体器官浴槽中（盛有定量的台氏液），保温（十二指肠 37 ℃，回肠 32 ℃），通气体，待调整好张力平衡后，稳定一段时间即可开始正式实验。

（二）制备离体消化道平滑肌标本的注意事项

（1）适宜温度（32～38）±0.5 ℃，温度要恒定。

（2）实验中始终要通气体，一般需用 95% O_2 和 5% CO_2 的混合气体，1～2 个气泡/s。

（3）加每种药物前要有对照，每次更换台式液后要稳定 2～4 min。

六、离体家兔耳血管灌流标本制备

（一）离体家兔耳血管灌流标本的制备方法

取家兔一只，耳缘静脉注射 20% 乌拉坦溶液麻醉后，仰卧位保定于手术台上。在家兔的另一耳根部剪毛，在凸面的正中间有一较粗的血管，即家兔耳动脉。顺耳动脉走向切开皮肤 2～3 cm，并仔细分离出耳动脉约 1 cm 长，在其下方穿入两根丝线，结扎近心端，在两根线之间的动脉上剪一小“V”形切口，插入连接盛有任氏液的兔耳灌流套管并予以结扎。然后用粗剪刀在兔耳的最根部剪下全兔耳，立即用任氏液灌流并冲洗干净血管中存留的血液，直至流出的液体为无色为止。

将剪下的兔耳固定在小玻璃板上，再将此玻璃板以 45° 角固定于铁支架上，然后调整灌流液的压力（液面距耳动脉约 60 cm）、灌流速度（30～40 滴/min），保持温度在 38±0.5 ℃。稳定一段时间后，即可通过灌流器给予药物，观察药物对血管的直接作用。

（二）制备离体家兔耳血管灌流标本的注意事项

（1）血管分离应顺其方向平行分离，动作要轻柔，切忌横向过分拉扯，以防断裂。

（2）“V”形切口不宜过大，否则套管容易滑脱。

七、制备离体气管标本制备

常用的离体气管标本有气管片、气管环、气管连环、气管螺旋条、完整气管等。

（一）离体气管片标本的制备方法

在常用的实验动物中，豚鼠的气管对药物的反应较其他动物敏感，而且更接近人的气管，因此豚鼠的气管是最为常用的标本。取 1 只体重 300 g 左右的豚鼠，用硬器猛击豚鼠头部后侧延髓部，致其昏迷后立即使其呈仰卧位，切开颈部正中皮肤和皮下组织，细心分离出气管，自甲状软骨下剪取全部气管，放入盛有冷 K-H 液的平皿中，剪除气管周围的结缔组织，然后在气管的腹面（软骨环面）纵形切开，再以 2～3 个软骨环的间隔横切，将取下的气管平分 2～4 段，每段气管片在纵切口处用缝线缝上，相互连成一串，制成气管片标本，供实验用。

（二）离体气管螺旋条标本的制备方法

按上述相同的方法剪取豚鼠气管，置于冷 K-H 液（1 L 溶液含 6.90 g NaCl、2.19 g $NaHCO_3$、0.35 g KCl、0.16 g KH_2PO_4、0.14 g $MgSO_4$、0.14 g $CaCl_2$、62.0 g $C_6H_{12}O$，pH 7.35～7.45）中，把周围的结缔组织剪干净，从气管的一端向另一端螺旋形剪成条状，每 2～3 个软骨环剪一个螺旋条。

（三）离体气管环标本的制备方法

按上述相同的方法取气管，然后将其横切成宽度相近的 6～10 个环，并用丝线将 3～5 个环相互缝合成一串，放入离体器官浴槽中进行实验。随着科技的发展，描记手段不断更新，描记仪器灵敏度大大提高，因此各气管片、气管环等标本所用的片数或环数大大减少，用单片或单环即可描记。

（四）制备离体气管标本的注意事项

(1) 分离气管及制作气管螺旋条标本时，动作要敏捷而轻柔，切勿用镊子夹伤气管平滑肌。

(2) 标本制备好后，应立刻放入恒温 37 ℃ 并通混合氧的 K-H 液浴槽内。

(3) 善待动物，标本制作完成后妥善处理动物尸体。

（福建医科大学附属第一医院　王丽虹）

第二章

人体机能学实验概述

第一节 人体机能学实验的发展

人体机能学实验是机能学实验的分支，是集生理学、病理生理学和药理学于一体的以健康成年志愿者为受试对象的实验课程。在学习完相关理论知识后，通过系统的医学机能学实验课程的学习，培养同学们动手操作能力，提高同学们观察、分析和独立解决问题的能力，提高其综合素质。

经典的人体机能学实验，如人体血型的鉴定、人体动脉血压测定、人体体表心电图描记等实验属于人体生理学实验。随着机能学实验的发展，人体机能学实验已不局限于以上人体生理学实验，而是在传统生理学实验的基础上发展与创新，其内容也逐步扩展为涉及更多器官与系统的开放性、综合性实验项目。

人体机能学实验是以参与实验的健康学生作为受试志愿者，通过收集人体功能变化的数据并加以分析，使同学们对医学知识的掌握从单一地看待问题到建立系统整体的概念，从而深入理解人体机能变化规律及调控机制。在实验过程中，作为观察者或操作者，能够身临其境地亲身参与体验，沉浸于实验过程，极大提高了同学们参与实验的积极性，培养其临床辩证思维和综合分析能力。当然，这些实验的顺利进行离不开安全、便捷、有效的人体机能学实验仪器。

人体机能学实验应以临床案例为引导，侧重于疾病的基础理论阐释，引导同学们学习掌握实验相关的基础理论与临床知识；启发同学们从自身出发，积极思考，努力探索，仔细观察，亲身体验，认真分析，将医学人文素质培养贯穿于实验教学全过程；人体机能学实验还可以进行一些基础临床人体功能检测技能的初步训练。人体机能学实验作为机能学实验发展的新兴方向，更好地起到连接基础理论与临床实践的桥梁作用，有效地推动和促进基础医学机能学实验教学的发展，同时也可以作为“临床前教学课程”用于临床实践前的初步训练或临床医师规范化培训的技能训练，有着广阔的发展空间。

同时，人体机能学实验在发展过程中，也存在着不足之处，如因伦理要求不能在志愿者身上做有创或药物实验，无法在人体上模拟疾病进行病理生理学观察。这也促使我们不断思考如何进行完善该课程。目前，通过“虚实结合”的方式，利用虚拟现实、增强现实、3D等多媒体数字技术，将不能直接进行人体实验的药理学、病理生理学实验以虚拟仿真实验的形式呈现出来，并与实体实验相互结合，将人体机能学实验设计、开发、教学与实践有机结合，从此，人体机能学实验翻开了崭新的一页。

（福建医科大学附属第一医院 王丽虹）

第二节 人体机能学实验的基本要求

人体机能学实验是以无创的人体生理实验为基础的机能教学实验，是研究人体正常生命活动规律的科学，同时也是一门实验性很强的学科，在整个基础医学教学过程中有着至关重要的作用。在人体机能学实验中，以成年健康志愿者为实验对象，采集人体生理实验数据并分析，是对动物实验的延伸和补充，学生不仅要掌握基本的人体机能实验操作技能，还要将检测指标与机能学基本理论相结合，可更直观深入地认识人体机能活动基本规律。因此，人体机能学教学应对教师和学生严格要求，在实验开展过程中应满足安全性、科学性和系统性的要求，以达到教学目的。

一、对任课教师的基本要求

随着整合性实验的开展和教学改革的深入，人体机能实验教学内容越来越多地交叉融合更广泛的跨学科知识。为了更好地完成人体机能学实验，教师需要对实验平台进行精心设计，要建立信息化网络平台。此外，还应以临床问题为导向，注重临床与基础理论的结合，始终坚持把“立德树人”作为中心，将培养社会主义核心价值观与专业知识的学习联系起来，构建德、智、体、美、劳全面培养的育人体系。因此，教师在实验教学过程中，要严格要求学生，强调安全意识，注重学生规范性操作，实事求是地记录实验结果，以严谨的科学态度和缜密的逻辑思维方法观察和分析实验现象。

二、对学生的要求

为了达到人体机能学实验课程的教学目的，学生要养成良好的自主学习习惯，课前准备、课中操作、课后分析等过程要达到如下要求：实验前认真预习实验教程和相关理论知识，明确实验的基本内容、目的、原理、实验步骤和观察指标及注意事项；重点掌握相关理论知识和充分了解实验设计原理；在实验过程中，保持实验室安静，尊重老师，注意保护人身安全；在采集血液标本时，应特别注意防止血液传播性疾病播散的可能；认真、规范操作，小组成员应做好合理分工并密切合作，力求每个人均有实践操作的机会，亲身参加实验；专心、仔细地观察实验过程中出现的每个现象并及时、如实、全面、客观地记录实验结果，积极思考。例如，观察到什么实验现象、出现这些现象的机制是什么、有何意义等。实验结束后，将用具整理清洁，回归原位；认真仔细整理收集实验所得的记录和资料，结合实验内容查阅相关文献资料，对实验结果进行分析，尤其应重视那些非预期的结果，并尝试做出解释；深入讨论，得出实验结论。认真填写实验报告，按时送交指导教师评阅。

三、对受试对象的要求

在实验教学中，人体机能实验多从参加课程学习的学生中选取成年健康志愿者作为实验对象，在知情自愿、安全无创的条件下进行。受试志愿者需要在开始实验前了解基本权利与义务，认真阅读实验指导书，结合自身的身体状况，确认是否愿意作为本次实验的受试者，并能承担所有相关的后果。如有高血压、心脏疾病的学生不宜参加高强度运动的人体机能学实验；装有心脏起搏器、有癫痫病病史的同学不宜参加人体神经-肌肉等有电刺激的人体机能学实验等。因此，在人体机能实验前，需要先了解每一个实验项目对受试志愿者的基本要求，再结合自身身体健康状况，在知情、同意并充分了解实验对自己无害后方可作为受试志愿者完成相应实验项目。

四、人体机能实验开展的基本要求

1. 安全性要求

人体机能学实验不同于已开展的动物机能学实验，人体机能实验的安全性要求是一个广泛的概念，既包括实验设计应满足人体安全性和道德伦理的要求，也包括实验过程的安全性、实验设备和器械的安全性等。

（1）实验设计的安全性：人体机能学实验的设计对所有受试志愿者应该是安全的，如不对人体进行有创的手术操作，不进行任何药物干预实验，以观察人体生理学指标的变化，而这些实验操作在动物机能学实验设计中是常见的。

（2）伦理性：人体机能学实验的设计和开展都应该遵守伦理要求，原则上，每一个人体生理实验都应通过专家组织召开的伦理会议审批后方可展开。如在课堂上不宜开展有危险动作、劳损危害、电气风险的实验。在实验过程中，受试志愿者应对整个实验内容知情并自愿，若有不适或突发意外应立即停止实验，保障受试志愿者的权益。

（3）实验过程的安全性：人体机能学实验过程中可能发生受试志愿者跌倒、不适及疾病发作等意外情况，因此在实验过程中应加强对其保护。例如在测试前庭功能的旋转实验中，需要考虑旋转后受试志愿者易发生跌倒的情况，在整个实验过程中应安排人员对受试者进行保护。

（4）心理安全性：安全感是每个人内心最基本也是最深层的渴求，有安全感的学习环境对人体机能学实验非常重要，不应造成受试志愿者的心理抵触。如整个实验室的环境应温馨、整洁、干净，不应有异常气味或其他影响因素。同组实验者不得恐吓、干扰受试志愿者，以免造成精神紧张。

（5）个人信息隐私性：当实验数据涉及个人隐私时，要注意保护受试志愿者的隐私，根据国家的相关法律，确保不被他人非法侵扰、知悉、搜集、利用和公开等。

（6）实验设备和器械的安全性：用于人体机能学实验的生物信号采集与分析系统实验设备，特别是带电源设备应该是通过世界或国家权威安全认证的且证明对人体安全无危害的设备。应防止实验设备意外漏电而伤及受试志愿者。

2. 科学性要求

要求满足科学性原则，要求实验设计、实验结果、实验分析和报告具有科学性。注重科学严谨精神的培养、科学探索精神的养成。

（1）实验设计的科学性：人体机能学实验的设计应遵循科学的原则，所有的实验应该有科学依据。实验设计要求设立对照组，分组随机化可防止观察者与受试志愿者的心理作用干扰实验结果，并且受试志愿者的数量或实验数据量应符合统计学要求。

（2）实验结果分析的科学性：人体机能学实验的结果应该客观、准确，当出现与理论不一致的实验结果时，应该认真分析，从而对实验结果做出合理的解释。例如，在运动对人体血压影响的实验中，收缩压明显升高，而舒张压的变化相对较小甚至可能略有下降。这是因为收缩压主要受心输出量的影响，而舒张压主要受外周阻力的影响，运动时外周组织器官血流重新分配导致整体外周阻力下降，因此，舒张压仅轻度升高或降低。

3. 系统性要求

人体机能学实验要能够配合按系统、器官分类进行机能实验教学的要求，从血液、循环、呼吸、消化、代谢、泌尿、中枢神经、感官系统及综合性人体机能实验等方面设置项目内容，从而能系统性地保证实验知识的完整性。

（海南医学院　王丹姝）

第三节　人体机能学实验常用仪器设备及使用方法

人体机能学实验常用的仪器主要是生物信号采集与处理系统，包括软件、硬件和附件、功率单车、血气分析仪、血糖仪、血氧饱和度仪、尿液分析仪等，可用于完成不同的人体机能学实验。生物信号采集与处理系统主要用于各种人体生物信号的采集、记录和分析，能够进行的实验包括但不限于骨骼肌功能、握力、皮肤电反应、皮肤温度、脑电、肌电、心电、眼电、呼吸、血压和心音等，从而对人体机能指标进行客观分析和评价。生物信号采集与处理系统通常由硬件、软件和附件组成。其中，硬件用于对人体生物信号的采集，软件用于对数字化人体生物信号进行记录、显示和分析，附件用于协助完成不同的人体机能实验项目。

一、 HPS-101 人体生理实验系统

（一）生物信号采集原理

HPS-101 人体生理实验系统首先将原始的生物机能信号，包括生物电信号和通过传感器引入的非生物电信号进行放大、滤波等处理（图 2-1），然后对处理后的信号进行采样并将它转换为数字信号，将数字化后的生物机能信号传输给计算机上运行的专用生物信号采集与处理软件。专用的生物信号采集与处理软件接收被放大和滤波处理后的数字信号，然后进行显示、存储、分析等处理。通过该软件还可以控制数字信号采样过程，设置实验参数，发送对实验对象的刺激信号等操作。

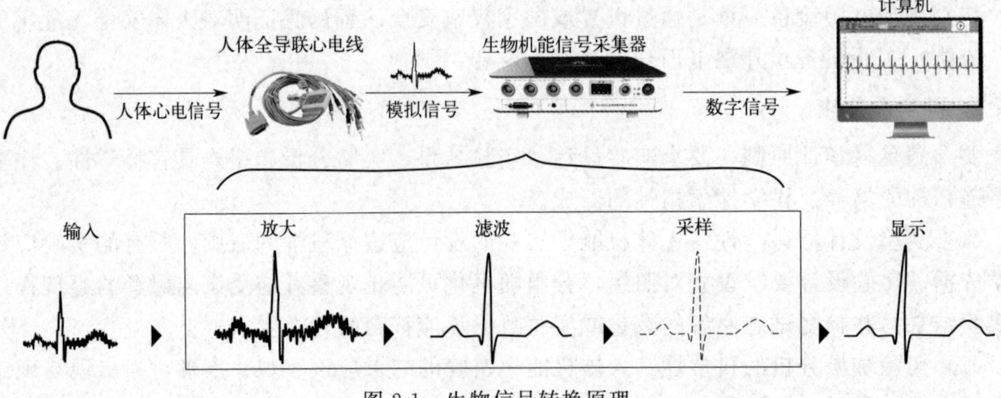

图 2-1　生物信号转换原理

（二）系统组成

HPS-101 人体生理实验系统主要由 HPS-101 人体生理实验系统硬件（含集成式实验台以及 BL-420N 硬件等）、HPS-101 人体生理实验系统软件（以下简称 HPS-101 软件）、HWS0601 无线人体信号采集系统（以下简称无线系统）、HPS-101 人体生理实验附件包、多种人体生理传感器等组成。HPS-101 软件以多媒体方式预设了多个人体生理实验模块。BL-420N 硬件相关介绍参见前面动物实验仪器相关内容，下面简略介绍 HPS-101 软件。

1. 主界面

HPS-101 软件主界面主要由“工具栏”和“主工作区”构成（图 2-2）。在工具栏上有丰富的功能按钮，如打开文件、添加标签、信号选择、采样控制按钮等。主界面的正中间是主工作区，用于波形数据的绘制、实验标签和刺激标记的显示，还可以在水平和垂直方向上调节波形。在主工作区的右侧是硬件参数调节、仪器连接状态展示视图；在主工作区的左侧是实验数据列表视图；在主工作区下方是刺激器和数据测量结果视图，除波形显示区之外，其余视图可以显示或隐藏，通过单击这些视图缩略图可以展开对应的软件界面。

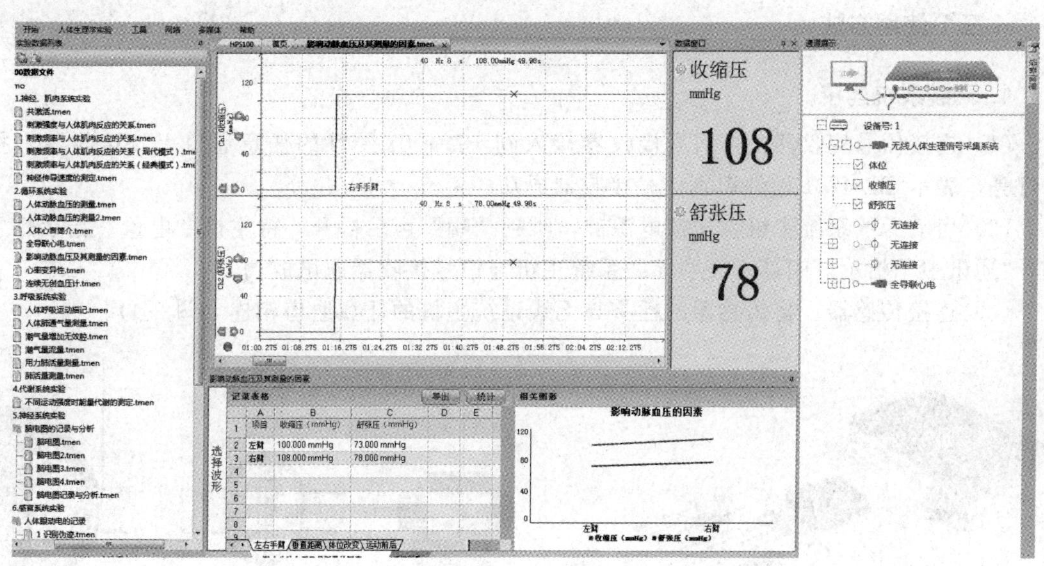

图 2-2　HPS-101 硬件和软件主界面

2. 实验模块界面

HPS-101 软件系统集成了多个实验项目（图 2-3），既包括使用 HPS-101 人体生理实验附件包开展的传统人体生理实验，也有基于无线系统完成的无线人体生理实验。除了人体循环系统、呼吸系统、神经系统、感官系统、运动系统等常见实验之外，还有综合型、创新型实验。

3. 实验步骤界面

在实验模块界面中，选择具体实验后，单击“实验项目→开始实验”按钮，软件将进入实验操作界面。实验操作界面由实验列表导航区、实验操作指南区和实验控制区三个部分组成。其中实验列表导航区可以切换本次实验的全部实验观察项目，实验操作指南区通过图文或视频指导实验的全部操作过程，实验控制区中“开始/暂停”“停止”按钮是控制实验采样

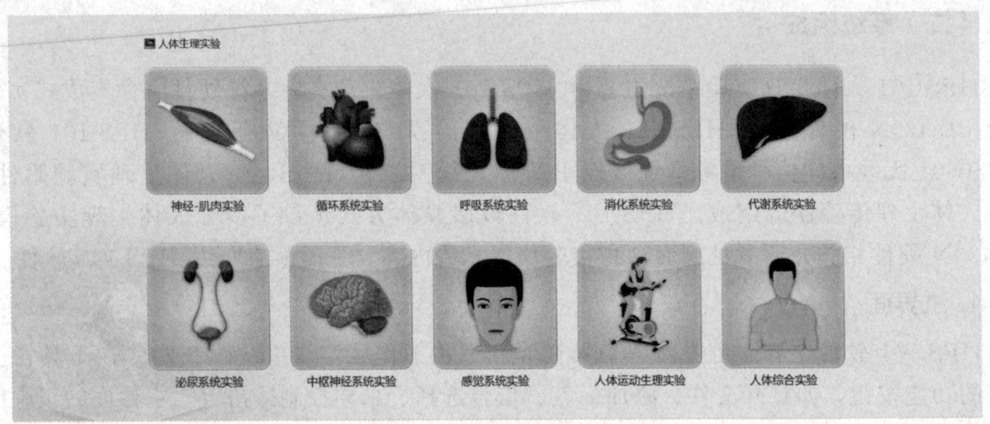

图 2-3 实验模块界面

的按钮，“上一步”“下一步”是观察步骤导航控制按钮，“编辑报告”是在实验完成后自动生成实验报告的按钮。

（三）使用方法

1. 无线系统连接

（1）连接信号接收器：将信号接收器接入到 BL-420I 硬件的任意通道上，接收器上指示灯亮，表示 BL-420I 硬件识别信号接收器成功。

（2）启动无线系统主机：长按电源键，听到“嘀”声后松开，待主机“电量”指示灯常亮，“通讯中”指示灯闪烁，表明无线系统主机与信号接收器通讯成功。

（3）连接传感器：将传感器的插头与无线系统主机的任意通道相连（图 2-4）。

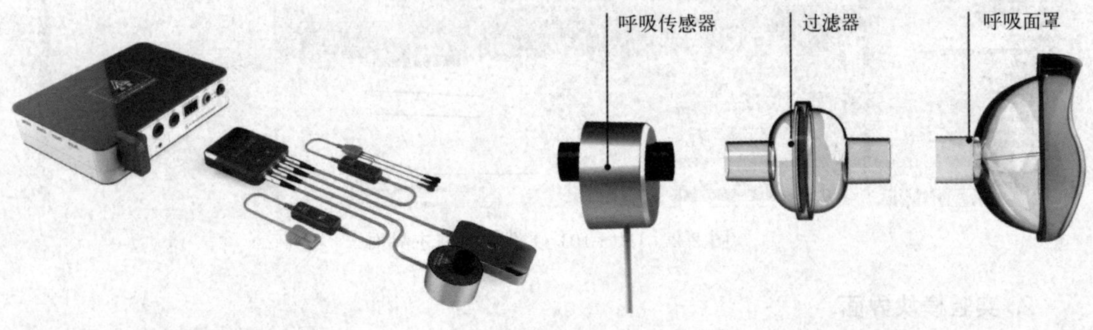

(a) 传感器与无线系统主机的连接　　(b) 呼吸传感器的连接示意图

图 2-4 传感器的连接

（4）血氧传感器的使用：血氧传感器直接佩戴在手指上，与硅胶套平行，血氧传感器数据线应置于手背侧。

（5）心电导联线的使用：在连接前请先使用 75% 乙醇对将要贴电极的身体部位进行擦拭，以增加导电性，先连接信号输入线与电极贴片，然后再贴到人体上。

（6）血压传感器的使用：测压袖带绑定在受试者上臂，袖带下缘在肘窝上方 2～3 cm 处，松紧度以能够往里放入一指为宜，然后按下启动按钮，血压传感器将自动进入加压探测血压的过程。

(7) 呼吸传感器的使用：依次将吹嘴、过滤器与呼吸传感器连接，过滤器能有效阻隔呼气中的水汽成分，保护传感器。

2. HPS-101 附件包传感器连接

附件包中的传感器采用有线传输方式，可以直接接入 BL-420I 硬件中任意一个通道，连接成功的传感器会在 BL-420I 硬件的信息显示屏上显示。在生物电信号（如心电图、脑电图、肌电图）记录前，应先用 75% 乙醇或医用生理盐水对与记录电极接触的身体部位进行脱脂，以增加导电性。

3. 软件操作

1）开始实验

可以采用以下三种方式开始实验：

(1) 信号选择采样：将无线系统或 HPS-101 附件包中的传感器，与 BL-420I 硬件连接后，在软件的“开始→信号选择”窗口中展现当前连接上的全部通道信息。用户可以选择通道中的任意一个通道或者几个通道，并单击“开始实验”按钮，启动数据采集。

(2) 实验模块采样：在软件的“人体生理实验”菜单项下，选择将要开展的实验名称，单击“实验项目”，进入实验步骤页面，用户此时可以按照提示的实验步骤内容连接传感器，然后单击“开始实验”启动采样。

(3) 快速启动采样：用户可以在快速启动窗口中直接单击开始按钮，启动数据采样。

2）波形调节

启动实验后，可以通过“硬件参数调节”窗口对波形进行“量程”“时间常数”“低通滤波”和“50 Hz”“陷波”参数调节，鼠标放在参数调节旋钮圆盘上，单击鼠标左键，参数变小，单击鼠标右键，则相反。也可以将鼠标放置在“时间坐标轴”或“数据纵轴”上，通过滚动鼠标滚轮的方式对波形进行水平和垂直方向上的压缩、拉伸调节。

3）实时数据分析

在波形区单击鼠标右键，将出现通道相关快捷菜单，单击“分析”菜单项，选择需要完成的分析功能。如图 2-5 所示，在选中了一个分析功能后，波形区将在原始数据通道下方自动扩展出一个分析通道来展示处理后的数据。

4）数据测量

HPS-101 软件采用专用测量和实验数据截取测量两种方式。

(1) 专用测量包含区间测量、幅度测量、心功能分析测量、肺功能分析测量等。在软件界面下方的“测量”视图中下拉选择测量方式，然后在波形工作区选择一段数据，软件将自动完成测量项目的数据计算并填入表格中。

(2) 实验数据截取测量是指在实验过程中，用户必须先选择一段理想的数据，通过“截图”保存到“波形测量区”。然后用户根据“数据测量结果表格”中的项目手动选择该段数据中对应的位置进行测量，结果将会自动填入表格。其中“数据测量结果表格”中的测量项目因不同的实验模块或通道信号类型而异（图 2-6）。

5）数据保存

实验结束时，单击“停止”按钮或操作“快速启动”中的停止图标，软件将会提示用户是

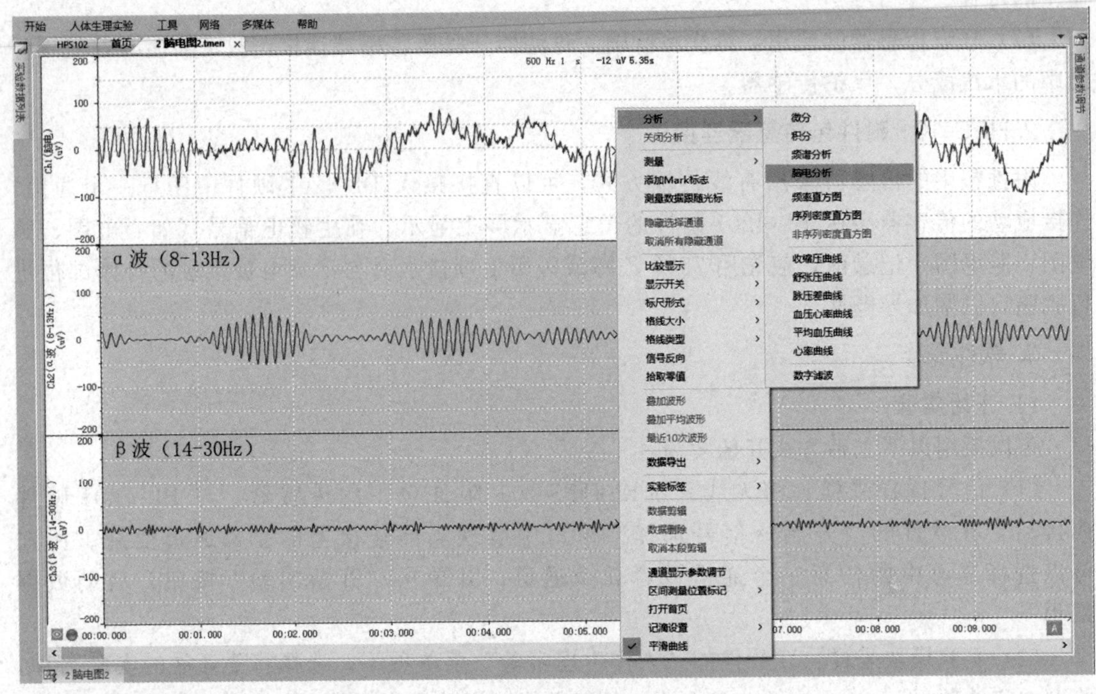

图 2-5　软件分析功能

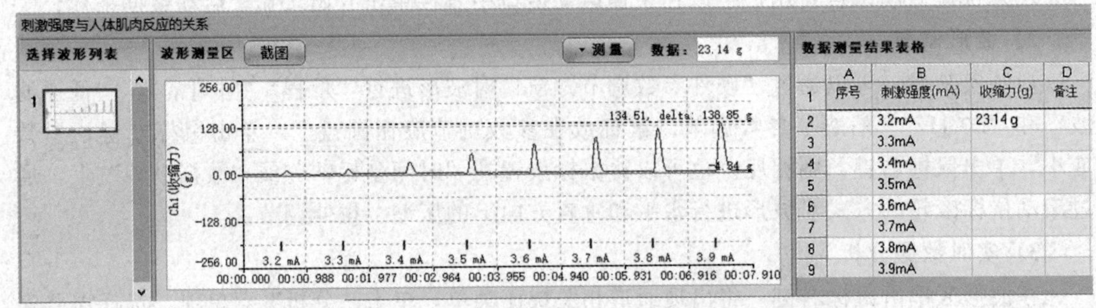

	A	B	C	D
1	序号	刺激强度(mA)	收缩力(g)	备注
2		3.2mA	23.14 g	
3		3.3mA		
4		3.4mA		
5		3.5mA		
6		3.6mA		
7		3.7mA		
8		3.8mA		
9		3.9mA		

图 2-6　有关刺激强度与反应关系的实验数据的截取测量

否确认实验停止。确定实验停止后，软件将弹出保存数据文件目录的窗口，默认保存于软件安装目录下的“UserFolder”文件夹。用户也可以选择放弃本次数据的保存。

6）数据反演

实验数据保存之后，在软件菜单栏中点击“文件→打开”按钮或者在“实验数据列表”中直接双击数据文件，即可进行数据反演。此时单击“开始”按钮，软件将播放保存后的数据文件。在实时数据采集过程中，可以打开“双视”功能，对比实时实验数据与历史数据。此时，历史数据显示在左视图中（相当于当前记录的反演数据），实时数据显示在右视图中。

7）数据板记录功能

单击“工具”菜单面板中“数据板”按钮，可以将实验过程中的测量数据记录在此数据板中。数据板支持查询、导出、打印、统计图表及上传功能，极大地方便了学生实验数据的分析与共享。

8）实验报告编辑

根据“实验步骤”界面内容完成全部实验步骤之后，单击“编辑报告”按钮，完成相关实验的报告编写。

（1）受试者信息的编辑：单击“开始”菜单面板中“个人信息”区域的“个人信息”按钮，可以编辑受试者基本信息。受试者信息自动同步到实验报告中，也可在实验报告中直接编辑修改。

（2）报告/数据上传和下载：单击软件菜单栏中“网络”按钮，在“Internet”区域中单击“上传”或“下载”按钮，可以完成实验报告上传和下载。

二、 PowerLab 人体生理实验系统

（一）仪器原理

PowerLab 人体机能生物信号采集实验系统对传感器采集的原始生物机能信号进行放大、滤波等处理，然后对处理后的信号进行采样并转换为数字信号，将数字化后的生物机能信号传输到计算机内，进一步通过专用的生物机能实验数据采集软件接收从硬件传入的数字信号，然后进行显示、存储、分析等处理，通过该软件系统也可以控制数字信号采样过程、实验参数的设置，发送对实验对象的刺激信号等操作（图 2-7）。

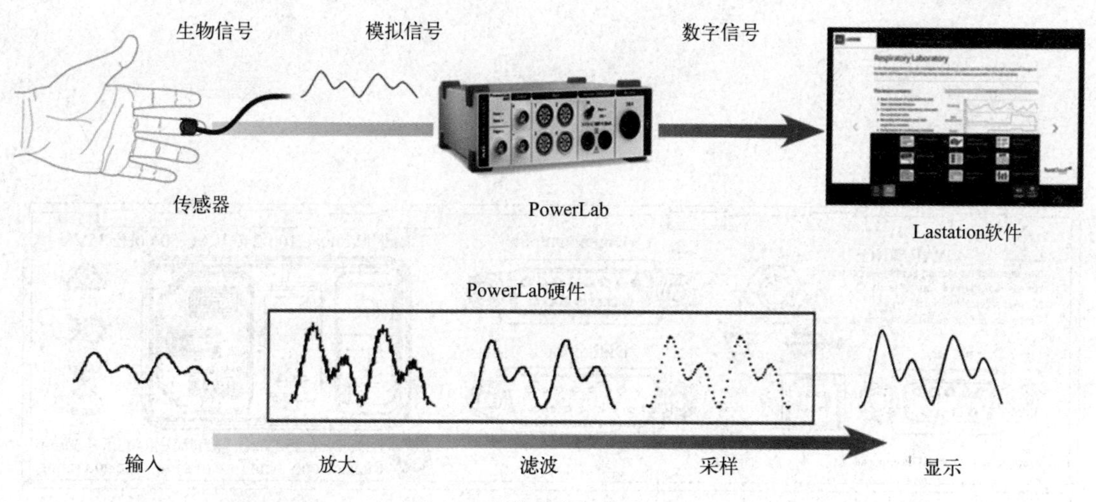

图 2-7　生物信号转换原理图

（二）系统构成

系统主要由生物信号采集主机（PowerLab）、人体生理实验附件包、人体生理实验系统软件构成。

1. 生物信号采集主机

可通过 USB 端口直接连接到计算机。集成数据记录、生物电放大器、隔离刺激器、触发脉冲输入、4 个模拟输入通道、8 个数字输入通道、8 个数字输出通道和音频输出接口，可实现多主机连用功能（图 2-8 和 2-9）。

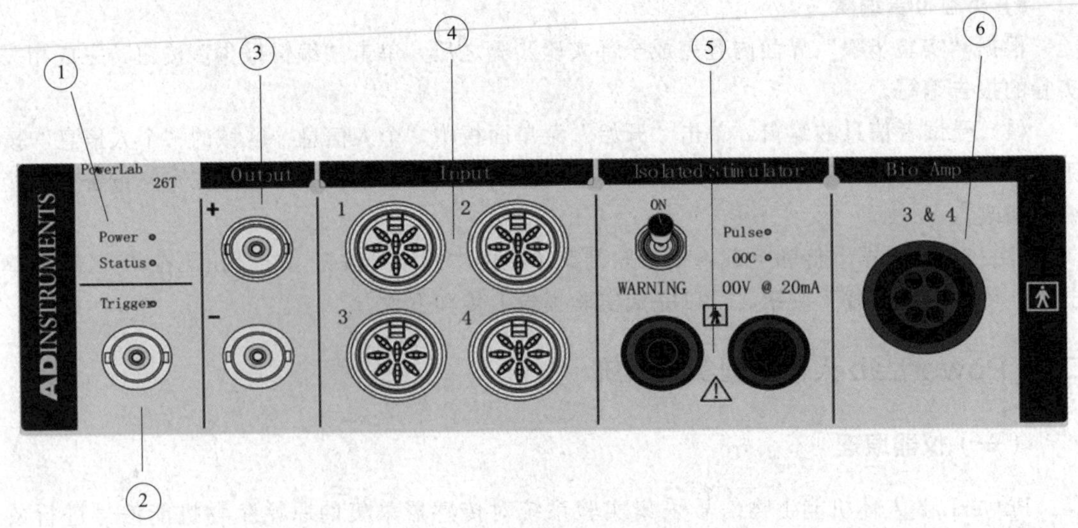

图 2-8 PowerLab 主机前面板

①电源指示灯：PowerLab 电源接通时，灯变亮；②触发输入：用于开始和终止记录；③模拟输出接口：提供电压在 10 V 以内的输出信号；④模拟输入接口：指 PowerLab 的输入 1 和输入 2 接口，用于连接带 BNC 接头的传感器和其他仪器；⑤刺激隔离器输出接口：用于刺激电极与刺激隔离器的连接；⑥生物电放大器输入接口：用于连接五线的生物电放大器电缆，可作为输入 3 和输入 4 的接口。人体安全标识；不要直接连接到人

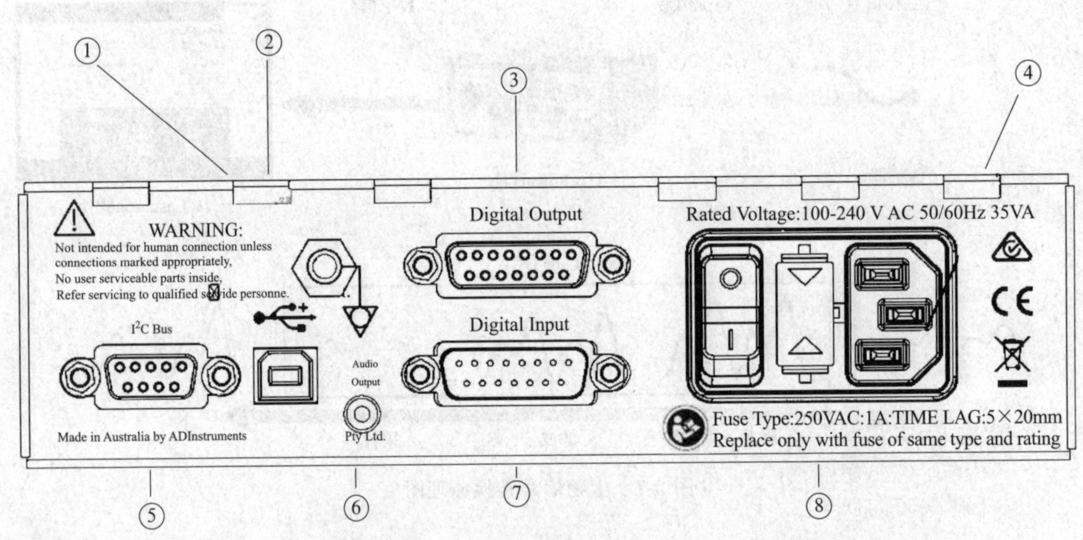

图 2-9 PowerLab 主机后面板

①接地：在没有接地的电源情况下，用于 PowerLab 接地；②USB 接口：用于计算机与 PowerLab 的连接；③数字输出接口；④电源线接口；⑤I 2 C 接口：用于 PowerLab 与 ADInstruments 专用放大器的连接；⑥音频输出接口：标准"1/8 (3 mm)"耳机插孔，用于输出来自生物电放大器记录信号的声音；⑦数字输入接口；⑧电源保护装置

2. 人体生理实验附件包

（1）人体生理学实验套件：附件包括呼吸带传感器、握力传感器、血压计、心音传声器、按钮标记器、干接地带、反射锤、DIN 8 针插头-BNC 导线。

（2）反射实验套件：用于人体腱反射、反射和神经刺激实验。附件包括反射锤、测角器、杆状记录电极和带导线的刺激杆。

（3）人体呼吸实验套件：用于测量人体的呼吸流速，可得到呼吸参数，如每分钟通气量、潮气量等。附件包括呼吸 Pod、呼吸流量头、一次性呼吸套件、流量计接头适配器。

（4）运动生理学实验套件：用于呼吸气体分析和代谢检测，以研究运动效果。附件包括气体分析仪、肺量计、呼吸流量头、呼吸面罩套件、流量计接头适配器、呼吸管、干燥剂盒。

（5）运动呼吸实验套件：包含运动生理学实验收集呼气所需的组件。使用肺量测定法和气体分析作为记录呼吸变量和确定代谢率的方法。附件包括流量计接头适配器、呼吸管、三通方向手动旋塞阀、接口管 Douglas 气袋至气体分析仪、K 型阀。

（6）无线心率测量套件：提供无线连接（1.2 m 范围），实现实时心率测量和分析。附件包括 Polar 接收器接头导线、带胸带的 Polar 心率发射器。

（7）心理生理学教学实验套件：适用于测量人体的心理生理反应。能够进行的实验包括脑电图、血压、皮肤电反应、皮肤温度、通气速率和定向特定光强度等测定。附件包括皮电反应放大器、皮电反应电极、温度 Pod、皮肤温度探头、呼吸绑带传感器、光亮度 Pod、血压计。

（8）皮肤电活动实验套件：用于人体皮肤电反应和皮肤温度记录。附件包括皮电反应放大器、皮电反应电极、温度 Pod、皮肤温度探头、皮肤温度实验套件。

（9）眼电活动实验套件：用于记录水平和垂直眼球运动和位置。适合进行慢速追踪、扫视等实验。附件包括眼电 Pod、屏蔽导线、一次性贴片电极。

（10）其他附件：脉搏传感器、生物电放大器导联线、屏蔽导线、杆状刺激电极等。

（三）使用方法

1. 硬件操作

（1）连接 PowerLab：使用 USB 电缆将背面板上的 USB 端口连接至计算机上的 USB 端口，或连接至与计算机相连的活动 USB 集线器上。

PowerLab 26 T 隔离刺激器提供了软件控制的、隔离的、恒定电流的脉冲刺激，可用于人类受试者，在刺激隔离器前面板上的输出处产生刺激。使用“刺激器”对话框设置刺激。选择“设置”→“刺激器…”以显示“刺激器”对话框（图 2-10）。当设置刺激隔离器时，可以选择刺激应如何开始。选择预配置的刺激类型或模式。

（2）连接生物电放大器：PowerLab 26 T 具有两通道的 Bio Amps，它们在内部默认为通道 3 和 4。Bio Amp 对话框允许软件控制 PowerLab 和 Bio Amps 组合的输入放大器和滤波器。对话框中的设置更改后，单击“确定”。当从“通道”下拉菜单中选择“Bio Amp”（或在“通道设置”对话框的“输入设置”列中单击“Bio Amp”）时，将出现“Bio Amp”对话框。要快速设置多通道，单击对话框标题旁的箭头，或按键盘上的向右或向左箭头键，移至相邻通道的对话框。通道号显示在箭头旁边，通道标题（如果有）显示在对话框的垂直幅度轴中（图 2-11）。

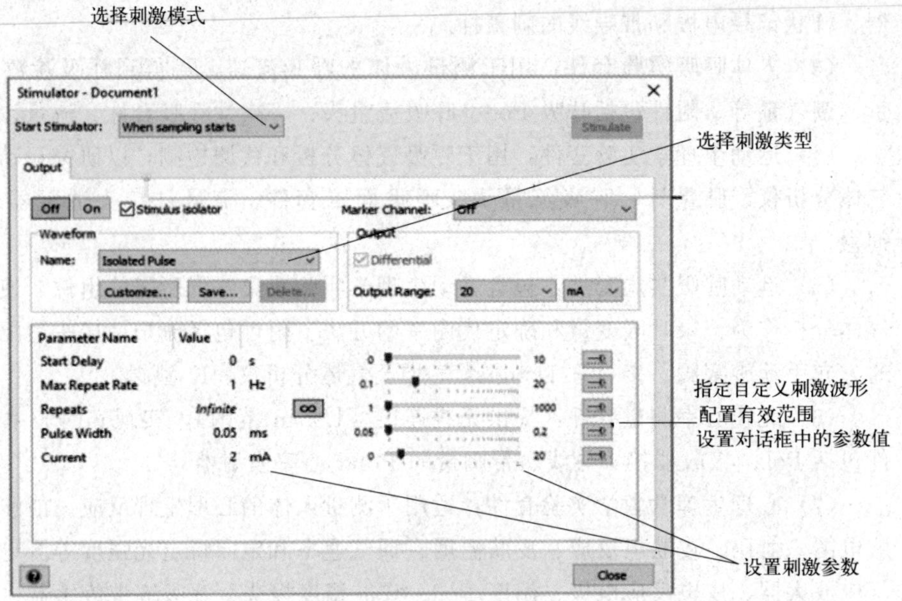

图 2-10 刺激器对话框

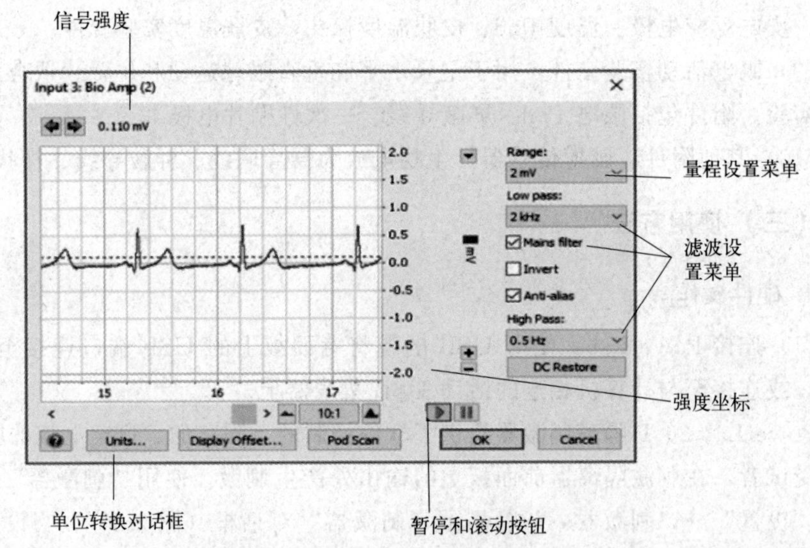

图 2-11 生物电放大器示意图

2. 软件操作

可以记录实时生理数据，也可以分析只读数据。Lt LabStation 内置预设肌电图（electromyogram，EMG）、血压、心电图（electrocardiogram，ECG）、呼吸气流和流量，以及脉搏和心率。可以使用区域选择器、点选择器、标记和数值面板来分析记录的数据。常用的记录和分析功能按钮包括开始和停止按钮、注释面板、自动缩放、滚动、删除数据、数据选择工具、标记、数值面板输入数值等。常用的操作步骤及结果分析功能方法如下所述。

（1）开始和停止按钮：可单击数据面板上的“开始”按钮开始记录，记录时，它会变成

"停止"按钮。

(2) 注释面板：若要在记录时添加注释，应在注释面板中输入文字，之后选择"添加"。若要在记录结束后添加注释，可在数据面板所需位置处放置点选择器，之后执行上述操作。若要修改现有注释，应选择注释面板并对相关文本进行编辑。

(3) 自动缩放：在数据面板中选择此按钮便可以自动调整数据的比例。

(4) 压缩按钮：若要压缩或扩展时间轴或垂直轴，可使用以下按钮。

(5) 滚动：检查数据有很多方法，如使用滚动条；拖动点选择器；单击并按住光标，之后将其拖放到数据之上。

(6) 删除数据：只能删除数据的完整记录，而不是一小段记录数据。

(7) 数据选择工具：点选择器和区域选择器可用来识别数据中的兴趣点或兴趣区域。

(8) 标记：标记位于数据面板左上方。将标记置于基线之上，数值面板读数从绝对幅度变为相对幅度。也就是说它可显示与基线值的差异（delta）。选择灰色的"M"，便可将标记归回原位。

(9) 数值面板：数值面板显示数据值。例如，选择数据面板中的数据点，可获取相关数值。数据面板上显示数值的颜色是和数据通道对应的。

(10) 输入数值：可直接拉出数值面板中的数值或数据面板中的读数，并将它放置在表格之中，或者直接输入数值。

三、自动生化分析仪

生化分析仪是根据光电比色原理来测量体液中某种特定化学成分的仪器。目前临床生化绝大部分检测已实现自动化分析，其中多数由自动生化分析仪完成。它具有灵敏、快速、准确、消耗试剂量小和标准化等优点。自动生化分析仪按结构和原理可分为连续流动、离心、分立、干片和模块式自动生化系统，其中以分立式应用最为广泛。按其自动化程度可分为半自动和全自动两种，目前最常用的为全自动生化分析仪。

（一）工作原理及基本结构

其检测原理是基于物质对光的选择性吸收，即分光光度法。单色器将光源发出的复色光分成单色光，特定波长的单色光通过盛有样品溶液的比色池，光电转换器将透射光转换为电信号后送入信号处理系统进行分析。全自动生化分析仪由样品系统、试剂系统、条形码识读系统、反应系统、清洗系统、检测血流变系统、程序控制系统等构成。

（二）使用方法

由于各种全自动生化分析仪器的品牌、型号、功能各不相同，种类繁多，其工作原理、使用方法、注意事项等也不尽相同。以 XD 818（S8^{+}）急诊生化分析仪为例，简述全自动生化分析仪的常规操作程序。

1. 常规操作程序

(1) 仪器初始化：系统开机等待时间 30 min。此时仪器将完成对试剂预热腔的加温（37 ℃），试剂冷藏室的降温（4～6 ℃），比色皿的加温（37 ℃）及仪器的热平衡，通过温度检测。

(2) 蒸馏水及试剂空白的测定，按"Enter"键开始清洗及测试蒸馏水、试剂空白。

(3) 样本测试：在主菜单下按 F 1 功能键，进入测试功能。

(4) 通道选择（F 1）功能键：在测试样本前，根据生化检验单所测项目进行选择，将所测项目的通道开关置于“开”的状态，对不测的项目，将该通道开关置于“关”的状态。

(5) 试剂空白（F 2）功能键：每隔 24 h 必须做 1～2 次试剂空白测试，由此判断试剂是否过期变质，确保检验结果的准确性。

(6) 样本编号（F 3）功能键：样本测试前，对样本的编号及实验人员的姓名、性别、年龄进行编辑。

(7) 开始测试（F 4）功能键：在以上功能编辑完成后，按此功能键进行样本的测试，测试完毕，仪器将直接打印报告单，并在屏幕上显示，同时储存在仪器中。

（三）检测项目

1. 肝功能指标

谷丙转氨酶、谷草转氨酶、碱性磷酸酶、胆红素、直接胆红素、总蛋白、白蛋白、麝香草酚、血氨、胆碱酯酶。

2. 肾功能指标

尿素氮、尿酸、尿素、肌酐、二氧化碳结合力。

3. 离子代谢

钾、钠、氯、镁、钙、铁、磷、锌等离子。

4. 心肌酶谱

乳酸脱氢酶、磷酸肌酸激酶、肌酸激酶同工酶。

5. 血糖

血糖浓度。

6. 淀粉酶

淀粉酶浓度。

7. 血脂

总胆固醇、高密度脂蛋白、低密度脂蛋白、甘油三酯。

8. 免疫球蛋白

免疫球蛋白 A、免疫球蛋白 G、免疫球蛋白 M。

（四）注意事项

对仪器工作环境、反应杯、蠕动泵、单色器和检测器、仪器管道系统、仪器附件等做好定期保养和记录。

四、血糖仪

（一）工作原理

血糖仪（又称血糖计）是一种测量血糖水平的电子仪器。血糖仪按工作原理可分为光电型和电极型两种。通过测量血液中的葡萄糖与试纸中的葡萄糖氧化酶反应产生的电流量来测量血糖浓度。血液中的葡萄糖在葡萄糖氧化酶的催化下发生氧化还原反应，产生葡萄糖酸和亚铁氰化钾，亚铁氰化钾发生电化学反应，产生氧化还原电流，氧化还原电流的大小与血液中的葡萄糖浓度成正比。血糖仪通过检测氧化还原电流的大小即可得出血液中葡萄糖浓度的数值。

（二）使用方法

（1）对受试者手指的采血部位进行消毒。

（2）待采血部位干燥后，使用采血针采集指尖血液样本。

（3）从试纸筒内取出新试纸，并确认试纸取出后筒盖盖紧了。将试纸按电极向上方向插入血糖仪试纸插槽。自动开机后，确认屏幕上显示的密码号与试纸筒上的密码号一致，屏幕出现闪烁的血滴符号。

（4）用采血针刺入已消毒过的指尖侧面，使血滴接触试纸顶端的黄色“Y”形加样区域。

（5）血样自动吸入试纸中。

（6）试纸吸入足量血样后，沙漏标记会在显示屏上闪烁，直至检测完成，屏幕显示结果。

（7）取出试纸，关闭血糖仪或血糖仪在取出试纸 5 s 后自动关闭。

（三）注意事项

（1）保证试纸未过期、变质。

（2）避免还原性物质的干扰，如维生素 C 会使血糖的测定结果偏低。

（3）标本种类与血滴大小的影响：血浆或血清比全血的测定结果高 11%，末梢血较静脉血要高。要求反应血量为 15～20 μL；如果发现血量不足，不能再补加血液，应换新试纸重做。

五、血细胞分析仪

（一）工作原理

电阻抗法是血细胞分析仪计数血细胞的最普遍采用的方法，是目前血细胞分析仪设计的基础。血细胞具有相对非导电性质，悬浮的血细胞比电解质溶液导电性弱，当血细胞通过计数孔时，由于电阻的改变，可引起计数孔内、外电压的变化，产生与血细胞数量相当、体积大小相应的脉冲信号，通过计算机对脉冲信号变化进行分析，对血细胞进行计数和体积测定。此原理为库尔特原理，该方法称为电阻抗法。

（二）使用方法

1. 开机

检查试剂有无短缺，打开仪器依次进行自检和开机初始化，输入用户名和密码。

2. 全血测定

（1）在“样本分析”界面下，确认分析模式为全血模式。

(2) 将抗凝血标本直接混匀、开盖，放置于采样针下，按下“启动”键。

(3) 分析结束后，采样针复位，在屏幕分析结果区观察检测结果并打印保存。

3. 预稀释测定

(1) 在“样本分析”界面下，双击模式切换图标，将分析模式设置为“预稀释”。

(2) 单击“加稀释液”图标按钮，按屏幕提示将干净试管放在采样针下，按“启动”键。

(3) 待屏幕显示加稀释液完毕，点击“取消”按钮，关闭“加稀释液”提示框。

(4) 取血 20 μL，加入取出的稀释液中，混匀后放置于采样针下，再次按下“启动”键。

(5) 分析结束后，采样针复位，观察屏幕上的分析结果并打印保存。

4. 关机

点击菜单“关机”按钮，关主机开关，最后关闭电源。

（三）注意事项

(1) 由于静脉血成分较稳定，建议除婴儿外，应采集静脉血。如采集末梢血，指尖应避免局部过度挤压，并将第一滴血舍弃，用第二滴血进行检测。血液稀释后要尽快测定，以免引起“稀释性溶血”。

(2) 血细胞分析仪对试剂要求非常严格，最好选用配套产品。

(3) 检测期间注意观察仪器工作状况，遇“堵孔”报警时，及时排除。方法：用空白稀释液对管道进行冲洗，或用“探头清洗液”冲洗进样针。

六、血氧饱和度仪

血氧饱和度测试仪是一种无创医疗传感器，用于连续测量血液中血红蛋白的氧饱和度（peripheral capillary oxygen saturation，SpO_2），显示血液中充满氧气的百分比。

（一）基本结构与工作原理

基本结构：脉搏血氧仪主要由主机、传感器、电缆线、显示器构成，更新一代的脉搏血氧仪还有绘图仪，能显示血氧容积波波形。传感器是检测 SpO_2 最重要的组成部分。

工作原理：典型的 SpO_2 仪带有两个发光二极管，这两个发光二极管面向患者的待测部位（通常是指尖或耳垂），基于动脉血液对光的吸收量随动脉搏动而变化的原理，以动脉搏动期间还原血红蛋白、氧合血红蛋白在红光和近红光区域的吸收光谱为依据，利用光电血氧检测技术并结合容积脉搏描记术测得。采用波长为 660 nm 的红光和 940 nm 的近红外光，根据氧合血红蛋白（HbO_2）对 660 nm 的红光吸收量较少，对 940 nm 的近红外光吸收量较多，而血红蛋白（Hb）对 660 nm 的红光吸收量较多，对 940 nm 的近红外光吸收量较少的性质，计算出两种血红蛋白的比值，进而确定 SpO_2。

（二）使用方法

1. 操作评估

(1) 了解受试者身体状况、意识状态、吸氧流量。

（2）向受试者解释监测目的及方法，取得受试者合作。

（3）评估局部皮肤或指（趾）甲情况。探测部位为脉搏搏动明显、皮肤无破损处。

（4）评估周围环境光照条件，评估是否有电磁干扰。

2. 操作步骤

临床上手指传感器是最常用的。以此为例介绍操作步骤：

（1）准备好 SpO_2 监测仪，或者将监测模块及导线与多功能监护仪连接，检测仪器功能是否完好。

（2）清洁受试者局部皮肤及指（趾）甲。

（3）将传感器正确安放于受试者手指、足趾或者耳郭处，使其光源透过局部组织，保证接触良好。

（4）调整波幅及报警界限：一般成人及儿童设定下界为 90%，上限为 100%。

（5）密切监测 SpO_2 及指脉搏波动变化。

（三）注意事项

（1）传感器的安放位置需要得当，固定好探头，使受试者安静。传感器不宜安放在有动脉导管、静脉滴注或缠有血压计袖带的手上，以免影响信号的提取或无法进行测量。观察受试者局部皮肤及指（趾）甲情况，定时更换传感器位置，一般每隔 1～2 h 更换部位。

（2）休克、贫血、体温过低及使用血管活性药物都可使动脉血流降低到无法测量水平。

（3）指甲过长、指甲过厚、涂指甲油等均可影响监测结果。

（4）血管内的染剂或外部使用有色组织可导致测量值不可靠。

（5）避免强光照射。光照水平过高可导致测量结果不准确。

七、尿液分析仪

（一）工作原理

用于尿液成分检测，其检测原理本质是光的吸收和反射。将尿液样品直接滴加到已固化不同试剂的多联试带上，尿液中的化学成分可使尿液多联试带上的模块发生颜色变化，颜色深浅与尿液中相应物质的浓度成正比。将多联试带置于尿液分析仪比色进样槽中，各模块依次受到仪器光源照射并产生不同的反射光，仪器接收不同强度的光信号后，将其转换为相应的电信号，计算出各测试项目的反射率，与标准曲线比较后校正为测定值，最后以定性或半定量方式自动打印出结果。常规尿液检查项目主要有尿酸碱度、尿相对密度、尿蛋白、尿葡萄糖、尿酮体、尿胆红素、尿胆原、尿亚硝酸盐、尿红细胞、尿白细胞、尿 pH 等。

（二）使用方法

（1）将尿液放入接样器皿中（建议使用中段尿液）。

（2）按照仪器使用说明操作，掌握尿液分析仪和试带的正确使用方法。

（3）接通仪器电源，预热数分钟。

（4）检测质控带：分析样品前按质控操作程序进行质控，将质控带置于仪器检测槽内，启动仪器运行键，如果打印出的质控带结果符合要求后，可进行标本检测。

（5）样品分析：混匀标本，将多联试带完全浸入尿液 1～2 s（按说明书操作），把试纸条背面多余尿液用滤纸吸干，将尿试带放在测试台通道中，测试片朝上，在测试状态下放置测试位进行样本分析。将标本编号并将信息输入系统。观察检测结果并打印。

（6）机器返回主界面。

（7）拿掉试纸条，根据所在的实验室操作规范及医疗废弃品的要求，将废弃的试带放入指定的医疗垃圾处理盒（袋）中，用棉棒擦干净载物台。

（三）注意事项

（1）实验者应仔细阅读说明书，了解仪器的测定原理、操作规程、所用试带各模块反应原理、注意事项及药物干扰等可能出现的异常情况。

（2）使用前应用人工尿质控液进行检测，结果应在规定范围内。

（3）尿液在滴入试纸至上机测试的时间不得超过 30 s；尿标本按要求留取，应在 1 h 内检测完，否则应用合适的方法保存。

（4）尿试带应按规定条件保存，并在有效期内使用。

（5）要注意分析仪测试结果与手工法测试结果的差异，如分析仪尿白细胞检查只能测出粒细胞，不能测出淋巴细胞。

（6）对于尿液胆红素或尿胆原检查结果有怀疑的标本，必须用手工湿化学法检查确证。

（7）所有化学物质的定性结果仅起到半定量的作用，不能取代定量结果。

八、功率单车

功率单车能调节运动强度，促进心血管运动，加快新陈代谢，增强心肺功能，从而改善身体体质，因此，在人体机能学实验教学中，常用于辅助完成人体运动机能实验教学。功率单车一般能实时测量受试者的骑行做功功率、骑行转速、心率等数据，配合人体机能实验系统，还可以设计、开展多种运动生理相关实验。根据实验要求，可将功率单车设置为不同的阻力档位或恒定功率，以便于观察不同运动强度下的生理指标。

（一）实验原理

传统摩擦阻尼健身车是通过调节摩擦带与摩擦轮之间的压力而调节摩擦力大小，受试者骑行过程中输出自身能量克服健身车摩擦力而做功，而功率单车利用现有健身车结构，量化了摩擦带与摩擦轮之间的加载负荷，并通过系统受力分析，确定加载质量、骑行转速与被测试者输出功率之间的数学关系，从而实现对被测试者功率消耗的测定。

（二）使用方法

（1）手握把，将左侧脚踏置于最低，左脚先上。

（2）手握把，左脚先上，落座后上右脚，坐稳。

（3）调整座椅高度，与抬起到水平面的大腿持平。

（4）挺胸收腹，下颌微收，两眼目视前方，身体保持中立位，髋关节保持稳定，双脚蹬向正前方。

（5）从侧面看，耳垂、肩峰、髋关节应该保持在一条直线上。

（三）注意事项

（1）自行车的车座不宜过高，应富有弹性，防止骑车时臀部左右扭动，以减少局部摩擦。

（2）骑车时臀部坐正，两腿用力均衡，防止一侧用力过猛而形成肿物。

（3）衣服质地要柔软，宜穿运动服、运动鞋。

（4）车座太硬的，可做一个柔软的座套套在车座上，以减少车座对身体的摩擦力。

（海南医学院 王丹姝）

（四川大学 黄 武）

第四节 人体机能学实验的伦理要求

人体机能学实验通常是指以人为实验对象，在控制与对照的条件下，用科学实验的方法对人体生理、病理、生化过程或者假设的预防、诊断和治疗方案进行精密的观察和研究，以检验其结果，并在此基础上，将其拓展为普遍性的知识和广为接受的方法。由于人体实验对医学的发展和人类健康具有特殊的意义，又以最为宝贵的人作为实验对象，就必然引发伦理问题，也就需要对人体实验做出科学的伦理评价和选择。

一、医学人体实验的意义及伦理问题

人体实验在医学科学研究中有着极其重要和特殊地位。无论是基础医学研究还是临床诊断、治疗和预防都离不开人体实验。任何医学新理论、新方法在应用之前无论经过何种成功的动物实验，都必须再做临床人体实验。只有经过人体实验证明确实有利于某种疾病诊断、治疗的方法才能被推广应用。即使已经在临床上常规运用的理论和方法也还必须不断地经过人体实验加以改进和完善。从医学的发展历史看，没有人体实验就没有医学，更没有建立在现代物理和生物学基础上的现代医学。尤其是在近代实验医学产生之后，科学的人体实验更成为医学科研的核心和医学发展的关键。因而，好的人体实验无疑对医学的发展具有重大意义。也正因为它对医学的发展和人类健康起了很大的作用，依靠好的人体实验得出的结果控制了危害人类健康的诸多病症，正因为它符合造福人类的目的，伦理学才赋予了人体实验以积极肯定的评价。显然，背离医学目的和正义动机，或违反伦理规范，或损害受试者利益的医学人体实验，是为伦理学所坚决否定的。

二、医学人体实验的伦理评价

医学人体实验所面临的首要问题是什么样的人可以接受人体实验，什么样的人体实验可以进行以及如何进行人体实验，这些是有关人体实验伦理评价的基本问题。在人体实验中，人们往往最关注的是结果或效果，但伦理学的评价应当是一个综合评价过程。一般来说，需要从实验的对象、实验者的动机、实验的方法和实验的结果四个方面进行综合评价。

三、人体实验的伦理原则

世界卫生组织和医学界、法学界专家先后制定了《纽伦堡法典》《赫尔辛基宣言》《人体生物医学研究的国际准则》《关于对人体进行生物医学研究的国际原则建议案》等规范。2002 年，国际医学科学组织理事会与世界卫生组织又修改制定了《涉及人的生物医学研究国际伦理准则》，规定了涉及人的生物医学研究要遵守 21 项准则。目前，《涉及人的生物医学研究国际伦理准则》和《赫尔辛基宣言》已经成为各国医学组织和个人所公认、遵循的人体实验研究的伦理学原则，人体实验应当坚持以下四个方面的伦理原则，以此规范人体实验的具体行为和过程，使之符合医学伦理原则的要求。

1. 维护受试者利益的原则

人体实验应首先考虑维护受试者的健康利益，当这一原则与人体实验的其他原则发生矛盾时，应首先遵循这一原则，将这一原则放在更高的位置。

这一原则要求：①必须以动物实验为基础，在获得了充分的科学根据并且确认对动物无明显毒害作用后，才可以在人体上进行实验。②在人体实验的全过程中，要有充分的安全防护措施；一旦在实验中出现了严重危害受试者利益的情况，无论实验多么重要，都要立即停止，并采取有效措施使受试者身心受到的不良影响降低到最低限度。③人体实验必须有医学研究专家或临床经验丰富的专家共同参与或在其指导下进行，并且运用安全性最优的途径和方法。医学研究只有当研究结果有可能有益于参与研究的人时才是合理的。

2. 医学目的性原则

面对受试者健康利益原则与科学发展之间的伦理矛盾时，医学目的性原则应服从于受试者健康利益原则。

这一原则要求：人体实验的目的必须正确而明晰，即人体实验的目的只能是为了研究人体的生理功能，探索疾病的病因和发病机制，改进疾病的诊疗、预防和护理措施等，必须有利于改善人类生存的环境、造福人类，有利于提高人类健康水平及促进医学科学和整个社会的发展。

3. 科学性原则

严谨是科研道德的基本原则，人体实验更强调严谨的科学态度。

这一原则要求：①人体实验的全过程都必须遵循医学科学研究的原理，采用实验对照和双盲的方法，以确保实验结果的科学性，经得起重复的验证。②在人体实验结束后，必须做出实事求是的科学报告，任何篡改数据、编造材料的行为都是不道德的。

4. 知情同意原则

受试者享有知情同意权。知情同意是人体实验进行的前提。凡是采取欺骗、强迫、经济诱惑等手段使受试者接受的人体实验，都是违背道德或法律的行为。

这一原则要求：①必须保证受试者真实、充分地知情，即实验者必须将实验的目的、方法、预期的好处、潜在的危险等信息告知受试者或其法定代理人，让其理解，并回答对方的质疑；在知情的基础上，受试者表示自愿同意参加实验并履行书面的承诺手续后，才能在其身体上进行人体实验。②正在参与人体实验的受试者，尽管他已经知情同意，但仍享有不需要陈述任何理由而随时退出人体实验的权利；若退出的受试者是患者，则不能因此而影响其正常的治疗和护理。

四、人体实验的伦理审查

《涉及人的生物医学研究伦理审查办法》是为保护人的生命和健康，维护人的尊严，尊重和保护受试者的合法权益，规范涉及人的生物医学研究伦理审查工作而制定的，由国家卫生和计划生育委员会于 2016 年 10 月 12 日发布，自 2016 年 12 月 1 日起施行。涉及人的生命科学和医学研究活动必须严格遵守国家和地方相关法律法规及伦理指导原则。

人体实验必须通过伦理审查才能进行。伦理审查委员会依据相关规定，执行审查实验设计、实施及其结果的伦理审核、评判、批准、指导、监督活动。人体实验的审查，包含两方面的内容：一方面要经过技术的审查，即审查实验者的水平、能力和可能出现情况的急救方案等；另一方面还要经过伦理的审查，即审查实验对象的来源是否合理，实验对象对实验相关内容是否知情同意，对实验对象的健康是否有保障，前期动物实验的结果能否支撑人体实验研究等。

（海南医学院　王丹妹）

第五节　人体机能学实验结果的观察、记录、分析与报告的书写

一、人体机能学实验结果的观察、记录、分析

人体机能学实验是对人体的生理功能变化进行实验观察，并结合实验结果探讨各种生理功能活动及其变化的规律和机制。

1. 选择实验观察指标应该注意的事项

（1）灵敏、可靠性：人体机能学实验观察指标能灵敏、可靠地反映实验对象的某种功能活动及其变化过程。例如，可以脑电图中 α 波与 β 波（频率和振幅）的特征为指标，观察 α 波阻断现象；以每分通气量、肺泡通气量和最大随意通气量为指标，观察平静呼吸时肺通气功能及某些因素对肺通气功能及个体最大运动量的生理指标的影响等。

（2）可测量性：人体机能学实验尽量使用可以测量的观察指标。可测量的观察指标能客观、精确地反映被观察对象功能活动的变化及其程度，从而消除主观或模棱两可因素对实验结果判断的影响。可测量指标的结果数据可通过仪器测量获得，经统计学处理后，可以判定观察指标的变化是否显著，实验结果有无统计学意义。

（3）描述应客观、具体、准确：有些生理指标难以使用仪器定量记录，但可通过摄像或以语言描述方式记录现象，实验结果的描述必须客观、具体、准确。例如在红细胞渗透脆性实验中，测定红细胞对不同浓度溶液的抵抗力时，需客观、准确描述红细胞在不同渗透液中的形态、颜色改变，可描述为：试管内溶液呈现透明红色，镜下观察红细胞发生膨胀、破裂，细胞内容物溢出于血浆中。

（4）利用新技术：尽可能用新技术观察一些传统技术观察不到的新的实验现象，以求创新。

2. 实验数据记录与统计分析

与动物实验相同。

二、实验报告的书写

与动物实验相同。

（海南医学院　王丹妹）

第三章
机能学虚拟仿真实验概述

第一节　虚拟仿真实验的意义

人体机能学实验以健康志愿者作为受试对象，在正常、无创伤或微创伤的实验条件下观察人体机能指标的变化，实验设计和开展应符合安全性、科学性、保护受试者隐私等医学伦理学原则。动物机能学实验是以活体动物实验为主，部分实验操作精细复杂，如操作不熟练时极易造成实验动物的意外死亡，导致实验失败。随着医学伦理与动物保护理论的发展，动物实验需遵循 3 R 原则，要求减少实验动物的使用种类和数量，医学生实践学习的需求与动物伦理之间产生了矛盾。

虚拟仿真实验（virtual simulation experiment）是根据实验教学的基本要求，在计算机系统中通过采用虚拟仿真技术模拟真实实验的环境，以人机交互的方式，使学习者在如同真实的实验环境中通过运用各种虚拟机械设备对实验对象进行虚拟操作，从而完成各项预定的实验项目。虚拟仿真实验是教育教学与现代信息技术深度融合的产物，它满足了当今高等教育资源共享、开放学习的发展要求，而且无关伦理学问题，已在医学实验教学中得到越来越多的应用，也是当今医学实践教学发展的必然趋势。将虚拟仿真实验项目引入机能学实验教学中，是拓展实验教学内容广度和深度、延伸实验教学时间和空间、提升实验教学质量和水平的重要举措。

第二节　虚拟仿真实验教学平台资源的种类及适用范围

虚拟仿真实验教学项目，是推进现代信息技术融入实验教学项目、示范性虚拟仿真实验教学项目建设工作的深化和拓展。医学机能学虚拟仿真实验教学项目是基于教学大纲的基本要求并进行拓展而设置的，重视将基础医学与临床医学相结合，面向临床医学、麻醉学、医学影像学、基础医学、护理学、药学等专业的实验课程。

目前虚拟仿真实验教学平台中的医学机能学实验的教学模块可分为三类：

(1) 常规开设的实验教学项目，用于学生在实验课的课前预习、课中辅助和课后复习。例如蟾蜍或蛙的基本操作综合实验、离体心脏灌流综合实验、家兔的基本操作综合实验、心血管活动调节综合实验、多因素对呼吸功能调节综合实验等实验模块。

（2）为临床“5＋3”、基础医学、运动康复等专业加设的实验项目，主要针对特定的培养目标，强化实验教学。包括影响心脏功能的因素、血钾对家兔心电图和心室功能的影响、血管舒张与收缩的生理特性、坐骨神经-腓肠肌综合实验、影响骨骼肌收缩的因素、影响尿液生成的因素等实验模块。

（3）创新实验项目，主要用于拓展实验教学内容，激发学生的科研兴趣，培养科技创新能力的项目。包括静息电位、动作电位的测量及其影响因素、膜片钳应用实验、机体血压影响因素及抗高血压药的作用等实验内容。

虚拟仿真实验教学平台设有后台学生和教师信息管理数据库，同时给每位使用者分配专属的账号和登录密码，其登录和操作信息实时存储到后台数据库内，便于中心对平台使用情况及学生、教师对平台反馈信息的总结和分析。使用者可随时登录进入“医学虚拟仿真实验教学中心”，选择实验教学项目进行学习。

第三节　虚拟仿真实验教学平台在机能学实验教学中的应用

一、虚拟仿真实验可丰富机能实验课的教学形式和教学内容

虚拟仿真实验平台依托虚拟现实、多媒体、人机交互、数据库和网络通讯等技术，构建高度仿真的具有视、听、触等多种感知的虚拟实验环境和实验对象，实验者可以像在真实的环境中一样完成各种实验项目。虚拟仿真实验的形式包括 3D 动画、VR 虚拟、3D 视频等，可将实验过程以逼真、形象、立体的表现形式演示出来。平台提供完整的实验视频，可使学生清楚地观察实验的精细操作，如家兔的交感神经、迷走神经和减压神经的辨别与分离，能够帮助学生掌握实验要领，达到教学大纲要求的教学效果。

利用虚拟仿真实验平台内容进行医学机能实验课线上授课时，课前教师布置实验课内容，要求学生在一定的时间范围内在线完成所有的实验项目，具体时间由学生自行安排。实验课结束后，可经“学习通”收集学生的教学反馈信息。学生反馈通过虚拟仿真实验能够更好地理解实验原理、实验设计的意义，能清晰直观地观看操作过程、掌握实验操作技巧，并且可以自主决定学习的次数、时间与空间，从而激发学习兴趣。

虚拟仿真实验平台是进行虚实结合的医学机能学新模式实验教学的重要资源。虚拟仿真实验与真实实验教学相结合，即线上线下混合式教学模式，其优势已逐渐凸显。教师在实验课前指导学生利用虚拟实验系统预习实验原理、实验方法、注意事项和易出错之处，熟悉实验操作的基本流程，使学生在真实实验中能够做到准备充分，有的放矢。对实验中涉及相对复杂的手术操作，如“蛙心插管”“家兔的麻醉”“颈总动脉插管”“胸膜腔插管”等过程，可以反复观看，以掌握操作重点与难点。在随后真实的实验课上，教师进行讲解时，师生之间的互动交流明显增加，教师示教指导的时间缩短，学生操作的准确率与实验成功率提高，学生能够在规定的课时内顺利完成实验，而且实验报告的书写更为规范，因此，虚拟仿真实验与传统实验教学相结合能够提升实验课的教学质量。

虚拟仿真实验平台能够提供丰富的实验教学内容，尤其是一些复杂程度较大、实验成本较高、一时难以开展的实验均可通过虚拟平台进行展示，如静息电位与动作电位的测量、膜片钳、细胞培养等，帮助学生全面学习各种实验方法。相比线下医学机能实验课，其内容所

涉及的器官系统更为广泛，通过这些实验项目，可增加感性认识，拓展学习的深度与广度，为自主创新能力的培养奠定基础。

二、虚实结合的教学形式能够提高医学机能学实验教学效果

传统的实验课堂上，教师讲解实验步骤时缺乏形象感；示教时，由于实验标本的视野范围相对较小，无法让每位学生都看清楚。此外，以 4～6 名学生为一组进行实验，教学资源人均占有量较少，有些学生缺少动手操作的机会。采用虚实结合的实验课教学模式，学生在实验课前利用虚拟实验平台进行预习，熟悉实验内容及相关的理论知识；并通过观看实验视频和在线操作，熟悉实验步骤，可减少实际操作过程中的失误，提高实验课的完成度和成功率；课后利用虚拟实验平台进行复习，可使学生扎实地掌握实验操作技能及相关理论知识，加深对实验内容的领悟。因此，学生学习的主动性得到提高，其自信心得到增强，获得更强的成就感，从而对机能学实验课及相关理论学习产生更大的兴趣，真正实现实验课与理论课相互促进的良性循环。

三、虚拟仿真实验教学平台的使用有助于促进教学相长

虚拟仿真实验平台是参照教学大纲设计相关内容，包括实验目的、实验材料、实验过程动态演示、实验作业等，是实现优质教育资源共享的一种重要方式，学生和教师均可从平台的使用中获益。

一方面，学生通过线上资源学习了相关内容，当课堂上教师讲解时，师生之间的互动交流明显增多，并且教师示教指导的时间缩短，实验课的进行更为流畅；同时使学生有更多机会学习高水平的实验，实践能力和创新精神得到培养与提高。另一方面，教师可以利用平台中的教学视频、重难点回顾等更新自己的教学内容，使教学能力得到提升；平台对每个学生的学习情况都有详细的记录，有利于教师开展教学研究和教学改革工作。此外，教师可根据教学需求进行拓展性实验教学模块的研发，在平台的建设中获得成长。

随着虚拟仿真实验平台的建设和发展，基于机能学实验课的特点，探讨高效合理的虚实结合互补的实验教学方式，符合机能学实验教学改革的发展趋势和人才培养的实践需要，可为提高教学质量、培养具有自主学习能力的医学人才奠定重要基础。

（山西医科大学　贺忠梅）

第二篇

医学机能学实验各论

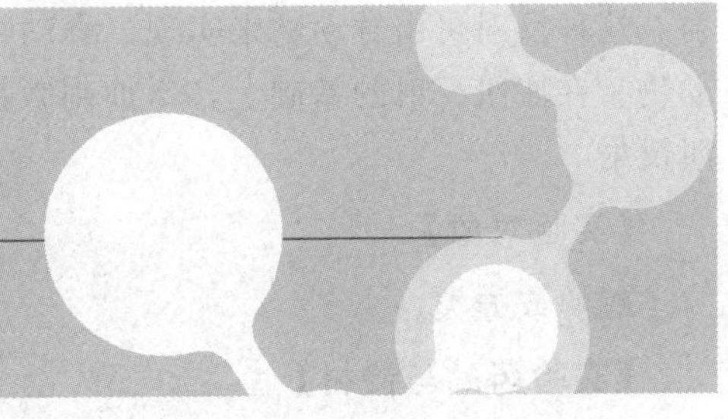

第四章
神经和肌肉

第一节 动物机能学实验

实验 1 反射弧的观察

【病例与思政】

1. 病例导入

男患者，5 岁。在一次高热后发现左下肢不能活动。两个月以后检查结果如下：①头、颈、两上肢及右腿活动良好；②左下肢肌肉瘫痪，关节不能运动，肌张力低下，肌肉萎缩；③左膝跳反射消失，病理反射阴性。诊断为：脊髓灰质炎病毒侵蚀前角运动神经元。

思考题：（1）试分析病变损坏了什么部位？在哪一侧？

（2）症状发生的原因有哪些？

2. 思政素材

神经系统通过反射弧实现对机体各种功能的调控，而反射弧的完整性是反射得以完成的前提条件，其中任何一个环节受损都会导致反射不能完成。这提示我们在日常生活和工作中要明确自己的作用和地位，处理好自我与他人、个人与集体的关系，理解协同-合作的重要性。此外，我国科学家顾方舟经过不懈努力发明了小儿麻痹症糖丸，被誉为“中国脊髓灰质炎疫苗之父”，为中国消灭脊髓灰质炎作出了巨大贡献。

【实验目的】

1. 掌握

通过屈肌反射证实反射弧的完整性与反射活动的关系。

2. 了解

比较对侧伸肌反射与屈肌反射的异同。

【实验原理】

神经调节的基本模式是反射，这是机体在中枢神经系统参与下，对刺激产生的规律性反应。各种反射的结构基础是反射弧，它由感受器、传入神经、神经中枢、传出神经和效应器五个部分组成。屈肌反射是当有害的刺激作用于皮肤时，受刺激部位的屈肌收缩而产生的反射。这种反射可由脊动物来实现。脊动物是指除了脊髓以外的中枢神经系统被实验者破坏的动物。在屈肌反射的基础上，增加刺激强度引起对侧伸肌收缩以维持躯体平衡，称为对侧伸肌反射。

【实验对象】

蟾蜍或蛙类。

【实验药品与器材】

1. 实验药品

任氏液，0.5%硫酸溶液，1%硫酸溶液。

2. 实验器材

蛙类手术器材一套（蛙板、探针、大剪刀、眼科剪、有齿镊、小弯镊、玻璃分针、小烧杯、培养血、滴管、瓷碗、细线），纱布，通用支架。

【实验步骤】

(1) 制备脊蛙：用探针由枕骨大孔刺入颅腔，捣毁脑组织并保持脊髓的完整，具体操作步骤详见第一篇第一章第五节。

(2) 用试管夹夹住脊蛙下颚并悬挂在通用支架上。

【实验项目】

(1) 用0.5%硫酸溶液刺激脊蛙左后肢和右后肢脚趾，查看是否有屈肌反射。

(2) 用1%硫酸溶液刺激脊蛙左后肢或右后肢脚趾，查看是否有对侧伸肌反射。

(3) 将脊蛙左后肢下部皮肤切开并彻底除去皮肤（趾尖皮肤一定要剥干净）。用0.5%硫酸溶液浸泡该趾尖，观察该侧后肢的反应。

(4) 找出右侧的坐骨神经并在神经上进行双重结扎，在两个结扎点中切断神经。

(5) 用0.5%硫酸溶液刺激右脚趾，查看是否有屈肌反射。

(6) 用中等强度的电刺激分别刺激坐骨神经的中枢和外周端，将会发生什么现象？

(7) 另取一只蛙，将其脑和脊髓都破坏，重复操作步骤 (1)，观察屈肌反射是否会出现。

【注意事项】

(1) 离断颅脑部位要适当，太高可能保留部分脑组织而出现自主活动，太低也会影响反射的引出。

(2) 每次用硫酸溶液处理后，应迅速用清水洗去皮肤上残存的硫酸，并用纱布擦干，以保护皮肤并防止冲淡硫酸溶液。

(3) 浸入硫酸溶液的部位应限于一个趾尖，每次浸泡范围也应恒定，均勿浸入太多。

【思考题】

(1) 反射弧的结构是谁最先研究的？最后是怎样被阐明的？

(2) 利用脊蛙，还可以做哪些实验？

（暨南大学医学部　王跃春）

实验 2 不同刺激强度和频率对骨骼肌收缩的影响

【病例与思政】

1. 病例导入

女患者，36 岁。近一年来常感四肢无力，易疲劳，晨起时肌力较好，午后症状加重。1 个月前，症状加重，且出现上眼睑下垂，视物双影，吞咽困难。肌疲劳试验阳性，新斯的明试验阳性，肌电图检查显示：双侧面神经低频重复衰减试验阳性。诊断为重症肌无力。

思考题：(1) 骨骼肌收缩是如何实现的？

(2) 根据骨骼肌收缩机制，分析肌松药的作用机制。

2. 思政素材

肌肉本身的组织结构决定了其收缩功能，其收缩的形式和幅度受所支配神经冲动的影响。外因对事物的发展有重大影响，有时能引起事物性质的变化。如，在体神经冲动足以使骨骼肌发生强直性收缩从而产生动作。但不管外因的作用有多大，都必须通过内因才能起作用。如重症肌无力患者因为骨骼肌终板膜上乙酰胆碱受体减少或活性降低，乙酰胆碱就不能正常发挥其信息传递的作用。

【实验目的】

1. 掌握

刺激强度与骨骼肌收缩幅度的关系。

2. 了解

刺激频率与肌肉收缩方式的关系。

【实验原理】

骨骼肌细胞的兴奋性可以通过刺激阈值来评估。在一块骨骼肌组织中，每个骨骼肌细胞都有自己明确的阈刺激。骨骼肌的收缩幅度取决于其参与收缩的骨骼肌细胞的数量。刺激强度越大，骨骼肌细胞兴奋程度越高，骨骼肌的收缩幅度越大。肌肉收缩可以经历一个总和过程，单收缩相加可以增加整体肌肉收缩的强度。完成这个过程的方法之一是频率总和。随着频率的增加，肌肉会出现不完全强直收缩和完全强直收缩。

【实验对象】

蟾蜍或蛙类。

【实验药品与器材】

1. 实验药品

任氏液。

2. 实验器材

蛙类手术器材一套（蛙板、探针、大剪刀、眼科剪、有齿镊、小弯镊、玻璃分针、小烧杯、培养皿、滴管、瓷碗、细线），纱布，通用支架，探针，大头针，刺激电极，张力换能器，BL-420I 系统。

【实验步骤】

1. 蛙坐骨神经-腓肠肌标本制备

损毁脑和脊髓，方法与第一篇第一章第五节中相同。

2. 张力换能器与肌肉的连接

将腓肠肌跟腱的扎线固定在张力换能器悬臂梁上，不宜太紧，此连线应与桌面垂直。

3. 刺激电极与坐骨神经的连接

把穿好线的坐骨神经轻轻提起，放在刺激电极上，应保证神经与刺激电极接触良好。

【实验项目】

(1) 用 BL-420I 软件系统记录骨骼肌正常收缩曲线。

(2) 用弱的刺激电流来刺激标本，逐渐增加刺激强度，观察刺激强度与骨骼肌收缩幅度之间的关系。

(3) 调整频率刺激，观察刺激频率与骨骼肌收缩方式之间的关系。

【注意事项】

(1) 在解剖过程中，不要过度牵拉神经，不用手及锋利器械触碰标本。

(2) 经常用任氏液保持神经及肌肉湿润。

(3) 在两个刺激之间应该有 30s 的停顿。

(4) 在记录曲线的过程中，要保持实验条件的稳定，不触碰标本及相关设备。

【思考题】

(1) 刺激频率是如何影响肌肉收缩的形式和幅度的?

(2) 在刺激强度影响肌肉收缩幅度的实验中，如何理解最大刺激的概念?

（暨南大学医学部　王跃春）

实验 3　神经干动作电位、传导速度和不应期测定

【病例与思政】

1. 病例导入

某患儿，5 岁。半个月前曾臀部肌内注射药物，出现注射局部肿胀，疼痛，下肢麻木，屈伸受限，跛行，不能负重，患侧不能单腿站立，肌肉出现萎缩。神经电生理检查：患侧神经传导速度减慢，波幅下降；体感诱发电位潜伏期延长，波幅下降，波间期延长；坐骨神经支配肌肉的肌电图检查结果为失神经电位，而健侧正常。临床初步诊断为肌内注射导致的坐骨神经损伤。

思考题：(1) 描述坐骨神经的走行、功能和特点。

(2) 坐骨神经损伤后为什么会出现肌肉萎缩?

2. 思政素材

本病例是臀部肌内注射药物导致的不良反应，提示我们在诊治患者，尤其是婴儿和老人时，一定要有责任心，诊疗要合乎规范，注意仔细观察，不能马虎大意。如，在为患者进行肌内注射时，尤其是臀部肌内注射时，一定要核对患者的姓名，复查药物的名称和剂量，注

射后留意病人反应等；否则，即使是习以为常的临床操作，也可能会给患者带来严重后果。

【实验目的】

1. 掌握

制备坐骨神经标本；测量和计算神经干动作电位（action potential，AP）的传导速度和不应期。

2. 了解

记录神经干双相 AP 和单相 AP 的波形，解释其产生的机制。

【实验原理】

在正常神经干表面放置两对电极（一对刺激电极、一对记录电极），当一个刺激连续通过两个记录电极时，会产生两个反向电位偏移，称为双相 AP。如果两个记录电极之间的神经组织受到损伤，则刺激只通过第一个电极，而不能通过第二个电极，此时，会产生一个单向电位变化，称为单相 AP。神经干 AP 的传导速度取决于神经纤维的直径、是否有髓鞘、pH 和温度等。可以用 $v=S/t$ 来计算 AP 的传导速度，其中 S 是 AP 在神经干上传导的距离，t 是通过这段距离所需要的时间。用连续两次同样的刺激作用神经干，观察第二次刺激刚好能引起 AP 产生的时间即为绝对不应期，第二次刺激刚好能引起相同大小的 AP，则可测出相对不应期。

【实验对象】

蟾蜍或蛙类。

【实验药品与器材】

1. 实验药品

任氏液。

2. 实验器材

蛙类手术器材一套（蛙板、探针、大剪刀、眼科剪、有齿镊、小弯镊、玻璃分针、小烧杯、培养皿、滴管、瓷碗、细线），神经屏蔽盒，通用支架，BL-420I 系统。

【实验步骤】

（1）制备坐骨神经标本

① 捣毁大脑和脊髓，去除内脏，剥皮，将标本一分为二，具体操作方法请参考第一篇第一章第五节。

② 取一侧标本，将坐骨神经从脊柱发出来的地方用线结扎，切断线结与脊髓之间的神经，留下大约 5 cm 长的线，用来移动神经干。

③ 把蟾蜍或蛙翻过来，露出背侧，把大腿上的两块肌肉分开，露出大腿肌肉间的坐骨神经。将坐骨神经向上游离到髋关节，并与脊柱段坐骨神经贯通。

④ 将坐骨神经向下分离到膝盖处，可见坐骨神经分成两部分：胫神经和腓神经。分离胫神经和腓神经直到脚踝处，然后将两根神经合在一起，用线结扎，把剩下的分支都剪掉。

⑤ 将坐骨神经的脊柱段、大腿段和小腿段贯通形成一条长的坐骨神经干。

（2）将神经干放置到神经屏蔽盒中的刺激电极和记录电极上，确保刺激电极与神经干的近中枢端接触，记录电极与远中枢端接触。

(3) 将神经屏蔽盒连接到 BL-420I 系统上。

【实验项目】

(1) 用足够强度的刺激作用于神经干，从最远端的一对记录电极记录复合 AP。

(2) 用镊子或止血钳夹捏两个记录电极中间的神经，使之损伤，记录单相 AP。

(3) 测量从刺激伪迹产生到 AP 出现的时间间隔，此为刺激引起 AP 的潜伏期 (t)。

(4) 测量从刺激电极的阴极到第一个引导电极的距离 (S)。

(5) 将上述数据输入计算机，根据 $v=S/t$，就会自动得到 AP 的传导速度。

(6) 不应期的测定：采用双脉冲刺激，先给坐骨神经施加一个刺激，引起神经兴奋，然后按不同时间间隔给予第二个刺激，检查坐骨神经对第二个刺激是否反应及其所引起的 AP 幅度的变化，以此来判定神经组织兴奋后的兴奋性变化。依据两个刺激的间隔就能测出神经干的不应期。

【注意事项】

(1) 分离坐骨神经时不要损伤神经，以免影响实验结果。

(2) 坐骨神经标本应尽可能长，8 cm 以上为最佳。

(3) 经常用任氏液湿润坐骨神经标本，保持其良好的兴奋性。

(4) 保持神经干与电极接触良好。

(5) 两对电极之间的距离应尽可能长。

【思考题】

(1) 临床神经传导阻滞药和肌松药的作用机制有何不同？

(2) 用什么方法可以更精确地测得神经干动作电位的传导速度？

（暨南大学医学部　王跃春）

实验 4　神经干、骨骼肌肌膜动作电位及骨骼肌收缩的同步观察

【病例与思政】

1. 病例导入

男患者，45 岁。被黑寡妇蜘蛛叮咬后出现局部剧痛且迅速向腹部、大腿、腰部延伸，全身软弱无力，头晕，视力模糊，盗汗。7min 后出现恶心、呕吐，伴有明显腹胀，小便不利，约 15 min 出现全身抽搐、冷汗、胸闷气促、发热，偶而还会出现肌肉痉挛。

思考题：(1) 为什么蜘蛛叮咬后会出现上述症状？

(2) 出现上述症状的机制有哪些？

2. 思政素材

机体完成一个简单动作需要来自高位运动中枢的运动指令并通过下行运动传导通路传到神经-肌肉接头处，再通过兴奋传递和兴奋-收缩耦联以及复杂的肌丝滑行过程才能完成，这期间任何环节哪怕出现微小的障碍都会影响动作的完成。因此，细节决定成败，我们在实验中要认真做好每一个步骤，在生活和工作中也要认真做好每一件事情。

【实验目的】

1. 掌握

同步记录神经干、骨骼肌肌膜动作电位和骨骼肌收缩的图形。

2. 了解

神经-肌肉接头兴奋传递过程和骨骼肌兴奋的电变化与收缩之间的时间关系及其各自的特点。

【实验原理】

在制备坐骨神经-腓肠肌标本的基础上，用中等强度的电刺激（阈上刺激）刺激标本的坐骨神经干引发肌肉收缩。本实验主要证明神经-肌肉接头兴奋传递和骨骼肌兴奋的电变化和机械收缩之间的时间关系是依次进行的，并且神经干、肌膜动作电位的绝对不应期的大小影响着神经干、肌膜动作电位的电变化及骨骼肌的收缩形式。

【实验对象】

蟾蜍或蛙类。

【实验药品与器材】

1. 实验药品

任氏液。

2. 实验器材

蛙类手术器材一套（蛙板、探针、大剪刀、眼科剪、有齿镊、小弯镊、玻璃分针、小烧杯、培养皿、滴管、瓷碗、细线），通用支架，张力换能器，神经屏蔽盒，BL-420I 系统。

【实验步骤】

（1）制备蛙的坐骨神经-腓肠肌标本，请参考第一篇第一章第五节介绍的方法。

（2）标本放置与连接：将坐骨神经-腓肠肌标本置于屏蔽盒内，固定股骨，将神经干置于第 1、2、3、4、5 电极上，第 1、2 电极连接计算机的刺激输出，第 3 电极连接地线，第 4、5 电极连接第 1 通道引导神经干动作电位。将肌肉置于第 6、7 电极上，此对电极连接第 2 通道引导肌电；将标本连线经滑轮挂于张力换能器的受力片钩上，调节换能器至连线稍绷紧以给标本一定量的前负荷，将张力换能器连接第 3 通道以记录肌张力。

（3）开机并启动 BL-420I 系统

① 信号输入：通道 1 选动作电位，通道 2 选肌电；通道 3 选肌张力。

② 点击“开启键”。

③ 刺激参数设置：细电压，单次刺激，延时 10 ms，波宽 0.05 ms，强度 1～2 V。

④ 灵敏度（G）、时间常数（T）、滤波（F）及扫描速度（V）设置见表 4-1。

表 4-1 各参数设置

通道	信号	灵敏度 G/mV	时间常数 T/s	滤波 F/Hz	扫描速度 V/(ms/div)
1	动作电位	20	0.01	10×10^3	2.5
2	肌电	2	0.01	1×10^3	2.5
3	张力	10	DC	20	2.5

【实验项目】

1. 刺激强度与反应（神经干 AP、肌电及肌肉收缩）的关系

启动刺激，记录神经干 AP、腓肠肌肌电及肌肉收缩的正常曲线。可依据曲线高低适当调整放大倍数，观察它们出现的先后次序，掌握它们的相互关系。

2. 神经干 AP 传导到肌肉及引起肌肉收缩的时间

通过按鼠标右键弹出菜单，选择“比较显示”，使几个通道记录的信号重叠，然后用鼠标单击“区间测量”，在 AP 开始处点一次，移动至肌电起始处点一下，以测量 AP 从神经传递到肌肉的时间，同理再测量肌膜 AP 产生到肌肉收缩产生所需要的时间。

3. 神经干、肌肉的兴奋阈值及最大刺激值

改变刺激强度，观察刺激强度与反应（神经干 AP、肌电及肌肉收缩）的关系，测量引起神经干和肌肉产生兴奋的阈值及最大刺激值。

【注意事项】

（1）在实验过程中，用任氏液湿润标本，以防止标本因干燥而降低或失去兴奋性。

（2）根据不同情况适当调节参数设置，并选择合适接地点，以使基线平滑，反应波形明显。

（3）观察 3 个通道的对应关系时，应选择适宜速度进行扩展，从而使图像更清晰。

【思考题】

（1）根据本次实验，分析神经-肌肉接头处信息传递过程的“电-化学-电”本质。

（2）神经干复合动作电位与神经细胞内记录的动作电位有何异同?

（暨南大学医学部　王跃春）

实验 5　家兔大脑皮层运动功能定位与去大脑僵直

【病例与思政】

1. 病例导入

女患者，24 岁。18 岁时曾患细菌性心内膜炎。8 天前在工作中突然晕倒，神志不清约 1 h，当意识恢复后仍然不能说话。检查发现：右上肢痉挛性瘫痪，随意运动消失，但肌肉没有萎缩；唇、舌能够运动，但吐字不清，不能说出完整的句子，问话时只能回答一些简单的字词。诊断为患者左侧大脑中动脉的一个分支形成血栓，此分支血管供应中央前回中、下部支配右侧半头面部肌肉运动的大脑皮层，血栓还累及到左侧额下回后部运动性语言中枢。

思考题：（1）描述出现上述症状的原因。

（2）如何定位大脑皮层运动功能区?

2. 思政素材

怀德·潘菲尔德（Wilder Penfield）通过术中急性直接皮层电刺激对功能皮层进行定位，开创性地绘制出几乎整个人类大脑皮层的图谱，描述了人类大脑皮层中运动功能的定位，并报告了人类皮层与其他哺乳动物皮层之间的差异。这提示我们要采用多学科交叉合作的方式进行开创性科学研究。

【实验目的】

1. 掌握

掌握家兔大脑皮层运动区的功能定位和去大脑僵直现象。

2. 了解

了解大脑皮层不同部位对骨骼肌运动的调节作用及脑干在调节肌紧张中的作用。

【实验原理】

大脑皮层运动区是调节躯体运动功能的高级中枢，它通过运动传出通路控制脑干和脊髓运动神经元的活动进而控制骨骼肌运动。电刺激运动区的不同部位能引起特定的肌肉或肌群收缩。功能代表区的大小与运动的精细复杂程度有关，运动越精细和（或）肌肉越复杂，其代表区的面积越大。在较低等的哺乳动物，如兔和大鼠，大脑皮层运动区功能定位已具一定雏形，可以借此了解高等动物大脑皮层运动功能的生理特性。脑立体定位依据颅外标记与颅内结构具有相对固定的位置关系，只要确定了颅外标记，就可以按脑立体定位图谱所提供的数据进行操作。

中枢神经系统对骨骼肌的紧张度有易化作用和抑制作用。在正常情况下，通过这两种作用使骨骼肌保持适当的紧张度，以维持机体的正常姿势、协调机体的运动。如果在动物的上、下丘之间横断脑干，则抑制伸肌的紧张作用减弱，而易化伸肌的紧张作用相对加强，动物表现出四肢僵直、头尾昂起、脊柱后挺（即角弓反张）等伸肌紧张亢进的特殊姿势，称为去大脑僵直。

【实验对象】

家兔，体重 2.5～3.0 kg，雌雄不限。

【实验药品和器材】

1. 实验药品

20%乌拉坦溶液（氨基甲酸乙酯），双氧水（3%过氧化氢溶液），液体石蜡和医用生理盐水（0.9%氯化钠溶液）。

2. 实验器材

BL-420I 系统，兔台，哺乳动物手术器械，脱脂棉，纱布，大头针，20 mL 注射器，锤子，骨钻，咬骨钳，刺激电极，马克笔，刺激线。

【实验步骤】

1. 麻醉

兔称重，自耳缘静脉注射 20%乌拉坦溶液（5 mL/kg）以麻醉家兔。待麻醉后，家兔俯卧并保定于兔台上。

2. 手术

剪去颅顶部被毛，自眉间至枕部沿正中线将头皮纵行切开，用刀背剥开骨膜暴露出颅骨。滴加双氧水进一步清洗颅骨表面至清晰显露骨缝。

3. 辨认

前囟、后囟、矢状缝、冠状缝和人字缝作为体表标志，可用来确定颅内结构（图 4-1）。

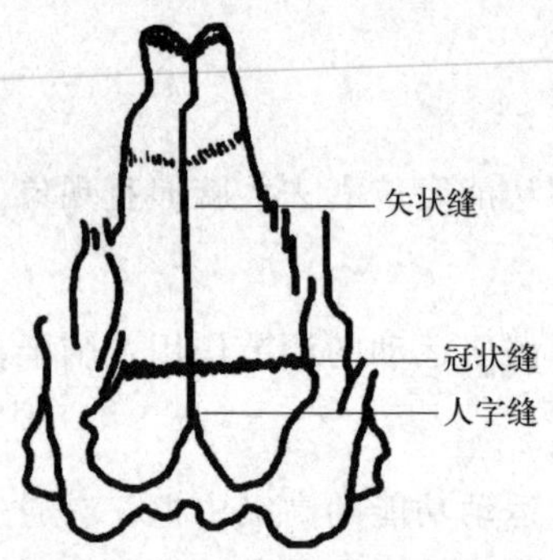

图 4-1 家兔颅顶表面骨性标志

4. 绘出标志线（图 4-2）

矢状旁线：与矢状线平行，沿眶后切迹内侧缘；

切迹连线：眶后切迹前缘连线；

顶间线：人字缝顶端连线且与冠状线平行；

顶冠间线：顶间线与冠状线间。

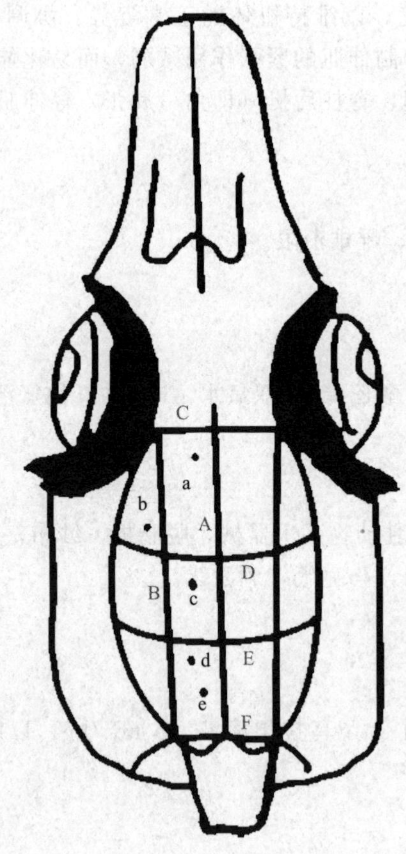

图 4-2 家兔颅顶标志线和产生躯体运动效应的电刺激位置

a. 头动：矢状线旁 2 mm，切迹连线后 1 mm；b. 咀嚼：矢状旁线外 2 mm，冠状线前 1 mm；c. 前肢运动：矢状线旁 2 mm，冠状线后 2 mm；d. 竖耳：顶冠间线后 2 mm，旁矢状线内侧 1 mm；e. 举尾：顶间线前 4 mm，矢状线旁 2 mm

A. 矢状线； B. 矢状旁线； C. 切迹连线； D. 冠状线； E. 顶冠间线； F. 顶间线

5. 电刺激连接

根据坐标选定一个运动区域，在此区域用锤子将大头钉钉入颅骨，深度 2 mm，刚好透过颅骨，连接刺激线作为刺激电极正极，另一刺激线夹夹住皮肤切口作为负极。

6. 调节刺激器

连续刺激，设置频率为 16～32 Hz 和最小延迟，刺激强度调至切口处肌肉有明显收缩。启动刺激器，观察家兔的肌肉反应。

7. 更换刺激部位

根据坐标改变刺激部位，逐一观察头动、咀嚼、前肢肌肉收缩、竖耳和举尾等动作。每次刺激持续 10～15 s，每次刺激后让家兔休息约 1 min。

8. 去大脑僵直

完成定位实验后，于冠状缝到人字缝间的矢状缝中、下 1/3 交界处钻孔，用咬骨钳扩大孔径，经此孔用注射针头向口角方向插入至颅底，左右划动横断脑干。

【实验项目】

(1) 运动区定位：根据坐标改变刺激部位，逐一观察头动、咀嚼、前肢肌肉收缩、竖耳和举尾动作。

(2) 观察去大脑僵直：松开家兔四肢，使家兔侧卧，几分钟后可见其四肢慢慢变硬伸直、头尾昂起、脊柱后挺等伸肌紧张亢进的特殊姿势。

(3) 在家兔出现僵直后，于中脑下丘后方再次切断脑干，观察肌紧张情况。

【注意事项】

(1) 麻醉要适度，先用标准剂量的 3/5，视情况再逐渐补足用量直至家兔肌肉松弛。

(2) 选择刺激参数要适中，强度不宜过大，频率不宜过高。

(3) 横断脑干要彻底完全，方向要向前方倾斜。切断平面不宜过低，过低会伤及延髓呼吸中枢导致家兔死亡；切断平面也不能过高，过高会使僵直现象不明显。

(4) 脑干切断后要等几分钟观察效果才明显。如果僵直现象不明显，可用牵拉四肢、扭动颈部来诱导。

【思考题】

(1) 家兔大脑运动区的定位与人有何不同?

(2) 去大脑僵直产生的机制是什么?

（厦门大学医学院　张家兴）

实验 6　小鼠脊髓半横断与小脑损伤

【病例与思政】

1. 病例导入

男患者，43 岁，半年前背部曾受外伤。检查显示：右腿瘫痪，肌张力增高，肌肉不萎缩；右膝跳反射亢进，右侧病理反射阳性；右腿本体感觉消失；右半身自乳头以下精细触觉消失；左半身剑突水平以下痛温觉消失；其他未见异常。诊断为右脊髓 T_4 节段半横断。

思考题：(1) 上述临床症状产生的原因与机制是什么？

(2) 脊髓半横断的诊断标准是什么？

2. 思政素材

脊髓损伤是一种非常严重的损伤，多因交通事故、坠落、重物磕碰、运动等原因造成。脊髓损伤后，会导致脊髓的传导功能和反射功能丧失。遇到怀疑脊髓损伤的患者，在全面快速评估患者病情，做好生命支持之后，按照脊髓损伤原则，避免头部和整个脊柱运动，以免造成再次伤害导致脊髓损伤加重。

【实验目的】

1. 掌握

小鼠脊髓半横断后躯体运动、皮肤感觉及皮肤血管扩张的变化，加深对脊髓传导功能的认识。

2. 了解

小脑对躯体运动的调节作用。

【实验原理】

脊髓具有反射功能和传导功能。脊髓执行一些简单的反射活动，包括躯体反射和内脏反射。脊髓是外周感觉和运动神经冲动传导的通路，除头面部外，全身的深、浅感觉和大部分内脏感觉冲动都经脊髓白质内的上行纤维束传递到脑，由脑发出的冲动也通过脊髓白质的下行纤维调节躯干和四肢骨骼肌及内脏的活动。白质内，浅感觉（痛觉、温度觉和精细触觉）的传导束先交叉再上行，而深感觉（本体感觉）和粗略触觉传导束则先上行后交叉。脊髓损伤时，外周血管平滑肌紧张性下降，血管扩张。

小脑在功能上分为前庭小脑、脊髓小脑和皮层小脑，它们分别参与维持身体平衡、协调肌群活动、调节肌张力以及运动计划的形成及运动程序的编制。当小脑损伤后，可表现出肌紧张失调及躯体平衡失调的现象。

【实验对象】

小鼠，体重 18～22 g，雌雄不限。

【实验器材和药品】

1. 实验药品

异氟烷。

2. 实验器材

手术剪、镊子、大头针、棉球、蛙板。

【实验步骤】

1. 小鼠脊髓半横断

(1) 取小鼠一只，观察正常小鼠的活动。

(2) 通过小动物麻醉机吸入异氟烷 1～2 min 麻醉小鼠。

(3) 剪去背部被毛，沿脊柱正中纵行切开皮肤，切口长 1 cm。

（4）在肩胛间脂肪块下缘（相当第 7 胸椎下缘），以背部正中血管作为左右分界，垂直用大头针刺入脊髓 3～4 mm，水平向一侧外侧划开脊髓，实验结果记录表 4-2 中。

表 4-2　实验结果记录表

组别	健侧	患侧
运动		
痛觉		
本体感觉		
皮肤血管		

2. 小鼠小脑损伤

（1）取小鼠一只，观察正常小鼠的活动。

（2）通过小动物麻醉机吸入异氟烷 1～2 min 麻醉小鼠。

（3）剪去小鼠颅顶的毛，自头顶部沿正中线剪开皮肤直达耳后。

（4）用刀背向两侧剥离背部肌肉和骨膜，暴露颅骨，透过透明的颅骨可见到小脑。

（5）用大头针垂直刺穿一侧颅骨，边刺入边旋转，进入小脑 2～3 mm 后前后左右搅动以损坏该侧小脑。用棉球压迫止血。

（6）待小鼠清醒后进行观察。

【实验项目】

1. 小鼠脊髓半横断实验

待小鼠清醒后观察：

（1）小鼠前肢和左、右后肢的姿势及活动情况。

（2）比较左、右后肢对针刺的反应。

（3）比较后肢足底皮肤血管充血程度。

（4）观察后肢变化，并与前肢比较。

2. 小鼠小脑损伤实验

待小鼠清醒后，观察小鼠躯干运动，并比较两侧肢体的屈伸和肌张力变化。

【注意事项】

（1）麻醉要适度，时间不宜过长，以免死亡。

（2）针刺点要准确，垂直刺入，以免伤及对侧小脑或脊髓。

（3）小脑损伤实验中，针刺也不宜过深，以免损伤脑干。

【思考题】

（1）为什么比较局限地破坏中央管前交叉的浅感觉传导途径（脊髓空洞症），会出现痛温觉受损而触觉基本完好的现象？

（2）如果实验中完全横断小鼠的脊髓，会出现哪些表现？为什么？

（3）损伤一侧小脑后，小鼠的姿势和躯体运动有何异常？其机制是什么？

（厦门大学医学院　张家兴）

实验 7 大鼠离体脑片海马场电位的记录

【病例与思政】

1. 病例导入

男患者，7 岁。最近 2 个多月来上课时常常呆坐不动，有时突然直视窗外发愣走神，老师点名问他也不理，等过会回过神来又不知道老师在问什么。一天晚上在家里做作业时也突然发愣走神，当时家长怎么喊他都没有反应，就像被按了暂停键一样，而事后清醒过来的孩子对此却一无所知。患儿无口吐白沫和全身抽搐等症状。脑电图显示癫痫样棘慢波放电。诊断为癫痫。

思考题：(1) 脑电图在癫痫诊断中的作用是什么？

(2) 癫痫的临床表现有哪些？

2. 思政素材

癫痫是生活中的常见疾病，该疾病不仅对身体的长期危害十分严重，而且如果在路边或者水边等危险地方发作，没有及时抢救，会危及生命。救治措施包括转运至安全地方，保护患者不要跌伤或撞伤，让癫痫患者身体或头转向一侧，保持患者呼吸通畅，发作持续 5 min 以上应立即送医等。

【实验目的】

1. 掌握

场电位记录技术。

2. 了解

场电位的产生机制。

【实验原理】

记录海马 CA 1 区场电位是经典的神经电生理研究方法，它用来研究突触可塑性，广泛用于神经生理和神经药理研究。场电位记录包括离体脑片和在体整体动物记录。离体脑片保留了部分海马的神经联系通路，比较真实地反映生理状态下局部脑区的突触传递活动以及各种干预引起的突触传递变化。

内侧嗅回与海马结构之间存在三突触回路，它与记忆功能有关（图 4-3）。来自于内嗅区细胞轴突的穿通纤维与齿状回的颗粒细胞树突形成第一个突触联系；颗粒细胞轴突形成的苔藓纤维与 CA 3 区锥体细胞的树突形成第二个突触联系；CA 3 区锥体细胞发出的 Schaffer 侧支（Schaffer collateral）与 CA 1 区的锥体细胞形成第三个突触联系；CA 1 区锥体细胞的轴突与内嗅区皮层细胞建立联系。

群体峰电位（population spike，PS）是在刺激 Schaffer 侧支时，在 CA 1 区锥体细胞层部位所记录到的胞外电信号，是场电位中的一种（图 4-4）。PS 波是多个神经元动作电位的叠加，它的幅度、上升斜率和潜伏期是主要观察指标。PS 的幅度主要反映了放电神经元的个数和同步化程度，潜伏期是指从刺激开始到产生 PS 波的时间，而持续时间是指整个 PS 波持续的时间长度。幅度为负峰前后两段幅度值的算术平均值，其计算公式为：$[(a-b)+(c-b)]/2$；上升斜率（slope）也反映了细胞兴奋性的高低，它即是基线 B 到 a 点上升的角

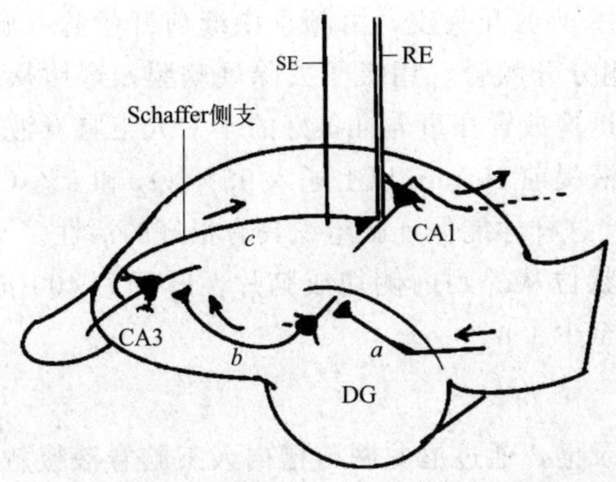

图 4-3　内侧嗅回与海马结构之间的三突触回路

a. 穿通纤维；*b*. 苔藓纤维；*c*. Schaffer 侧支；

SE：刺激电极（stimulating electrode）；RE：记录电极（recording electrode）

度。潜伏期是指刺激伪迹出现前和 PS 波负值最大 *b* 点之间的时间。

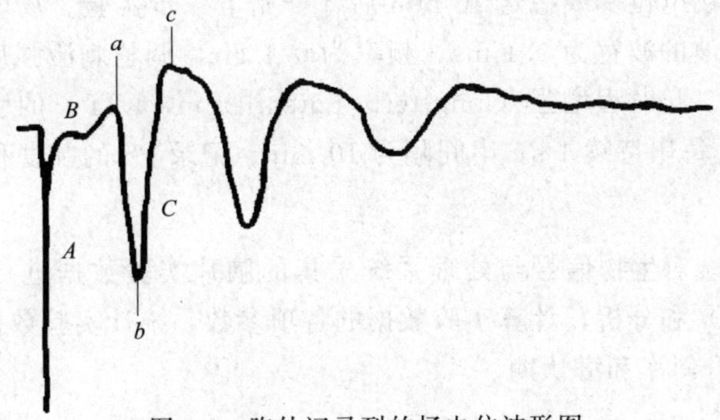

图 4-4　胞外记录到的场电位波形图

A 波：刺激伪迹；*B*：基线；*C* 波：PS 波

【实验对象】

大鼠，体重 180～220 g，雌雄不限。

【实验药品和器材】

1. 实验药品

2%的戊巴比妥钠和人工脑脊液（124 mmol/L NaCl、3 mmol/L KCl、2 mmol/L $CaCl_2$、2 mmol/L $MgCl_2$、1.625 mmol/L NaH_2PO_4、26 mmol/L $NaHCO_3$、11 mmol/L 葡萄糖、5 mmol/L HEPES、pH=7.4）。

2. 实验器材

手术器械、振动切片机、解剖显微镜、微操纵器、刺激器、刺激隔离器、恒温控制器、灌流系统、记录槽、玻璃电极拉制仪和脑片孵育系统、内带玻璃纤维的硼硅毛细玻璃管、Analyze 系统。

【实验步骤】

1. 急性分离脑片的制备

大鼠称重后腹腔注射 2%戊巴比妥钠（5 mg/100 g 体重）麻醉。用剪刀剪断大鼠颈部，断头后，快速使用眼科手术剪剪开头皮，沿颅顶中缝剪开颅骨（确保剪刀不要损伤大脑皮质）。用剪刀插入颅骨两侧分开颅骨，用镊子去除硬脑膜，弯钳从嘴端深入颅底夹断嗅球，将大脑完整取出。将大脑迅速放置在事先准备好的 4 ℃人工脑脊液中，静置 3 min，以降低脑组织的代谢；人工脑脊液提前 10 min 以上通入 95% O_2 和 5% CO_2 混合气。整个取脑过程原则上不能超过 5 min，这样才能保证脑组织具有很好的活性。

振动切片机将大脑矢状位从外到内侧切成脑片，厚度为 400 μm。在脑片实验记录前，在常温人工脑脊液中孵育至少 1 h。

2. 海马场电位记录

将脑片移至界面型记录槽，通过尼龙网与槽内人工脑脊液接触，以 1～2 mL/min 持续灌流脑片。脑脊液温度控制在 30±1 ℃，并持续通入 95%O_2 和 5%CO_2 混合气体。在解剖显微镜下将刺激电极放置于海马 CA 1 区的 Schaffer 侧支纤维上，记录电极位于海马 CA 1 区锥体细胞树突部位（stratum radiatum）。刺激电极与记录部位之间的距离约为 2 mm。微电极内充灌 3 mol/L NaCl 溶液，阻抗为 2～5 MΩ。场电位输出信号用数据采集系统进行记录、分析和处理。待场电位基线稳定 20 min 后才开始下一步实验。场电位的斜率用平均基础值标准化。刺激方波的波宽为 0.1 ms，频率为 0.1 Hz，调整刺激强度，使突触反应等于最大突触电位的一半。长时程增强（long-term potentiation，LTP）的引导应用两串频率为 100 Hz 的高频刺激，每串持续 1 s，串间隔为 10 min。记录 PS 的幅度和上升斜率。

【实验项目】

运用 Analyze 系统对生物信号与处理系统采集的脑片实验数据进行波形的预处理（截取、校准和叠加平均）和分析，计算实验数据的各项参数，统计实验数据的各个统计量，包括 PS 波的幅度、上升斜率和潜伏期。

【注意事项】

（1）在海马脑片标本的制备过程中，尽量减少组织损伤和缩短缺氧时间。

（2）切片的角度与海马的长轴约呈 15～30°夹角。当使用该方向切片时，兴奋性通路保留得较完整。

（3）为了减少刺激器带来的刺激伪迹，需要用刺激隔离器对刺激信号的输出对地隔离。

【思考题】

（1）场电位形成的机制和特性是什么？

（2）场电位在癫痫诊断中的作用有哪些？

（厦门大学医学院 张家兴）

实验 8 药物的抗惊厥作用

【病例与思政】

1. 病例导入

男患者，13 岁，学生。5 岁时被诊断为癫痫，发作时意识不清，手脚抽搐，伴双眼上翻，口吐白沫，有时出现大小便失禁。每三个月发作一次。未经规范化药物治疗。近 3 年症状加重，先是每半个月发作一次，近一年，几乎每三天发作一次。患者智力明显下降，学习吃力，性格也变得急躁易怒。

思考题：(1) 癫痫可用什么药物治疗？

(2) 抗癫痫常用药苯妥英钠的药理学作用机制是什么？

2. 思政素材

癫痫是一种复杂疾病，不仅需要临床医生的专业诊治知识，还需要患者、家属、朋友和其他照顾者的积极参与和配合。为提高公众对该疾病的认识，国际抗癫痫联盟、国际癫痫局联合倡议，从 2015 年开始，将每年 2 月份的第二个星期一定为“国际癫痫日”。

【实验目的】

1. 掌握

苯妥英钠和苯巴比妥钠对电刺激或化学刺激所致惊厥的影响。

2. 了解

应用电刺激及化学药物制备惊厥动物模型的方法。

【实验原理】

惊厥是由各种原因引起的中枢神经系统过度兴奋的一种症状，表现为全身骨骼肌不自主的强烈收缩。常见于小儿高热、癫痫大发作、子痫、破伤风和中枢兴奋药中毒等。常用惊厥动物模型的制备方法包括电刺激法和化学诱导法。前者是利用一定强度的电流刺激动物产生惊厥；后者是大剂量应用某些化学物质诱发动物产生惊厥。尼可刹米是一种呼吸中枢兴奋药，大剂量使用时可导致整个中枢神经系统兴奋性显著增高而引起惊厥，最终可导致动物死亡。抗惊厥药物如苯妥英钠和苯巴比妥钠可抑制神经元的过度放电或抑制异常放电的扩散，从而发挥抗惊厥作用。

【实验对象】

小鼠，体重 18～22 g，雌雄不限。

【实验药品与器材】

1. 实验药品

5%尼可刹米溶液，1%苯巴比妥钠溶液，1%苯妥英钠溶液，医用生理盐水。

2. 实验器材

电惊厥仪，小鼠耳电极鳄鱼夹，导线，1 mL 注射器，棉签，小动物电子秤，小鼠笼等。

【实验步骤】

1. 电刺激诱导惊厥

(1) 动物筛选：每组取小鼠数只，给予电刺激。将连接电惊厥仪输出导线的鳄鱼夹用医用生理盐水浸湿，分别夹在小鼠的两耳上，接通电源，由小到大调节输出电压，直至小鼠出现惊厥反应为止，记录各小鼠发生惊厥的电压阈值。小鼠惊厥过程为：潜伏期、僵直屈曲期、后肢伸直期、阵挛期、恢复期。常以后肢僵直作为发生电惊厥的标志。按此方法每组筛选出 9 只出现惊厥反应的小鼠。

(2) 动物分组：9 只小鼠，称重编号，随机分为医用生理盐水对照组、苯巴比妥钠干预组和苯妥英钠干预组，每组 3 只。

（3）给药：各组小鼠按 0.1 mL/10 g 体重给药，分别腹腔注射医用生理盐水、1%苯巴比妥钠或 1%苯妥英钠溶液。

（4）电刺激诱发惊厥：给药 30 min 后，用原来各小鼠发生惊厥的电压阈值分别给予电刺激。未引起惊厥者可在此基础上逐渐增加输出电压。

2. 化学药物导致惊厥

（1）动物分组：9 只小鼠，称重编号，随机分为医用生理盐水对照组、苯巴比妥钠干预组和苯妥英钠干预组，每组 3 只。

（2）给药：各组小鼠按 0.1 mL/10 g 体重给药，分别腹腔注射医用生理盐水、1%苯巴比妥钠或 1%苯妥英钠溶液。

（3）诱导癫痫：给药 15 min 后，各组小鼠按 0.1 mL/10 g 体重皮下注射 5%尼可刹米溶液。

【实验项目】

1. 电刺激诱导惊厥

观察并记录每只小鼠给药前及给药后发生惊厥时的电压值，并填入表 4-3。

表 4-3　药物抗电刺激诱导惊厥实验结果（$n=3$，平均值±标准差）

组别	给药前致惊厥电压阈值	给药后致惊厥电压阈值
医用生理盐水组		
苯巴比妥钠组		
苯妥英钠组		

2. 化学药物诱导惊厥

（1）观察：将小鼠放入鼠笼中，观察记录小鼠惊厥的表现，如小鼠惊厥发生情况、惊厥的强度和死亡情况。

（2）记录：记录惊厥发作的潜伏期，即给予尼可刹米后出现第一次阵挛性惊厥发作的时间、强直性惊厥发作出现的时间、动物死亡的时间。阵挛性惊厥发作一般以前肢阵挛为标准，而强直性惊厥发作则以后肢强直为标准；观察时间 30 min。将结果填入表 4-4 中。

表 4-4　药物抗化学药物诱导惊厥实验结果（$n=3$，平均值±标准差）

组别	潜伏期	强直性惊厥发作出现的时间	死亡时间
医用生理盐水组			
苯巴比妥钠组			
苯妥英钠组			

【注意事项】

（1）调节输出电压务必从小到大逐渐增加，小鼠一般为 100～110 V，大鼠为 180 V，刺激时间为 0.3 s。

（2）夹小鼠两耳的鳄鱼夹要严防短路，以免损坏仪器。

（3）小鼠腹腔注射的操作要规范，以防伤及内脏器官。

（4）小鼠皮下注射部位宜选在颈部，注射后用拇指和食指轻轻按压针孔，以免药液漏出。

【思考题】

（1）模拟人类惊厥的动物模型有哪些？

（2）常用的抗惊厥药物有哪几类？其主要用途有何异同？

（厦门大学医学院　周　宇）

实验9　烟碱的毒性作用

【病例与思政】

1. 病例导入

男患者，20岁。入院前3小时因情绪问题自吸香烟60余支。被他人发现时，身旁有大量呕吐物，无血性物，意识模糊，抽搐，呼吸急促，被紧急送入院抢救治疗。查体：血压145/95 mmHg，脉搏100次/min，呼吸频率26次/min，神志模糊，面色苍白，呼吸急促，呼之不应，压眶反射存在，双瞳孔直径2 mm，等大等圆，对光反射迟钝，口角流涎；颈软，无抵抗，双肺可闻及少量湿性啰音，心率100次/min，律齐，未闻及杂音，腹部无阳性体征；神经系统检查：四肢肌张力高，阵发性抽搐，膝跳反射减弱，病理征未引出。入院诊断为急性烟碱中毒。

思考题：（1）烟碱毒性作用的表现有什么？

（2）烟碱毒性作用的机制是什么？

2. 思政素材

烟草来源于南美洲的一种野生植物，最初人们将烟叶口嚼或做成卷烟吸吮。烟草在全球盛行了200多年，直到20世纪人类才开始认识到烟草对人类的危害。烟碱是烟草中的主要成分之一，具有很强的毒性。每年的5月31日为世界无烟日。

【实验目的】

1. 掌握

烟碱的急性毒性作用。

2. 了解

烟碱溶液的制备方法。

【实验原理】

烟草中含有4000多种有害成分，这些成分不仅对吸烟者本身有害，也对其周围人群的健康造成极大的威胁。烟碱（尼古丁）由烟草中提取，是烟草中的主要成分之一。烟碱主要通过作用于N胆碱受体对中枢神经系统、外周神经系统、心血管系统、呼吸系统等产生影响。烟碱可兴奋交感神经节、肾上腺髓质，增加儿茶酚胺的释放，使心率加快、血管收缩。小剂量烟碱可激动颈动脉窦及主动脉弓的化学感受器而兴奋呼吸，剂量增加时可直接兴奋呼吸中枢。中毒剂量时，中枢由兴奋转为抑制，加上激动呼吸肌N_2受体引起持久去极化而致呼吸肌麻痹，造成呼吸衰竭。烟碱兴奋中枢神经系统作用显著，适宜剂量可产生震颤，较大剂量伴有惊厥。

【实验对象】

小鼠，体重18～22 g，雌雄不限。

【实验药品与器材】

1. 实验药品

医用生理盐水，两种不同烟碱含量的香烟。

2. 实验器材

水烟斗、吸耳球、小动物电子秤、注射器、试管、棉签等。

【实验步骤】

1. 制备烟碱溶液

水烟斗内加 2mL 医用生理盐水，将点燃的香烟插入水烟斗，用吸耳球慢慢抽吸 1 支香烟，制备烟碱溶液。

2. 分组

9 只小鼠，称重编号，随机分成 3 组：医用生理盐水对照组、低剂量烟碱组、高剂量烟碱组。每组 3 只。

3. 给药

各组小鼠按 0.2 mL/10 g 体重给药，分别腹腔注射医用生理盐水、低剂量烟碱溶液、高剂量烟碱溶液。

【实验项目】

1. 观察

观察各组小鼠的一般活动情况，如心率、呼吸有无变化，有无惊厥和死亡等。观察时间为给药后 30 min 内。

2. 记录

记录各组小鼠的一般情况和死亡数目（表 4-5）。

表 4-5 烟碱的毒性反应实验结果（$n=3$）

组别	剂量	动物反应	死亡数目
医用生理盐水组			
低剂量烟碱组			
高剂量烟碱组			

【注意事项】

（1）香烟点燃后缓慢抽吸，边吸边摇，以增加烟碱在水中的溶解。

（2）实验过程中应仔细观察小鼠各项生命体征及一般情况变化。

【思考题】

（1）通过本实验，您对“吸烟有害健康”这句话怎么理解？

（2）根据实验结果分析烟碱毒性作用的可能机制。

（厦门大学医学院 周 宇）

实验 10 药物的镇痛作用

【病例与思政】

1. 病例导入

男患者，24 岁，自行车运动员。3 个月前出现双下肢疼痛，以大腿内侧为主，肌肉痛，伴腰骶部疼痛。行腰椎、胸椎 MR 检查，提示腰椎、骶椎、胸椎椎体多发异常信号，给予对症止痛治疗，症状无明显好转。2 个月前无明显诱因出现发热、腰腿疼痛加重，再次就诊，行全身 PET-CT 检查：骨恶性肿瘤伴多发淋巴结转移；行骨髓穿刺、淋巴结活检及直肠镜检查，结果提示直肠癌骨转移、多发淋巴结转移。患者一般状态较差，不宜行化疗，给予解热、镇痛、营养等对症支持治疗。

思考题：(1) 疼痛是如何定义的？疼痛有哪些分类？

(2) 常用镇痛药物的作用机制如何？

2. 思政素材

疼痛是最常见的临床症状，作为第五大生命体征已得到世界公认。国际疼痛学会（International Association for the Study of Pain，IASP）于 2004 年提出“免除疼痛应是一种基本人权”，并确定每年 10 月的第三个周一为“世界疼痛日”，目标是持续有效地缓解疼痛，避免或减少药物不良反应，提高疼痛患者的生活质量。

【实验目的】

1. 掌握

常见疼痛动物模型的制备方法。

2. 了解

药物的镇痛作用。

【实验原理】

疼痛指损害性刺激作用于机体时所产生的一种复杂的感觉，常伴有不愉快的情绪活动和机体的防御反应。常用的疼痛动物模型包括热板法和扭体法。热板法是应用一定强度的温度，刺激动物躯体某一部位而产生疼痛反应。扭体法是将一定容积和浓度的化学刺激物质注入腹腔，可刺激腹膜引起深部大面积且持久的疼痛反应，表现为腹部两侧收缩内陷，躯干与后肢伸展，臀部抬高等，称为扭体反应。临床上常用的镇痛药物包括中枢性镇痛药和外周性镇痛药（又称为解热镇痛抗炎药），主要通过痛觉信息中枢整合作用以及抑制或减少痛觉的传入，从而提高疼痛阈值，最终达到镇痛作用。

【实验对象】

小鼠，体重 18～22 g，雌性（热板法），雌雄不限（扭体法）。

【实验药品与器材】

1. 实验药品

0.6%阿司匹林溶液，0.25%曲马多溶液，医用生理盐水，0.6%醋酸溶液。

2. 实验器材

热板仪，小动物电子天平，注射器，秒表，棉签。

【实验步骤】

1. 热板法镇痛实验

（1）小鼠痛阈值测定：将热板仪调至55±0.5 ℃。将小鼠置于热板上，密切观察小鼠反应，以舔后足为痛觉指标。秒表记录小鼠从置于热板上到舔后足的时间，记录两次，每次间隔 5 min，取其平均值为该鼠的痛阈值。

（2）小鼠筛选：选择痛阈值在 10～30 s 以内的小鼠；正常痛阈值≥30 s、≤10 s 以及喜跳跃的小鼠应弃用。

（3）小鼠分组：将筛选后的 9 只小鼠称重，随机分成医用生理盐水对照组、曲马多组和阿司匹林组，每组 3 只。将筛选时的痛阈值作为该小鼠给药前的痛阈值。

（4）给药：各组小鼠按 0.2 mL/10g 体重给药，分别腹腔注射医用生理盐水、0.25%曲马多溶液或 0.6%阿司匹林溶液。

2. 扭体法镇痛实验

（1）小鼠分组：取体重相近的小鼠 9 只，称重编号，随机分为医用生理盐水对照组、曲马多组和阿司匹林组。

（2）给药：各组小鼠按 0.1 mL/10 g 体重给药，分别灌胃给予医用生理盐水、0.25%曲马多溶液或 0.6%阿司匹林溶液。

（3）腹腔注射醋酸：给药 30 min 后，各小鼠按 0.1 mL/10 g 体重腹腔注射 0.6%醋酸溶液。

【实验项目】

1. 热板法镇痛实验

（1）观察记录：给药后 15、30、60 min，各测量小鼠痛阈一次。若放入热板 60 s 仍无反应，应将小鼠取出，以免烫伤足部，痛阈值按 60 s 计算。将给药前后小鼠平均痛阈值填入表 4-6 中。

（2）计算：按公式计算痛阈改变百分率，并填入表 4-6 中。

$$痛阈改变百分率=\frac{用药后平均痛阈值-用药前平均痛阈值}{用药前平均痛阈值}\times 100\%$$

表 4-6 热板法测定药物镇痛作用实验结果

组别	给药前平均痛阈值/s	给药后平均痛阈值/s			痛阈改变百分率/%		
		15 min	30 min	60 min	15 min	30 min	60 min
医用生理盐水组							
曲马多组							
阿司匹林组							

2. 扭体法镇痛实验

（1）观察记录：各组小鼠腹腔注射醋酸后，观察并记录 15 min 内各组小鼠发生扭体反应的次数。

（2）计算：根据实验结果计算药物镇痛百分率并填写表4-7。

$$药物镇痛百分率=\frac{实验组无扭体反应动物数-对照组无扭体反应动物数}{对照组无扭体反应动物数}\times 100\%$$

表4-7　化学刺激法测定药物镇痛作用实验结果

组别	扭体反应动物数	无扭体反应动物数	扭体次数	镇痛百分率/%
医用生理盐水组				
曲马多组				
阿司匹林组				

【注意事项】

（1）应用热板法时，实验室温度应控制在18 ℃左右为宜，此温度下小鼠对痛刺激的反应较稳定。此外，热刺激强度应控制在45～55 ℃，低于此范围不会产生明显的疼痛反应，高于55 ℃则有可能灼伤动物。

（2）不同个体对热板刺激反应不同，多数为舔足；有些小鼠反应为跳跃而不舔足。舔足反应为保护反应，而跳跃则为逃避反应，故实验中宜选舔足为指标。

（3）热板法应选用雌性小鼠，雄性小鼠遇热时阴囊松弛下垂，与热板接触影响实验结果。

（4）扭体实验所用的醋酸应新鲜配制，以免存放过久作用减弱；并且扭体反应在醋酸注射后15 min内出现频率高，故以注射后15 min内发生的扭体次数或发生反应的鼠数为疼痛定量指标。

【思考题】

（1）常用于疼痛生理研究和镇痛药物筛选的疼痛动物模型有哪些？

（2）阿司匹林和曲马多的镇痛作用有何不同？

（厦门大学医学院　周　宇）

实验11　药物半数有效量（ED_{50}）和半数致死量（LD_{50}）的测定

【病例与思政】

1. 病例导入

苯丙醇胺（phenylpropanola mine，PPA）可有效改善鼻黏膜充血所致的鼻塞，曾是许多抗感冒药的主要成分。20世纪70年代起，陆续有研究报告，PPA可能与某些中青年妇女的出血性脑卒中发病有关。1992年，美国耶鲁大学医学院组织专家对此进行流行病学研究。结果发现：出血性脑卒中的发病与发病前3天患者服用PPA有密切关系。由此，美国于2000年11月6日决定撤销一切含PPA的制剂。我国也同期发布暂停使用和销售含PPA制剂的通知，以保障公众用药安全。

思考题：（1）如何评价药物的有效性和安全性？

（2）药物的毒性作用包括哪些？

2. 思政素材

动物实验是进行药物安全性评价的基础。我们应善待实验动物，规范操作，遵循实验动物福利标准，使用 3R 原则。为表达对实验动物的尊重，对生命的敬畏，将每年 4 月 24 日定为世界实验动物日。

【实验目的】

1. 掌握

药物 LD_{50} 的测定方法、步骤和计算过程。

2. 了解

药物 ED_{50} 和 LD_{50} 测定的原理和意义。

【实验原理】

半数有效量（median effective dose，ED_{50}）在量反应中指能引起 50％最大反应强度的药物剂量；在质反应中指引起 50％实验动物出现阳性反应的药物剂量。ED_{50} 常以效应指标命名，如果效应指标为死亡，则成为半数致死量（median lethal dose，LD_{50}）。LD_{50} 测定方法很多，较为常用的有改良寇氏法（Karber 法）、序贯法和加权机率单位法（Bliss 法）。改良寇氏法结果较为准确，计算简便，可计算出全部有关参数。Bliss 法结果最为精密，是新药申报常采用的方法，但计算过程较繁琐，故多采用计算机程序计算。普鲁卡因是临床常用局部麻醉药，在临床剂量使用范围内安全、有效，但局部麻醉药导致惊厥在临床上时有发生，如得不到及时处理，可迅速引发中枢神经系统抑制、循环衰竭甚至死亡。

【实验对象】

小鼠，体重 18～22 g，雌雄各半。

【实验药品与器材】

1. 实验药品

普鲁卡因溶液。

2. 实验器材

小动物电子秤，1 mL 注射器，小鼠笼，棉签。

【实验步骤】

1. 用 Bliss 法测定普鲁卡因致惊厥 ED_{50}

（1）动物分组：小鼠随机分成 6 组，每组 10 只，雌雄各半。

（2）给药：各组小鼠按 0.2 mL/10 g 体重给药，分别腹腔注射不同浓度的普鲁卡因溶液：0.68％、0.98％、1.4％、2％、2.9％、4.1％。

2. 普鲁卡因 LD_{50} 的测定

1）改良寇氏法计算 LD_{50} 预备实验

（1）探索剂量范围：根据经验或文献找出动物 100％及 0％死亡的剂量，即上、下限剂量（D_m、D_n）。对于无毒性参考资料的药物，一般先配制最大浓度药剂，然后按等比关系

（如 2∶1）稀释成多个剂量。方法是，取小鼠 8～10 只，以 2 只为一组，分成 4～5 组，选择剂量间距较大的一系列剂量，分别给各组小鼠腹腔注射普鲁卡因溶液，观察出现的症状并记录死亡数，找出引起 0%及 100%死亡率的剂量范围。本步骤可由实验室预先进行。

（2）确定组数，计算各组剂量：

① 组数（G）：5～8 组。

② 剂量：各组剂量按等比级数排列，按下列公式求出公比 r：

$$r=(G-1)\sqrt{D_m/D_n}$$

按公比求各组剂量：D_1，D_2，D_3，D_4，D_5，……，D_m。

其中 $D_1=D_n=$最小剂量，$D_2=D_1.r$，$D_3=D_2.r$，……$D_m=D_{n-1}.r$

（3）配制等比稀释溶液：要求各小鼠给药体积一样，一般为 0.1～0.2 mL/10 g 体重，按下列公式计算浓度：$C_{母}=D_m/$等容注射量，$C_{母}$ 为母液的浓度。

2）改良寇氏法计算 LD$_{50}$ 正式实验

（1）分组编号：随机将小鼠分为 6 组，每组 10 只，雌雄各半。

（2）给药：各组小鼠按 0.25 mL/10 g 体重给药，腹腔注射不同浓度普鲁卡因溶液：0.41%、0.51%、0.64%、0.8%、1.09%、1.25%。

【实验项目】

1. 普鲁卡因致惊厥 ED$_{50}$ 的测定

1）观察记录

给药后将小鼠放入鼠笼观察并计时，观察小鼠的一般状态，记录给药后 15 min 内发生惊厥的动物数，填入表 4-8。判断惊厥指标为小鼠兴奋性明显增高，活动增强如跳跃、奔跑，或因肢体痉挛而倒地。

2）计算惊厥 ED$_{50}$

用 Bliss 法计算惊厥 ED$_{50}$ 步骤：

（1）启动计算机，运行生物信号采集与处理系统，进入数据处理选项，再进入“半数有效量”选项。

（2）依次输入各组剂量、动物总数、动物惊厥数等相关数据。

（3）单击“计算”按钮，计算 ED$_{50}$ 等参数。

表 4-8　普鲁卡因致惊厥实验结果记录表

组别	剂量 D/(mg/kg)	动物数 n/只	发生惊厥数 F/只	惊厥率 $P(F/n)$/%
1				
2				
3				
4				
5				

2. 普鲁卡因 LD$_{50}$ 的测定

1）观察

给药后开始计时，观察 1h 内各组小鼠死亡情况。

2）记录

记录各组小鼠死亡数，填入表 4-9。

3）计算

LD_{50} 及 95%可信限。

$$LD_{50}=\lg^{-1}[X_m-I(\sum P-0.5)]$$

X_m＝最大剂量的对数值；I＝相邻两组比值的对数（$\lg r$）；

P＝各组死亡率；$\sum P$＝各组死亡率总和

$$LD_{50}\text{ 的 95\%平均可信限}=LD_{50}\pm 4.5LD_{50}\cdot SX_{50}$$

SX_{50} 为 LD_{50} 的标准误

$SX_{50}=I\sqrt{\sum P(1-P)/(n-1)}$，$n$＝各组动物数

4）用 Bliss 法计算 LD_{50} 各参数

（1）启动计算机，运行生物信号采集与处理系统，进入数据处理选项，再进入“半数致死量”选项。

（2）依次输入各组剂量、动物总数、动物死亡数等相关数据。

（3）单击“计算”按钮，计算 LD_{50} 等参数。

表 4-9 普鲁卡因致死实验结果记录表

组别	剂量 D/(mg/kg)	动物数 n/只	死亡数 F/只	死亡率 $P(F/n)$/%
1				
2				
3				
4				
5				

【注意事项】

（1）动物分组时采用均衡随机法。

（2）药物称量、配制及给药的准确程度是本实验成功与否的关键。

（3）注意观察中毒症状及其发生时间、死亡时间。

【思考题】

（1）如何进行实验动物的随机分组？

（2）何谓 ED_{50}？何谓 LD_{50}？为什么选用这两个指标评价药物有效性或安全性？

（3）如何评价药物的安全性？

（厦门大学医学院 周 宇）

实验 12 不同给药途径对药物作用的影响

【病例与思政】

1. 病例导入

男患儿，1 岁 6 个月。因感冒发热，医生开具“维生素 C 泡腾片”治疗。患儿母亲将药

片直接放入患儿口内，并喂了水。几分钟后，患儿手脚突然开始抖动，并剧烈咳嗽，口唇也慢慢变青紫。虽经医生全力抢救，患儿最终因脑部缺氧时间过长而抢救无效死亡。泡腾片是一种特殊的药物剂型，服用时应先加水充分溶解，待气泡消失再服用。由于其崩解时产生大量的气泡，增加了药物和病变部位的接触，可以更好地发挥药效。但如果直接将药物吞服或溶解不充分时服用，药物在口腔或气道产生大量的二氧化碳，可导致患者缺氧窒息。

思考题：(1) 常见的药物给药方式有哪些？

(2) 药物经不同给药方式的吸收过程有何异同？

2. 思政素材

药物是一把双刃剑，合理应用有效、安全的药物可以防治疾病。但如果用药失当，则可能对人体造成伤害。安全用药成为人民群众和政府高度关心的热点问题。严谨的科学态度和负责的工作作风对医学工作至关重要。

【实验目的】

1. 掌握

不同给药途径对药物作用的影响。

2. 了解

小鼠不同途径的给药方法。

【实验原理】

给药途径不同，药物首先到达的器官和组织不同，致使药物吸收和分布速度不同，药物效应因而可出现“量差异”（即同一效应，但作用强度不同）和“质差异”（即出现不同的药理效应）。如尼可刹米给药途径不同可引起中枢兴奋性增加、惊厥甚至死亡。硫酸镁给药途径不同，则可引起完全不同的药理作用。如硫酸镁灌胃给药，可使肠内渗透压升高，水分吸收减少，肠容积增大，刺激肠蠕动而产生致泻作用；而硫酸镁静脉给药可使血液中 Mg^{2+} 浓度升高，Mg^{2+} 拮抗 Ca^{2+} 的作用，抑制运动神经末梢释放递质乙酰胆碱，可使骨骼肌松弛，同时对中枢神经系统和心血管系统产生抑制作用，从而表现出肌张力下降和呼吸抑制等。

【实验对象】

小鼠，体重 18～22g，雌雄不限。

【实验药品与器材】

1. 实验药品

2%尼可刹米溶液，10%硫酸镁溶液。

2. 实验器材

1mL 注射器，灌胃针，小动物电子称，棉签，小鼠笼。

【实验步骤】

1. 不同给药途径对尼可刹米药理学作用的影响

(1) 称重编号：取体重接近、性别相同的小鼠 3 只，分别称重、编号。

(2) 观察：小鼠放在鼠笼内，观察小鼠的一般活动情况。

（3）给药：按 0.2 mL/10 g 体重给予 2%尼可刹米溶液，1 号小鼠腹腔注射，2 号小鼠灌胃，3 号小鼠皮下注射。

2. 不同给药途径对硫酸镁药理学作用的影响

（1）称重编号：取体重接近、性别相同的小鼠 2 只，分别称重、编号。

（2）观察：小鼠放在鼠笼内，观察小鼠的一般活动情况。

（3）给药：按 0.2 mL/10 g 体重给予 10%硫酸镁溶液，1 号小鼠腹腔注射，2 号小鼠灌胃。

【实验项目】

1. 不同给药途径对尼可刹米药理学作用的影响

给药后将小鼠放入鼠笼中并开始记录时间，记录小鼠给药后首次出现跳跃的时间，作为药物作用的潜伏期。观察小鼠是否出现兴奋、惊厥或者死亡，填入表 4-10。观察时间 30 min。

表 4-10 尼可刹米不同给药途径实验结果

鼠号	给药途径	剂量/(mL/只)	药物作用潜伏期	给药后反应		
				兴奋	惊厥	死亡
1号	腹腔注射					
2号	灌胃					
3号	皮下注射					

2. 不同给药途径对硫酸镁药理学作用的影响

给药后将小鼠放入鼠笼中并开始记录时间，观察小鼠的呼吸频率（次/min）、肌张力情况（增加、减少或不变）和排便情况（增加或不变），填入表 4-11。观察时间 30 min。

表 4-11 硫酸镁不同给药途径实验结果

鼠号	给药途径	剂量/(mL/只)	呼吸频率/(次/min)	肌张力	排便情况
1号	腹腔				
2号	灌胃				

【注意事项】

（1）灌胃给药时，一定要掌握要领，注意不要刺破食道和胃壁。

（2）注射尼可刹米后，作用发生快，应密切观察小鼠的反应，立即记录时间。小鼠兴奋的表现：鼠尾上翘，活动增强，跳跃等。小鼠惊厥的表现：骨骼肌阵挛性或强直性抽搐，呈全身性、对称性。

【思考题】

（1）尼可刹米皮下注射和腹腔注射的效应有哪些不同？为什么？

（2）硫酸镁灌胃和腹腔注射的效应有哪些不同？为什么？

（3）给药途径不同，药物作用为什么会出现差异？本实验结果对临床用药有何指导意义？

（厦门大学医学院　周　宇）

实验 13　有机磷酸酯类药物的中毒及解救

【病例与思政】

1. 病例导入

女患者，40 岁。因就诊时出现呼吸骤停，立即行气管插管，收入 ICU 病房。患者 2 h 前在家中吞服农药 1059（内吸磷），1 h 前出现恶心、头晕、大汗、四肢抽搐症状被送来医院急诊。查体：体温 36.7 ℃，脉搏 50 次/min，呼吸频率 12 次/min，血压 90/60mmHg，双瞳孔针尖样，对光反射消失，皮肤潮湿、大汗，口腔分泌物多。颈软，双肺满布湿啰音，心率 50 次/min，心律整齐。辅助检查：血清胆碱酯酶（ChE）活力 26%，血常规正常，血钾离子 3.3 mmol/L，钠离子 138 mmol/L，氯离子 97 mmol/L，血气分析：pH 7.35，PaO_2 58 mmHg，$PaCO_2$ 38 mmHg，ECG 窦性心动过缓。诊断：有机磷农药中毒。

思考题：（1）根据哪些临床表现可以诊断为有机磷中毒？

（2）如何判断有机磷中毒解救过程的阿托品化？

2. 思政素材

药物的中毒一般都存在由量变到质变的过程，要掌握毒性变化的分期标志，解毒和抢救的过程要学会用一分为二的观点指导用药，药量不足效果不明显，药量过大会出现中毒，要学会密切观察症状和反应。在模拟临床实践中，掌握综合分析问题的能力和辨证施治的思维方法。

【实验目的】

1. 掌握

有机磷酸酯类急性中毒症状。

2. 了解

碘解磷定和阿托品的解毒作用。

【实验原理】

有机磷酸酯类是难逆性胆碱酯酶抑制药，可与乙酰胆碱酯酶（AChE）结合，使酶失去活性且难以恢复，进而机体产生 M 样和 N 样症状。碘解磷定为 AChE 复活药，可使已被有机磷抑制的 AChE 恢复活性。阿托品为 M 受体阻断药，可竞争性地拮抗 ACh 对 M 受体的激动作用。

【实验对象】

家兔，体重 2.5～3.0 kg，雌雄不限。

【实验药品与器材】

1. 实验药品

10%敌百虫溶液，2.5%碘解磷定溶液，0.1%硫酸阿托品溶液，1%肝素溶液。

2. 实验器材

全自动生化分析仪，胆碱酯酶试剂反应盘，注射器，听诊器，测瞳孔尺，滤纸。

【实验步骤】

1. 观察指标及记录方法

(1) 呼吸：家兔每分钟呼吸频率（次/min），用等级法表示其呼吸幅度（－、＋、＋＋、＋＋＋，幅度依次为：无、浅、正常、深）。

(2) 瞳孔：用测瞳孔尺测量双侧瞳孔直径（单位：mm）。

(3) 唾液：用滤纸在家兔嘴部吸按，看纸上水印大小，用等级法表示其分泌程度（－、＋、＋＋、＋＋＋，程度依次为：无、少、较多、很多）。

(4) 大小便：按量多少用等级法表示（－、＋、＋＋、＋＋＋，等级依次为：无、有、较多、很多）。

(5) 骨骼肌活动：用等级法表示肌颤有无及程度（－、＋、＋＋、＋＋＋，程度依次为：无肌颤、局部肌颤、全身肌颤、全身肌颤并无法站立）。

2. 操作步骤

(1) 取家兔 4 只，标记为 1、2、3、4 号，分别称重，观察家兔的正常状态并记录。

(2) 家兔耳缘静脉取血（空白对照）：耳缘静脉取血 0.2 mL 于反应盘配备采血管中，根据全自动生化分析仪操作要求，取 100 μL 于反应盘中，用于测定给药前家兔血中胆碱酯酶活性。

(3) 家兔染毒：家兔耳缘静脉注射 10%敌百虫溶液 1.5 mL/kg。给药后密切观察并记录家兔各项指标变化情况。若给药 20 min 后中毒症状不明显可追加 0.2 mL/kg 药液。

(4) 家兔耳缘静脉取血（中毒时）：待家兔中毒症状明显时再次由耳缘静脉取血 0.2 mL，取 100 μL 血于反应盘中，用于测定中毒时家兔血中胆碱酯酶活性。

(5) 家兔中毒的解救：取血后，1 号家兔立即由耳缘静脉注入 0.1%硫酸阿托品注射液 1.0 mL/kg，可重复给药直到阿托品化。2 号家兔立即由耳缘静脉注入 2.5%碘解磷定注射液 2.0 mL/kg。3 号家兔立即由耳缘静脉注入 2.5%碘解磷定注射液 2.0 mL/kg，30 min 后耳缘静脉注入 0.1%硫酸阿托品注射液 1.0 mL/kg。4 号家兔耳缘静脉注入 0.1%硫酸阿托品注射液 1.0 mL/kg，可反复给药达到阿托品化后，耳缘静脉注入 2.5%碘解磷定注射液 2.0 mL/kg。密切观察并记录各家兔中毒症状及各项指标的变化，填入表 4-12。

3. 解救后取血

家兔中毒症状明显改善后再次由耳缘静脉取血 0.2 mL，取 100 μL 血于反应盘中，用于测定解救后家兔血中胆碱酯酶活性。

4. 补注射

1 号和 2 号两兔分别补注 2.5%碘解磷定注射液 2.0 mL/kg 和 0.1%硫酸阿托品注射液 1.0 mL/kg。

【实验项目】

记录 1、2、3、4 号家兔中毒前、中、后和给药顺序不同对生理指标的影响及血中胆碱酯酶活性情况（表 4-12）。

表 4-12　有机磷酸酯类中毒及解救作用结果

编号	体重/kg	给药情况	呼吸		瞳孔		唾液分泌	大小便	骨骼肌活动	胆碱酯酶活性
			频率/(次/min)	幅度	左	右				
1		用药前								
		敌百虫								
		阿托品								
2		用药前								
		敌百虫								
		碘解磷定								
3		用药前								
		敌百虫								
		碘解磷定								
		30min								
		阿托品								
4		用药前								
		敌百虫								
		阿托品								
		立即＋								
		碘解磷定								

备注：可根据实验条件选做胆碱酯酶活性测定方法实验；可根据实验分组情况选做家兔给药解救方式实验。

【注意事项】

（1）测量瞳孔时应保持每次测定时光源的一致性，避免光线强弱对瞳孔的影响。

（2）实验室应该保持良好通风，避免从呼吸道吸入敌百虫。若敌百虫沾染皮肤，应该立即使用大量清水冲洗，禁用肥皂。当 pH 大于 5.5 时，敌百虫可转变为毒性更大的敌敌畏。

（3）解救药物应提前抽取到注射器中，待中毒症状明显时立即静脉给药。

（4）密切观察家兔各项生理指标变化，中毒解救时动作要快，否则家兔可能迅速死亡。

【思考题】

（1）如何根据临床表现判断有机磷中毒的程度？

（2）如何观察有机磷农药中毒治疗中的阿托品化？

（3）试述解毒过程中阿托品和解磷定合用的重要性。

（4）如何预防有机磷中毒治疗中的反跳现象？

（长春中医药大学　刘　智）

实验 14　新斯的明对肌松药作用的影响

【病例与思政】

1. 病例导入

男患者，64 岁。胃癌根治术，全身麻醉，气管插管，诱导麻醉成功后，靶控泵入瑞芬太尼、丙泊酚，进行手术，将肌松药维库溴铵 8 mg 配入 50 mL 盐水中泵入血管，速度为 20 mL/h，利多卡因与地塞米松联合喷剂行气管插管。手术期间患者体征平稳。手术结束前 10 min 停靶控。患者清醒后连接镇痛泵，拔除气管插管呼吸良好。送回病房，半小时后，患者出现烦躁，呼吸频率下降，呼吸困难，立即进行急救。诊断：肌松药过量。

思考题：(1) 肌松药分哪两类？它们的区别是什么？

(2) 肌松药过量的临床表现是什么？临床如何抢救？

2. 思政素材

麻醉过程是麻醉药和麻醉辅助用药联合作用的结果。要想达到满意的效果，每种药的用量、用药时间和顺序的掌握都要精准，任何一个环节没有把握好，都可能造成麻醉失败，给患者带来痛苦，甚至要付出生命的代价。真实病例讨论教会我们团队合作的重要性，每个人都要学会把自己融入团队中，与团队一起成长。

【实验目的】

1. 掌握

麻醉大鼠腓神经-胫前肌标本的制备方法。

2. 了解

新斯的明对琥珀胆碱和筒箭毒碱两种肌松药肌松作用的影响，不同肌松药物的作用特点。

【实验原理】

骨骼肌松弛药简称肌松药，主要作用于乙酰胆碱 N 受体，能暂时干扰神经-肌肉接头冲动传导，产生骨骼肌松弛作用，为全身麻醉时的重要辅助用药；还可用于机械通气患者，能使骨骼肌麻痹。根据不同的作用机制可分为去极化型肌松药和非去极化型肌松药。琥珀胆碱为去极化型肌松药，抗胆碱酯酶药不能拮抗其肌松作用。氯化筒箭毒碱为非去极化型肌松药，可被抗胆碱酯酶药所拮抗。新斯的明为抗胆碱酯酶药，通过可逆性抑制胆碱酯酶活性使乙酰胆碱不被水解并能直接激动骨骼肌运动终板上胆碱受体，呈现出胆碱能神经兴奋效应。

【实验对象】

大鼠，体重 150～200g，雌雄不限。

【实验药品与器材】

1. 实验药品

0.005%氯化筒箭毒碱溶液，0.03%氯化琥珀胆碱溶液，0.01%溴化新斯的明溶液，2%戊巴比妥钠溶液，2%盐酸普鲁卡因溶液，医用生理盐水，肝素生理盐水。

2. 实验器材

BL-420I 系统，张力换能器，手术剪，眼科剪，眼科镊，静脉插管，电刺激装置，保护电极，注射针头，棉花，纱布，棉线，铁支架，注射器等。

【实验步骤】

(1) 动物麻醉与保定：取大鼠 1 只，称重后用 2%戊巴比妥钠溶液（0.2 mL/100 g）腹腔注射麻醉，仰卧位保定在手术台上，做好气管插管。

(2) 腓神经-胫前肌标本的制备：从大鼠后肢踝关节正前部向上剪开小腿皮肤，剪断踝关节前部横韧带，分离胫前肌肌腱，沿胫骨分离胫前肌，避免损伤血管，在胫前肌肌腱处穿线结扎并连同结扎线将跟腱剪下，分离出腓神经-胫前肌标本以备后用。

(3) 建立静脉给药通路：剪去大鼠一侧腹股沟被毛，于大腿内侧触及股静脉搏动处，顺其走向剪开皮肤约 2 cm，暴露并分离股静脉，下穿两线，提起近心端线以阻断血流使股静脉充盈，用眼科剪于股静脉远心端剪一小口，插入充满肝素生理盐水的股静脉插管，结扎固定，然后结扎股静脉远心端。

(4) 连接 BL-420I 系统：在腓神经处连接刺激电极，并将胫前肌跟腱结扎线连接于肌张力换能器，输出端与 BL-420I 系统相连，测定电刺激阈值。选择适当的刺激强度，每 5 s 给一次单刺激。

(5) 记录：记录给药前正常肌肉收缩曲线，然后依次操作，观察肌肉收缩变化。

(6) 给药 1：腹腔注射氯化筒箭毒碱 0.2 mg/kg，待收缩振幅被抑制 30%时，立即由股静脉匀速注射溴化新斯的明 0.1 mg/kg。记录肌肉收缩曲线，并分析实验结果。

(7) 给药 2：肌肉收缩恢复后由腹腔注射氯化琥珀胆碱 20 mg/kg，待收缩振幅被抑制 30%时，立即由股静脉注入溴化新斯的明 0.1 mg/kg，记录肌肉收缩曲线，并分析实验结果。

【实验项目】

记录药物对动物骨骼肌的影响情况（表 4-13）。

表 4-13 新斯的明对大鼠骨骼肌的影响

动物	体重/g	给药情况	肌肉收缩情况	结果分析	备注
		用药前			
		氯化筒箭毒碱			
		氯化筒箭毒碱＋溴化新斯的明			
		氯化琥珀胆碱			
		氯化琥珀胆碱＋溴化新斯的明			

【注意事项】

(1) 麻醉药注射速度要缓慢而不宜过快；注意观察麻醉后动物的反应，关注动物呼吸情况，如实验时间过长，动物有痛感，可补充注射少量麻醉药。

(2) 溴化新斯的明静脉注射速度不宜过快，每次注射药物后应立即注射少量医用生理盐水，将插管内药液全部推入体内，如果操作手法允许，也可通过舌下静脉给药。

(3) 每次给药必须在各观察指标处于平稳情况的基础上进行。

(4) 给药后必须等待各指标完全恢复后才能开始下一项实验。

【思考题】

(1) 试根据实验结果分析氯化筒箭毒碱肌松作用的特点及作用机制。

(2) 试根据实验结果分析琥珀胆碱肌松作用的特点及作用机制。

(3) 新斯的明对筒箭毒碱及琥珀胆碱的肌松作用各有何影响？其机制如何？

（长春中医药大学 刘 智）

实验 15 豚鼠耳蜗生物电检测

【病例与思政】

1. 病例导入

男患儿，2 岁半。耳声发射（otoacoustic emission，OAE）检查可引出。声导抗测试为 A 型。脑干听觉诱发电位（brain stem auditory evoked potential，BAEP），又称为听觉脑干反应（auditory brain stem response，ABR）：气导阈值左侧 100 dB nHL，右侧 100 dB nHL 未引出；40Hz AERP 阈值左右均为 90 dB nHL。初步诊断为小儿听神经病。

思考：（1）电位检测的影响因素有哪些？

（2）耳蜗电位变化与听神经的关系如何？

2. 思政素材

耳蜗生物电检测实验手术操作需要在学习和了解解剖学位置后才能进行，因为手术部位小，操作难度较大。通过实验操作可以培养学生的动手能力、工作耐心和钻研精神，可以磨练医学生的工匠精神，培养医学科研兴趣，增强其解决疑难问题的勇气和信心。

【实验目的】

1. 掌握

豚鼠耳蜗生物电的记录方法。

2. 了解

耳蜗微音器电位及听神经动作电位的观察方法。

【实验原理】

耳蜗既是感音器官，又具有换能作用。由内耳传递来的声波均通过它转变为神经冲动，并传至大脑颞叶，引起听觉。在实验条件下，从耳蜗可记录到 4 种电位变化——蜗内电位（endocochlear potential，EP）、耳蜗微音器电位（cochlear microphonic potential，CM）、总和电位（summating potential，SP）、听神经复合动作电位（compound action potential，CAP）。

【实验对象】

豚鼠，体重 300～400 g（击掌反应阳性），雌雄不限。

【实验药品与器材】

1. 实验药品

温热医用生理盐水，20％乌拉坦溶液。

2. 实验器材

BL-420I 系统，手术器械（豚鼠类），眼科镊，丝钻一套（钻头直径 1 mm、0.5 mm 及锈花针型），耳塞机，前置放大器，短声发生器（可用电子刺激器代替），引导电极，手术冷光灯，纱布，棉球。

【实验步骤】

1. 手术

（1）将豚鼠用 20％乌拉坦溶液（5mL/kg）腹腔注射麻醉后，剪净一侧耳郭四周的毛，侧卧位保定在解剖台上。

（2）沿耳郭根部的后上缘切开皮肤，做钝性分离，先找到顶间骨、颞骨与枕骨粗隆（因皮肤较厚，切皮时注意止血），再沿枕骨外缘下行，用手指边探摸颞骨的乳突部，边做钝性分离，充分暴露颞骨乳突。此乳突部位在枕骨粗隆的下方 1.5 cm 左右，外耳道开口后方约 0.5 cm 处。

（3）用丝钻钻一小孔（直径约 1 mm）。此处骨质很薄，切勿用力过猛而插入鼓室过深，伤及耳蜗。钻孔后，用眼科镊尽力将孔扩展，充分打开鼓室，暴露耳蜗。此时可见其耳蜗呈淡黄色，壁上有细的血管走行。耳蜗底圈在外，正圆窗在底圈上方，可见其膜，卵圆窗膜见不到。

（4）借助冷光灯照明，将银丝电极放置在圆窗上。

2. 测试电极的安放

将银丝电极放置在圆窗膜上，记录电极（红）与银丝电极相连，参考电极（绿）夹在耳郭皮肤创口上，地线（黑）插在背部皮肤上。

3. BL-420I 系统参数设置

刺激器选择同步触发，单刺激，正电压刺激，刺激强度 3 V，波宽 0.1 ms，记录通道参数。

【实验项目】

（1）观察短声（方波）刺激引发的耳蜗微音器电位和听神经动作电位：

① 耳蜗微音器电位的潜伏期是否存在？随刺激强度的加大，有无变化？

② 测定产生听神经动作电位的刺激阈值及此时耳蜗微音器电位的阈强度。

③ 测定听神经动作电位的潜伏期和最大振幅，符合“全或无”规律吗？

④ 辨认 N 1 和 N 2 波峰，其振幅分别是多少？

（2）语音刺激下，观察耳蜗微音器电位现象。

（3）深度麻醉下观察微音器电位和听神经动作电位。

【注意事项】

（1）麻醉药注射速度要缓慢；注意观察麻醉后动物的反应，关注动物呼吸情况。

（2）注意观察不同刺激状态下 CM 与 CAP 的差别。

【思考题】

（1）耳蜗微音器电位和听神经动作电位的区别与联系是什么？

（2）耳蜗微电器电位和听神经动作电位产生的机制分别是什么？

（长春中医药大学　刘　智）

实验 16　豚鼠耳蜗微音器电位引导

【病例与思政】

1. 病例导入

男患者，30 岁。突发右耳胀满、听力下降，伴头晕 2 天，半年前，右耳偶有耳鸣、耳聋。CT 检查：桥小脑角区呈等密度类圆形肿块。电测听：低频下降型听力曲线；骨传导下降；纯音听力测试 45 dB；声导抗：A 型鼓室压图，镫骨肌反射（＋）。耳蜗电图：－SP/AP＞0.37；听力筛查：耳蜗功能中度受损；听性脑干反应：潜伏期（－），甘油试验（＋），阈值 65 dB；前庭功能试验：右侧前庭功能减退。临床诊断：突发性耳聋。

思考题：(1) 耳蜗神经损伤时有哪些指标发生改变？

(2) 耳蜗神经损伤的临床表现有哪些？

2. 思政素材

在进行临床诊断时，不但要有扎实的专业基础知识，还要有缜密的逻辑思维能力，因此，在平时的教学实践中，要不断训练和提高辩证思维能力，能够进行充分的对比和分析，在实验过程中，要学会密切观察症状和反应。

【实验目的】

1. 掌握

微音器电位的引导方法。

2. 了解

微音器电位的某些特征。

【实验原理】

耳蜗微音器电位是指耳蜗受到声波刺激时，在耳蜗及其附近区域引起的波形、频率、幅度与刺激声波相一致的特殊电位变化。如果将这些电位变化放大后输出给扬声器可产生与刺激声波相同的声音，这种现象被称为微音器效应。微音器电位响应频率可达到 10000 Hz 以上，呈交流性质，目前认为这不是听神经动作电位，而是毛细胞产生的感受器电位。因此观察微音器电位可使学生了解感受器电位的某些特征。

【实验对象】

豚鼠体重 300～400 g，击掌反应阳性，雌雄不限。

【实验药品与器材】

1. 实验药品

温热医用生理盐水，20%乌拉坦溶液。

2. 实验器材

手术器械（豚鼠类），眼科镊、丝钻一套（钻头直径 1 mm、0.5 mm 及锈花针型），耳塞机，刺激器，BL-420I 系统，三维操作器，扬声器，引导电极，手术冷光灯，纱布，棉球。

【实验步骤】

1. 手术

(1)～(3)步骤与本节实验 15 相同。

(4) 借助冷光灯照明可以看到鼓室深部耳蜗的圆窗。

2. 将银丝电极伸进鼓室

用三维操作器将银丝电极顶端球面与圆窗膜轻轻接触，以引导微音器电位。如果没有三维操作器，可将银丝电极固定在一个螺钉上（螺钉直径与小骨钻相似并与银丝绝缘），在豚鼠颅骨壁上钻一小孔，将螺钉旋转固定于颅骨，实验者左手从两侧捏住豚鼠头部，右手用镊子将银丝引导电极伸进鼓室，让其裸露的顶端球部与圆窗膜顺势接触。该方法的优点是动物活动时引导电极也不会自圆窗滑出。然后将银丝另一端与 BL-420I 系统连接，并将参照电极连于手术切口。

3. BL-420I 系统调试与连接

（1）将引导电极连在 CH 1 通道上。

（2）将监听输出与扬声器或多媒体音箱相连。

（3）打开信号采集系统，在菜单中选择“感觉器官实验”项目下“耳蜗生物电活动实验”。“增益 2000”“扫描速度 10 ms/div”“刺激强度 3 V”刺激方式为“单刺激”“时间常数 0.01 s”“高频滤波 1 kHz”。参数也可根据实际情况进行调整。实验结束后单击“停止”键，然后保存数据。

【实验项目】

（1）对豚鼠外耳：讲话、唱歌、放扬声器等。

（2）对豚鼠外耳发高调音、低调音、强音、弱音，观察微音器电位波形、频率、幅度变化。

（3）将耳塞机插入豚鼠外耳道，另一端与刺激器相连，以刺激器产生电脉冲触发耳塞机发出声波（1 次/2 s）刺激耳蜗，观察微音器电位及其后的听神经动作电位。改变刺激强度和极性，观察微音器电位和听神经动作电位变化。

【注意事项】

（1）动物需选择幼年豚鼠（300～400 g），因该年龄豚鼠耳蜗浅且圆窗朝向外侧。

（2）乳突钻孔前应将表面软组织清理干净，防止血液和渗出液流入鼓室。

（3）放置银丝引导电极要轻柔，不要将圆窗膜弄破，避免淋巴液流出而影响实验效果。

【思考题】

（1）微音器电位有何特点？与听神经电位有何关系？

（2）为什么微音器电位不是动作电位？

（长春中医药大学　刘　智）

第二节　人体机能学实验

实验 17　刺激强度与人体肌肉反应的关系

【病例与思政】

1. 病例导入

男患者，50 岁。主诉：四肢麻木无力 2 年，渐进性加重。现病史：该患者于 2 年前出现四肢麻木无力，双上肢持物不稳，双下肢行走有踩棉花感，症状渐进性加重，为求治疗来诊。查体：颈椎活动受限，双侧 C 6 以下神经根分布区感觉减退，四肢腱反射亢进，双上肢臂丛牵拉试验阳性，四肢病理征阳性。辅助检查结果：颈椎 MR 示颈椎间盘退行性变化伴突出，C5/6 椎间盘突出明显，脊髓受压明显、变性。诊断：脊髓型颈椎病。

思考题：（1）该患者出现上述症状的原因和发病机制是什么？

(2) 影响肌肉反应的因素有哪些?

2. 思政素材

冯德培院士是神经-肌肉接头研究领域国际公认的先驱者，是中国生理学研究的开拓者。冯先生锲而不舍、敢为人先的科研人生，对我们很有教益。

【实验目的】

1. 掌握

神经-肌肉实验的电刺激方法及肌肉收缩的记录方法。

2. 了解

观察肌肉对刺激强度变化的反应。

【实验原理】

在保持一定刺激时间（即脉冲宽度）的情况下，如施加的刺激强度过小，将不引起肌肉收缩反应；当刺激强度增加到某一临界值时，可引起少数兴奋性较高的神经纤维兴奋，从而引起它们所支配的骨骼肌细胞的微小收缩，此临界刺激强度即为阈强度，具有阈强度的刺激称为阈刺激；如刺激强度继续增大，将有更多的运动单位兴奋，肌肉的收缩幅度或张力将不断增加，此时的刺激均称阈上刺激；但当刺激强度增大到某一临界值时，肌肉中所有的运动单位都被兴奋，肌肉收缩的幅度或张力将达到最大；此后，如再增大刺激强度，骨骼肌收缩的幅度或张力将不会继续增大。一般把引起神经或肌肉出现最大反应的最小刺激强度称为最适刺激强度，该刺激称最适刺激。参见图 4-5。

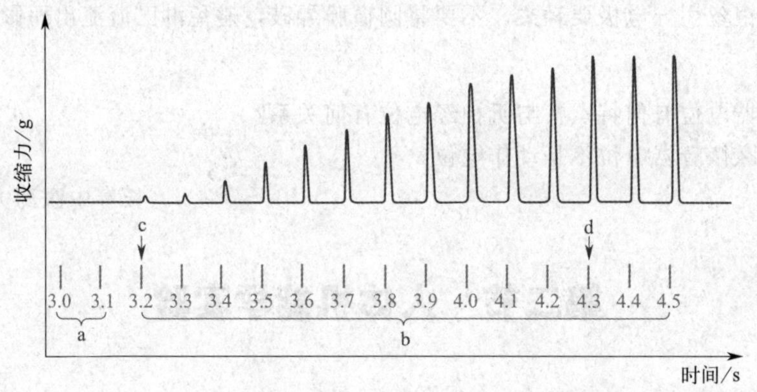

图 4-5 刺激强度与人体肌肉反应的关系示意图

a. 阈下刺激；b. 阈上刺激；c. 阈刺激；d. 最适刺激；a～d. 刺激标记（单位为 mA）

【实验对象】

健康成人志愿者。

【实验药品与器材】

1. 实验药品

75%乙醇，医用生理盐水或导电膏。

2. 实验器材

HPS-101 系统，人体神经肌肉刺激器，刺激电极，指力传感器。

【实验步骤】

1. 设备连接

（1）连接指力传感器：将指力传感器接入 HPS-101 系统 CH 1 通道。

（2）连接隔离刺激器：将隔离刺激器接入 HPS-101 系统刺激输出口。

（3）连接刺激输出电极：将刺激输出电极接入隔离刺激器。

2. 受试者准备

（1）基本准备：受试者应取下所佩戴的手表、戒指、手链、手镯等金属物品，身心放松，安静坐好，手臂自然放在桌面上。

（2）皮肤处理：受试者手心朝上，用棉签蘸取少量 75%乙醇溶液擦拭前臂皮肤。蘸取的乙醇量应以擦拭皮肤时不会以水珠形式流淌为宜，目的是擦掉皮肤上的油脂、污物及皮肤碎屑，减小基线漂移，以免阻抗太大影响波形记录。

（3）刺激电极处理和安放：首先用棉签蘸取少量医用生理盐水，涂抹于刺激电极片上，随后让受试者用另一只手拿稳电极，电极负极朝向远心端，正极朝向近心端，将刺激电极沿前臂长轴方向置于距离腕横纹不超过 6 cm 的正中神经体表投影部位。

（4）开始实验：前面工作准备好之后，就可以正式开始实验。

（5）开启刺激电极：长按刺激电极上部电源键，听到“嘀”声后松开，待刺激器主机指示灯显示绿色，表示刺激器打开。

（6）寻找神经刺激位置：设置刺激强度为 4 mA，单击“启动刺激”按钮，然后观察受试者手指收缩反应，同时询问受试者感受。若手指未出现收缩反应，微微移动刺激电极安放位置或增加刺激强度到 6～8 mA，单击“启动刺激”按钮，以寻找最佳神经刺激位置。当观察到手指出现明显的收缩反应，且受试者未有不适感或不适感较低，表明此时电极安放部位为最佳正中神经刺激位置。固定刺激电极片正、负极位置，使之不发生位移，让另一位同学帮忙扣紧刺激电极绑带。

3. 使用指力传感器记录指力

（1）固定指力传感器：检查并清洁指力传感器底部吸盘，将指力传感器紧密吸附在光滑的实验桌面上。

（2）记录指力：受试者测试手掌穿过指力传感器，手心朝上，另一只手拧松支架顶端旋钮，调节传感器感应片高度，左右旋转调节手握球传感器感应片处朝向，开始记录指力。

【实验项目】

1. 确定阈强度

（1）寻找出现第一个反应的波形：设置刺激强度为 1 mA，强度增量为 1 mA，鼠标左键单击“启动刺激”按钮，观察实验波形，直到波形上出现第一个肌肉收缩反应的波形。

（2）确定阈强度：在上述（1）出现第一个肌肉收缩波形时对应的刺激强度基础上，降低刺激强度 1 mA 以回到阈下刺激，然后减小刺激强度增量在 0.2～0.5 mA 之间。设置完成后，使用鼠标左键重复单击“启动刺激”按钮，直到观察到波形上刚好出现第一个微弱的肌肉收缩反应波形，然后继续单击“启动刺激”按钮两次并观察反应是否有增加，若有，则在第一个刚好出现肌肉收缩反应的波形旁添加“阈强度”标签。

2. 观察刺激强度变化引起的收缩改变过程

设置刺激强度：在阈强度的基础上降低刺激强度 1 mA 并将刺激强度增量设置为 0.5 mA。重复单击“启动刺激”按钮，观察实验波形的变化，随着刺激强度的增加，肌肉收缩的波形幅度不断增大。当记录到至少三个收缩力不再随刺激强度增加而增大的波形时，表明肌肉达到最大收缩，停止刺激，取下受试者手臂上的刺激电极，断开受试者与刺激电极的连接。在引起肌肉发生最大收缩的最小临界刺激强度对应的实验波形旁添加“最适刺激强度”标签。

3. 测量和分析

（1）打开双视图。

（2）截取波形：先在“波形测量区”视图中单击“截图”按钮，然后在左视图中选择目标波形段，选择的波形应包含阈下刺激、阈刺激、最适刺激强度和超过最适刺激至少三个刺激所对应的波形，截取的波形段自动进入到“选择波形列表”和“波形测量区”视图中。

（3）数据测量：在“数据测量结果表格”视图中单击“收缩力”单元格，移动鼠标到“波形测量区”视图，单击鼠标左键选择每个反应开始收缩和达到最大收缩的波峰，进行测量，测量结果自动记录在“数据测量结果表格”视图对应单元格中。

（4）结果分析：当表格中显示刺激强度和收缩力数据时，单击“统计”按钮，统计区将图示刺激强度与人体肌肉反应的关系。

【注意事项】

（1）有周围神经病变症状或体征者、有出血或有血栓性栓塞危险患者、安装起搏器者、心脏病患者、感觉缺失病患者、癫痫病患者、孕妇不能作为受试者进行该实验，肥胖受试者也不建议作为受试者进行该实验。

（2）电极安放时，应对电极施加中等程度的压力，使电极和皮肤表面接触良好。

（3）电刺激会使人产生一定的疼痛感，因此在实验过程中，应预先告知受试者以增强心理准备，并逐渐增大刺激强度，以使受试者有一定的适应过程。

【思考题】

（1）刺激强度有哪些？有什么生理意义？

（2）刺激强度变化对骨骼肌收缩的影响有哪些？

（3）骨骼肌收缩与哪些因素有关？

（厦门大学医学院　魏　杰）

实验 18　刺激频率与人体肌肉反应的关系

【病例与思政】

1. 病例导入

女患者，48 岁。主诉：腰痛伴左下肢放射痛 3 年。现病史：该患者于 3 年前出现腰部疼痛，继而出现左下肢放射痛，弯腰及负重加重明显，为求治疗来诊。查体：腰椎活动受限，腰部叩痛，左小腿前外侧及足背感觉减退，左小腿肌肉萎缩，左拇趾背屈肌力减弱，左直腿抬高试验阳性，约为 40°，左踝反射减弱，四肢病理征阴性。诊断：腰椎间盘突出症。

思考题：(1) 患者左小腿肌肉萎缩，左拇趾背屈肌力减弱的原因如何？

(2) 刺激对肌肉反应的作用是什么？

2. 思政素材

在缺粮少水的年代，由于营养不良引起肌肉反应性下降，严重者导致肌萎缩，甚至死亡。在中国共产党领导下，我们国家摘掉了贫穷的帽子，解决了人们的温饱问题，逐步进入小康社会。我们要养成勤俭节约粮食的美德，做一个为社会有用的人。

【实验目的】

1. 掌握

神经-肌肉实验的电刺激方法及肌肉收缩的记录方法。

2. 了解

观察肌肉收缩的形式及不同刺激频率对肌肉收缩的影响。

【实验原理】

保持刺激的持续时间不变，当给予肌肉一个有效的单刺激时，肌肉发生一次收缩反应，称为单收缩。骨骼肌单收缩的总时程包括潜伏期、收缩期和舒张期。若给予神经一定频率的连续刺激，使相邻两次刺激的时间间隔小于该肌肉收缩的总时程，这种收缩形式称为复合收缩。若相邻两个刺激的时间间隔短于该肌肉收缩总时程，而长于肌肉收缩的潜伏期和收缩期时程，致后一刺激落在前一刺激引起肌肉收缩的舒张期内，则肌肉尚未完全舒张又可产生新的收缩，这种收缩形式称为不完全强直收缩，其收缩的幅度高于单收缩的幅度；若相邻两次刺激的时间间隔短于肌肉收缩的潜伏期和收缩期时程，致后一刺激落在前一刺激引起的收缩的收缩期内，则肌肉收缩尚未结束就又开始新的收缩，这种收缩形式称为完全性强直收缩，其收缩的幅度高于不完全强直收缩的幅度。引起完全性强直收缩所需的最低刺激频率称为临界融合频率。收缩可以融合，但兴奋不可以融合，是一串各自分离的动作电位。临界融合频率与单收缩的收缩时间成反比。根据上述原理，若给予神经一连串比最适刺激稍大的刺激，则因刺激频率不同会观察到不同形式的肌肉收缩。参见图 4-6。

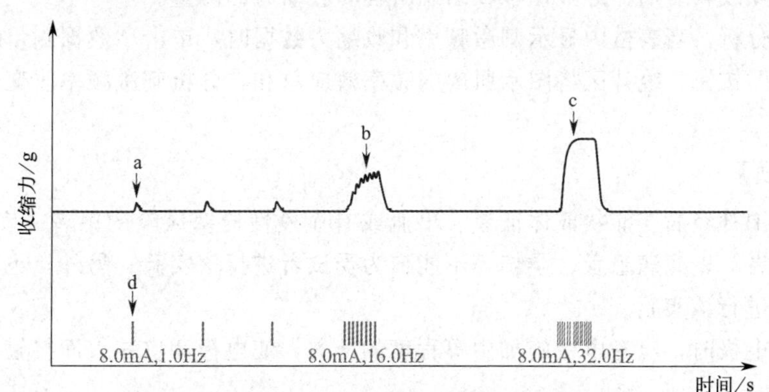

图 4-6 刺激频率与人体肌肉反应的关系示意图

a. 单收缩；b. 不完全强直收缩；c. 完全性强直收缩；d. 刺激标记（单位分别为 mA、Hz）

【实验对象】

健康成人志愿者。

【实验药品与器材】

1. 实验药品

75%乙醇，医用生理盐水或导电膏。

2. 实验器材

HPS-101 系统，人体神经肌肉刺激器，刺激电极，指力传感器。

【实验步骤】

参见本节实验 17。

【实验项目】

1. 观察刺激频率变化引起的肌肉收缩改变过程

设置刺激强度为最适刺激强度或比最适刺激强度高 1～3 mA，刺激频率为 1 Hz，脉冲个数为 1～3 个，频率增量为 1～5 Hz，个数增量为 1～3 个，重复单击“启动刺激”按钮，观察实验波形的变化，当曲线不出现肌肉舒张的痕迹，即后一刺激落在前一刺激引起的肌肉收缩的收缩期时，停止刺激，取下受试者手臂上的刺激电极，断开受试者与刺激电极的连接。

2. 测量和分析

(1) 打开双视图。

(2) 截取波形：先在“波形测量区”视图中单击“截图”按钮，然后在左视图中选择单收缩波形，截取的波形段自动进入到“选择波形列表”和“波形测量区”视图中。在左视窗口下方标尺区域中滚动鼠标滑轮以缩短波形，以同样的截图方式截取单收缩、不完全强直收缩和完全性强直收缩均包含的波段。

(3) 数据测量：在“数据测量结果表格”中单击“潜伏期”单元格，移动鼠标到“选择波形列表”窗口，选择截取的“单收缩”图形，在“波形测量区”视图测量潜伏期时程，测量结果自动记录在“数据测量结果表格”对应单元格中。以同样的测量方式找到各生理指标对应的波段，完成收缩期、舒张期、收缩总时程和收缩力的测量。

(4) 结果分析：当表格中显示刺激频率和收缩力数据时，单击“数据测量结果表格”视图中的“统计”按钮，统计区将图示肌肉的频率效应总和，分析刺激频率改变与肌肉收缩反应的关系。

【注意事项】

(1) 有周围神经病变症状或体征者、出血或有血栓性栓塞风险的患者、安装起搏器者、一般心脏病患者、癫痫病患者、孕妇等不能作为受试者进行该实验。另外，也不建议选肥胖者作为受试者进行该实验。

(2) 安放电极时，应对电极施加中等程度的压力，使电极和皮肤表面接触良好。

【思考题】

(1) 对支配肌肉的神经进行刺激时，主要的生理过程有哪些？

(2) 刺激频率变化对骨骼肌收缩的影响有哪些？

(3) 当肌肉被快速连续刺激时会产生哪些变化？

（厦门大学医学院　魏　杰）

实验 19　肌电图的描记及握力对肌电图的影响

一、肌电图的描记

【病例与思政】

1. 病例导入

男患者，48 岁。右腕部不适伴右手麻木 1 年余。现病史：该患者于 1 年前出现右腕部不适伴右腕部活动受限，继而又出现右手麻木，右手肌肉萎缩，为求治疗来诊。查体：右手掌桡侧半及桡侧三个半指感觉减退，右手大鱼际肌萎缩，右腕管正中神经 Tinel 试验阳性。辅助检查：肌电图显示右腕部正中神经功能受损。诊断：右腕管综合征。

思考题：(1) 肌电图的原理及其作用是什么？

(2) 患者出现上述症状的原因是什么？

2. 思政素材

人体肌电活动的异常会严重危害人体健康，并影响患者的生存质量。但是肌电活动的复杂和记录的困难是始终困扰肌电疾病防治的难题。为了攻克该难题，几个世纪以来，世界各国的生理学家和医学家一直在不断探索。1935 年，经过多年的临床研究，北京协和医院的许英魁医生描记了中国第一份肌电图，这份宝贵的肌电图无疑把中国的肌电图应用推进到世界前沿水平。

【实验目的】

1. 掌握

表面肌电信号的记录和分析方法。

2. 了解

肌电信号各项指标的生理意义。

【实验原理】

正常神经所支配的肌肉，在完全放松时没有电活动，记录下来的肌电图曲线呈现为一条平直的线，称为电静息。当正常肌肉做轻微收缩时，在肌电图上会出现一个个单一的运动单位动作电位，亦称运动单位电位（motor unit potential，MUP）。它是一个脊髓前角细胞所支配的全部肌纤维电活动的综合结果，肌电图上表现为一个个离散的 MUP，称为单纯相，亦称电位明显增加，肌电图部分区域显示出单个 MUP，部分区域不能显示出单个 MUP，称为混合相，亦称电位减弱干扰型。当正常肌肉做最大用力收缩时，参与收缩的运动单位数目最多，发放频率也最大，这时肌电图上 MUP 的密度极大且相互重叠，无法再分辨出单个的 MUP，称为干扰相。由于反映较多运动单位的动作电位，表面电极描记的肌电图多呈“干扰型”波。

【实验对象】

健康成人志愿者。

【实验药品与器材】

1. 实验药品

75%乙醇。

2. 实验器材

HPS-101 系统，肌电肢夹。

【实验步骤】

1. 设备连接

连接肌电肢夹：将肌电肢夹接入 HPS-101 系统 CH 1 通道。

2. 受试者准备

（1）基本准备：受试者取下所佩戴的手表、戒指、手链、手镯等金属物品并熟悉实验过程。

（2）皮肤处理：用 75%乙醇溶液涂抹前臂前部和后部旋前方肌体表投影处皮肤，目的是擦掉皮肤上的油脂、污物及皮肤碎屑，去除角质层以便采集到质量更好的表面肌电信号。

（3）体位选择：受试者全身放松，静坐后，背部倚靠椅子，腿自然伸直放松，手臂自然下垂。

（4）夹持肌电肢夹：将肌电肢夹夹持在旋前方肌体表投影处。

【实验项目】

1. 观察电静息肌电

受试者背部倚靠椅子，全身放松，上臂尽量固定，手臂自然下垂，手掌朝向内侧，持续 3～5 s，此时，单击“暂停”按钮暂停波形记录。在波形旁添加“电静息”标签。

2. 观察干扰相肌电

受试者测试手臂以旋前极限位为起始位置，进行匀速、充分的运动后回到旋后极限位，以上视为一次旋转运动，整个过程持续 3～5 s，反复 4 次，此时，单击“暂停”按钮暂停波形记录。在波形旁添加“干扰项”标签。

3. 测量电静息肌电和干扰相肌电

（1）打开双视图。

（2）截取波形：先在“波形测量区”视图中单击“截图”按钮，然后在左视图中选择一段干扰相肌电波形，截取的波形段自动进入“选择波形列表”和“波形测量区”视图中。

（3）数据测量：先单击“数据测量结果表格”中“积分肌电值”下的任意单元格，然后将鼠标移动到“波形测量区”上选择对应的波形段，此时在“数据测量结果表格”视图中将自动显示对原始肌电信号所截波形对应指标值，包括积分肌电值、平均肌电值、均方根值、平均功率频率、中位频率。

【注意事项】

（1）手臂本身损伤、残疾的受试者不适宜参加此实验，前臂不能旋前时不要过度拉伸。

（2）在表面肌电信号采集过程中，肌电肢夹的表面电极应放在肌腹处，尽可能多地覆盖在肌纤维上，且与肌纤维尽量保持平行。

（3）实验中注意检查表面电极是否与皮肤表面贴紧，肌肉在不收缩时要处于自然放松状态。

【思考题】

(1) 为什么肌电图的波形不太规则?

(2) 影响肌电图的因素有哪些?

(哈尔滨医科大学大庆校区　曹永刚)

(厦门大学医学院　魏　杰)

二、握力对肌电图的影响

【实验目的】

1. 掌握

表面肌电信号的记录和分析方法。

2. 了解

人体手部握力大小与前臂肌肉表面电信号的相关性。

【实验原理】

握力主要反映人体的前臂、手腕、手掌等部位的肌肉力量。表面电信号是一种无创的评价肌肉活动的检测方法。正常的肌肉在完全松弛的情况下不出现电活动，在记录仪上仅描出一条平稳的基线。参与活动的运动单位和肌纤维越多，收缩越强，肌电图振幅和肌电频率也越大。通过肌电图的研究，可以了解肌肉收缩力量和速度的发展状况。本实验将受试者的最大自主收缩力(maximum voluntary contraction，MVC)作为标准的最大握力，最大自主等长收缩(maximal voluntary isometric contraction，MVIC)状态下的肌电信号值称为最大自主收缩肌电(maximal voluntary electrical activation，MVE)。实验设计了20%MVC、40%MVC、60%MVC及80%MVC四种不同等级的握力，以观察不同等级握力水平与肌电的关系。参见图4-7。

图4-7为握力与肌电示意图。

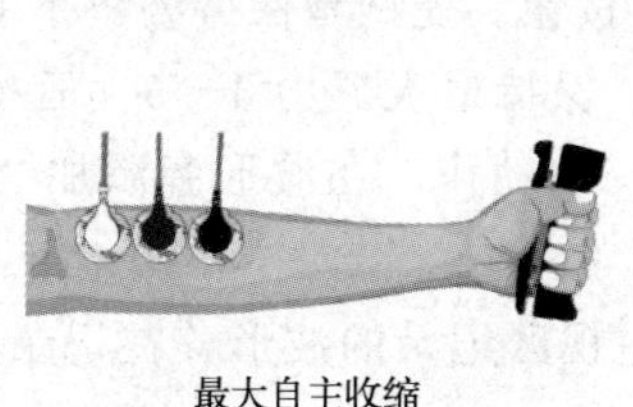

图4-7　握力与肌电示意图

【实验对象】

健康成人志愿者。

【实验药品与器材】

1. 实验药品

75%乙醇溶液。

2. 实验器材

HPS-101 系统，握力传感器，信号输入线，贴片电极。

【实验步骤】

1. 设备连接

（1）连接握力传感器：握力传感器接入 HPS-101 系统 CH 1 通道。

（2）连接信号输入线：信号输入线接入 HPS-101 系统 CH 2 通道，另一端纽扣式接口与贴片电极连接。

2. 受试者准备

（1）基本准备：受试者身心放松，安静坐好，手臂自然放在桌上，手心朝上。受试者需要在检测前取下所佩戴的手表、戒指、手链、手镯等金属物品，并熟悉实验过程。

（2）皮肤处理：用 75%乙醇溶液涂抹前臂桡侧腕长伸肌体表投影处皮肤。

（3）电极安放：贴片电极用于记录肌电。撕开电极片表面的保护膜，将连接信号输入线正极和负极的电极片沿着肌肉收缩的纵行方向固定在桡侧腕长伸肌体表投影处作表面引导电极，两电极间的距离约 2 cm。在距离引导电极稍远处（同侧肢体肌肉分布较少的部位）粘贴接地电极。

【实验项目】

1. 记录放松时的握力与肌电

（1）若 CH 1 通道波形未在“零”基线上，在计算机主机软件上的 CH 1 通道中，单击鼠标右键，选择“拾取零值”，单击鼠标左键，让波形回到基线上（目的是排除握力传感器本身因素，让实验过程中显示在数据窗口中的握力值是受试者的真实握力值）。

（3）受试者背部倚靠椅子，全身放松，手臂自然放在桌上，保持手臂肌肉完全放松不收缩，测试手臂的手轻握握力传感器，但不对握力传感器施加任何力，持续 3～5 s。在波形旁添加“放松”标签。单击“暂停”按钮暂停波形记录。

2. 记录最大握力与肌电

（1）记录 MVC 波形：用鼠标左键单击“开始”按钮。受试者保持姿势不变，测试手臂由弱到强缓慢增加握力，直到达到受试者最大握力，保持最大握力 4～5 s 后松手。如此反复 3 次，每次动作结束后休息 30～60 s，再进行下一次动作。在波形旁添加“100%MVC”标签。单击“暂停”按钮暂停波形记录。

（2）确定和测量最大握力：打开双视图，缩短左视区记录的波形，在记录握力的 CH 1 通道测量三段波形曲线波幅，找到并确定最大握力。

3. 记录不同等级的握力与肌电

（1）记录 20%MVC 波形：用鼠标左键单击“开始”按钮。受试者保持做最大握力时的姿势不变，测试手臂由弱到强缓慢增加握力，直到受试者的 20%MVC，保持 20%MVC 4～5 s 后松手。在波形旁添加“20%MVC”标签。单击“暂停”按钮暂停波形记录。

（2）记录 40%MVC、60%MVC 和 80%MVC 波形：方法与记录 20%MVC 波形相同。

4. 测量和分析

（1）打开双视图。

（2）截取波形：先在“波形测量区”视图中单击“截图”按钮，然后在左视图中同时选择 CH 1 和 CH 2 两个通道中一段握力从开始增大到达到 20％MVC 的握力和肌电波形，截取的波形段自动进入“选择波形列表”和“波形测量区”视图中。以同样的方式截取其他三段波形，截取的波段分别为 40％MVC、60％MVC 和 80％MVC 的波段。

（3）数据测量：移动鼠标到“选择波形列表”视图，选择 20％MVC 波段图形，在“数据测量结果表格”中单击“20％MVC”单元格，移动鼠标到“波形测量区”视图，单击左键，以受试者握力刚好达到 20％MVC 时为起点，以握力持续 20％MVC 末为终点，该波段对应的握力、肌电峰值和肌电积分均方根值自动显示在“数据测量结果表格”对应的单元格中。以同样的测量方式，依次测量 40％MVC、60％MVC、80％MVC 波段的指标。测量过程中，波形和数据自动实时同步到实验报告中。通过观察波形和测量生理指标，进一步理解人体握力与肌电的关系。

（4）分析统计：当表格中显示握力肌电积分均方根时，单击“统计”按钮，统计区将图示握力与肌电的关系。

【注意事项】

（1）有运动神经类疾病者，近 6 个月前臂出现扭伤、运动损伤、断裂等影响运动功能的伤病者，肌肉出现酸痛及不适者，敏感性皮肤者不建议作为受试者进行此次实验。

（2）在表面电极贴放之前，首先用 75％乙醇擦拭贴放电极的肌肉外表面皮肤，目的是擦掉皮肤上的油脂、污物及皮肤碎屑，去除角质层，以便采集到质量更好的表面肌电信号。

（3）在表面肌电信号采集过程中，电极应放在肌腹处，尽可能多地覆盖在肌纤维上，且与肌纤维尽量保持平行。

（4）实验中注意检查表面贴片电极是否与皮肤表面牢牢固定，肌肉在不收缩时要处于自然放松状态。

（5）动作姿式保持 2 s 以上，是为了使峰值可以较准确地反映到肌电积分上。在每次握力运动结束后，需要休息一段时间，然后再进行下一次的握力运动，以防肌肉疲劳。

【思考题】

（1）握力与肌电图的关系如何？

（2）肌电图在临床疾病诊断中有何作用？

（厦门大学医学院　魏　杰）

（杭州师范大学　杨　晶）

实验 20　神经传导速度的测定

【病例与思政】

1. 病例导入

男患者，49 岁。右手环小指麻木半年。现病史：该患者于半年前出现右手环小指麻木，渐进性加重，长时间屈曲肘关节麻木加重明显，为求治疗来诊。查体：右手尺侧半及环小指感觉减退，右手骨间肌萎缩，右手环小指夹纸试验及右肘尺神经 Tinel 试验阳性。辅助检查：右肘 X 线片示右肘尺神经沟狭窄，骨质增生明显。诊断：右肘尺神经卡压，尺神经炎。

思考题：（1）什么是尺神经炎，其发病机制如何？

(2) 神经传导与尺神经炎之间有何关系?

2. 思政素材

在1850—1852年期间，德国科学家赫尔曼·冯·亥姆霍兹首次测定出神经传导速度。他知识渊博，才能杰出，一生涉猎许多不同领域(包括医学、生理学、化学、数学、哲学和物理学等)，并作出了重要贡献。同时，他也是一个谦虚诚实、正直善良的人，深受众多学生、同事和朋友的爱戴，是他们的良师益友。亥姆霍兹身上所具有的科学精神和人格魅力是值得我们学习的。

【实验目的】

1. 掌握

人体尺神经传导速度的测定方法。

2. 了解

神经肌肉复合动作电位的记录方法。

【实验原理】

神经纤维具有高度兴奋性和传导性。当施加外界刺激，如电流，可引起神经冲动，使肌肉收缩。通过在尺神经的不同位置放置表面刺激电极，并先后给予适当的刺激，测量两个刺激点间的距离及潜伏期差，最终可测定人体尺神经的传导速度，参见图4-8和下列公式。

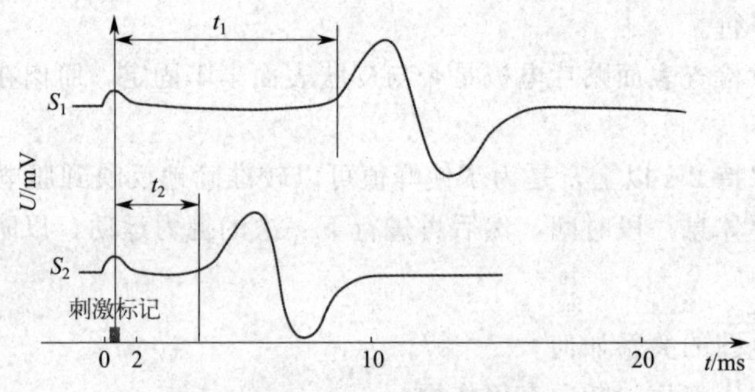

图4-8　尺神经传导速度的测定示意图

MCV计算公式:

$$\mathrm{MCV}=\frac{S_1M-S_2M}{t_1-t_2}$$

式中，MCV：运动神经传导速度；S_1：肘部尺神经沟体表投影部位；S_2：腕部尺神经干体表投影部位；S_1M：近心端刺激点S_1到记录电极R_a处的距离；S_2M：远心端刺激点S_2到记录电极R_a处的距离；t_1：近心端潜伏期；t_2：远心端潜伏期。

【实验对象】

健康成人志愿者。

【实验药品与器材】

1. 实验药品

75%乙醇溶液、医用生理盐水或导电膏。

2. 实验器材

HPS-101 系统、人体神经肌肉刺激器、刺激电极、信号输入线、贴片电极、软尺。

【实验步骤】

1. 设备连接

(1) 连接信号输入线：将信号输入线接入 HPS-101 系统 CH 1 通道，另一端纽扣式接口与贴片电极连接。

(2) 连接隔离刺激器：将隔离刺激器接入 HPS-101 系统刺激输出口。

(3) 连接刺激输出电极：将刺激输出电极接入到隔离刺激器。

2. 受试者准备

(1) 基本准备：受试者身心放松，安静坐好，将手臂自然放在桌上。室温保持在 24 ℃以上。受试者在检测前需取下所佩戴的手表、戒指、手链、手镯等金属物品，并熟悉实验过程。

(2) 皮肤处理：受试者手心朝上，用棉签蘸取少量 75% 乙醇擦拭前臂皮肤，擦拭皮肤位置参见表 4-14。

表 4-14　擦拭皮肤位置

记录电极	电极安放位置
参考电极 R_r	R_r：小指基底部指关节处肌腱
主极电极 R_a	R_a：小指展肌肌腹
接地电极 G	G：手腕尺侧腕横纹处皮肤

(3) 贴片电极处理和安放：贴片电极用于记录肌电。撕开电极片表面的保护膜，将电极片粘贴在受试者皮肤上。粘贴位置参见表 4-15 和图 4-9。

表 4-15　贴片电极的安放位置

记录电极	电极安放位置
参考电极 R_r	置于小指基底部指关节处肌腱处
主极电极 R_a	置于小指展肌肌腹，即腕横纹和第五掌指关节连线中点小鱼际肌最隆起处
接地电极 G	置于手腕尺侧腕横纹处皮肤

3. 刺激电极处理

清洁刺激电极片正、负极，并用棉签蘸取少量医用生理盐水或导电膏，涂抹于刺激电极片上。医用生理盐水或导电膏用于增加皮肤导电性，涂抹于电极片上的医用生理盐水或导电膏应刚好覆盖电极接触面即可。

4. 开始实验

前面工作准备好之后，正式开始实验。

5. 开启刺激电极

长按刺激电极上部电源键，听到“嘀”声后松开，待刺激器主机指示灯显示为绿色时，

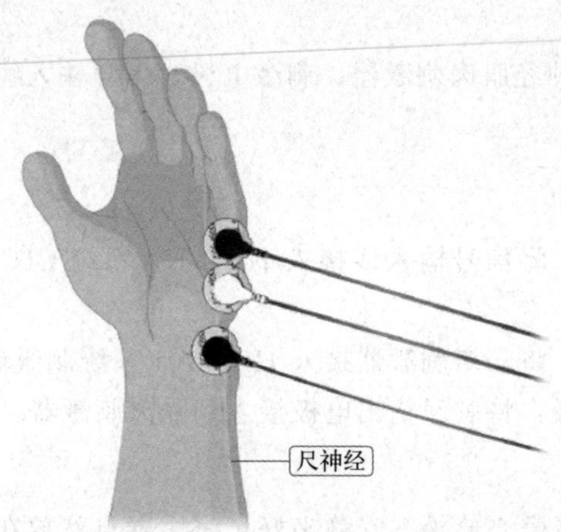

图 4-9 贴片电极的安放示意图

表示刺激器打开。

【实验项目】

1. 观察刺激腕部尺神经引起的肌电

(1) 安放刺激电极：让受试者用未被检测的另一只手拿稳刺激电极，将刺激电极沿前臂长轴方向置于腕部尺神经干处，注意先不要将绑带扣紧（刺激电极片应避免放置于伤口、伤疤、接近伤口缝合处及脂肪组织堆积处，且不要放置在颈部前方、横跨或穿越胸廓）。建议刺激电极负极安放位置距离腕横纹 4～7 cm 处，以降低潜伏期测量误差。参见图 4-10。

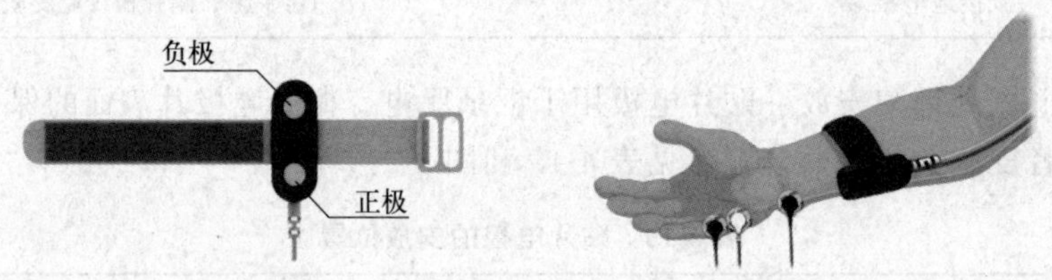

图 4-10 刺激电极的安放位置示意图

(2) 寻找腕部尺神经刺激位置：设置刺激强度为 4 mA，刺激脉宽为 0.3 ms，单击“启动刺激”按钮。观察受试者小指展肌反应和波形，同时询问受试者感受。若刺激后记录不到反应，略微移动刺激电极安放位置或逐渐增加刺激强度直至观察到明显的复合肌肉动作电位波形。若受试者无不适感或不适感程度较低，表明此时电极安放在腕部最佳尺神经刺激位置。

(3) 寻找最适刺激强度：一旦找到安放电极的最佳位置，则固定刺激电极不再移动。另一位同学帮助受试者扣紧刺激电极绑带，逐渐单击“启动刺激”按钮，刺激强度以每次 2 mA 递增，直到反应不再增强或 20 mA 为止，停止记录反应。刺激强度的大小应以记录到的生物电信号波形适于观察，并尽量减轻受试者的不适感为前提。如果刺激强度已很大，但仍得不到满意的生物电信号波形时，可增大刺激脉宽，以穿透较厚的皮下组织、兴奋位置较深的神经。尽量减轻受试者因刺激强度过大可能造成的不适感。停止刺激，去除刺激电极，用笔在刚才刺激电极负极安放位置的皮肤处做标记。

2. 观察刺激肘部尺神经引起的肌电

（1）安放刺激电极：让受试者用未被检测的另一只手拿稳刺激电极，将刺激电极沿前臂长轴方向置于肘部尺神经干处，但先不要扣紧绑带。因肘部神经位置较深，电极安放时，应对电极施加中等程度的压力。参见图 4-11。

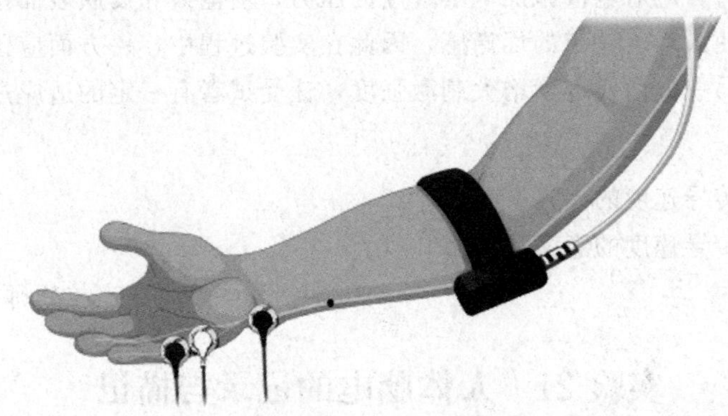

图 4-11　刺激电极在肘部的安放位置示意图

（2）寻找肘部尺神经刺激位置：设置刺激强度为 4 mA，刺激脉宽为 0.3 ms，单击“启动刺激”按钮。观察受试者小指展肌反应和波形，同时询问受试者感受。若刺激后记录不到反应，略微移动刺激电极安放位置或逐渐增加刺激强度，直至观察到波形上出现明显的复合肌肉动作电位波形。若受试者无不适感或不适感程度较轻，表明此时电极安放在肘部最佳尺神经刺激位置。

（3）寻找最适刺激强度：一旦找到肘部安放电极的最佳位置，固定刺激电极不再移动，让另一位同学帮受试者扣紧刺激电极绑带，在软件上设置刺激强度增量 1～2 mA。设置完成后，使用鼠标左键重复单击“启动刺激”按钮，直到反应不再增强或 20 mA 为止，停止记录反应。若增加刺激强度到 15～20 mA 仍无明显波形，可增加刺激脉宽，建议刺激脉宽范围为 0.2～0.5 ms，刺激强度或刺激脉宽增大的过程可能会引起受试者产生刺痛或麻痛感，实验过程中应多注意和询问受试者感受，停止刺激。取下受试者手臂上的刺激电极，断开受试者与刺激电极的连接。用笔在刚才刺激电极负极安放位置的皮肤处做标记。

3. 测量腕、肘部尺神经的传导速度

（1）打开双视图和截取波形：方法与实验 19 相同。

（2）数据测量：

① 测量和记录距离：使用软尺测量两个标记间的距离，并将测量的距离输入软件“数据测量结果表格”视图对应单元格中。

② 测量潜伏期：以测量“肘部潜伏期”为例。用鼠标左键单击“数据测量结果表格”中的“肘部潜伏期”单元格，移动鼠标到“波形测量区”视图，在刺激标记处单击鼠标左键选择测量起点，在肌电波形开始偏离基线处单击鼠标左键确定测量终点。潜伏期的测量结果自动记录在“数据测量结果表格”视图对应单元格中。以同样的方式测量“腕部潜伏期”。

根据 MCV 计算公式和上述测量结果计算神经传导速度。

【注意事项】

(1) 有周围神经病变症状或体征者、有出血或有血栓性栓塞危险的患者、安装起搏器者、一般心脏病患者、感觉缺失患者、癫痫病患者和孕妇不能进行该实验；不建议肥胖者进行该实验。

(2) 电极安放时，应对电极施加中等程度的压力，使电极和皮肤表面接触良好。

(3) 电刺激会使人产生一定的疼痛感，因此在实验过程中，一方面应预先告知受试者以增强其心理准备，另一方面应逐渐增大刺激强度，让受试者有一定的适应过程。

【思考题】

(1) 影响神经传导速度的因素有哪些？

(2) 检测神经传导速度的意义是什么？

（杭州师范大学　杨　晶）

实验 21　人体脑电的记录与描记

【病例与思政】

1. 病例导入

女患者，15 岁。因阵发性头晕 5 年，加重 2 周来院就诊。主诉 5 年前，出现阵发性头晕发作，每次持续 10～20 s，伴意识障碍，后意识自行恢复，不发作时与常人无异，间隔发作时间为 3～6 个月。曾行脑电图检查，无异常。症状渐进性加重，2 周前发作明显频繁，持续时间 1～2 s，意识障碍伴口吐白沫。求治于多家医院未果，为进一步诊断及治疗而来我院。入院后检查，心电图：窦性心率（67 次/min）；头颅 MRI＋MRA：①所示双侧大脑中动脉 M1 段主干可疑粗细不均，颅脑 MRI 平扫未见异常；②左侧筛窦炎症。视频眼震电图：左侧前庭功能轻度受损（周围性）；动态脑电图：重度异常脑电图，癫痫样放电、右侧额、额区显著。确诊为：癫痫。

思考题：(1) 什么是癫痫？其发病机制是什么？

(2) 脑电图检测在诊断癫痫中的作用是什么？

2. 思政素材

脑机接口（brain-computer interface，BCI）指在人或动物大脑与外部设备之间创建的直接连接。这一以前只存在于科幻小说中的技术概念已向我们走来，前景广阔。全球科学家对此领域的基础研究已持续多年，世界各国都非常重视它的价值。在美国麻省理工学院预测的“21 世纪能改变世界的 10 大技术”排行榜中，脑机接口技术排名第一位，它将为治疗脑部疾病提供新的治疗手段。

【实验目的】

1. 掌握

人体脑电图的描记方法。

2. 了解

影响脑电活动的因素。

【实验原理】

大脑皮层存在着不同频率、幅值和波形的自发电活动。将引导电极安置在头皮固定位置，通过放大器将微弱的脑电信号滤波、放大后，在计算机上可显示并记录大脑皮层的电位变化，即脑电图（electroencephalogram，EEG）。目前认为，脑电波是由大量神经元同步发生的突触后电位经总和后形成的，其基本波形有δ、θ、α和β波四种（图 4-12）。

（1）δ波的频率为 0.5～3.9 Hz，幅度为 20～200 μV，常出现在成人入睡后，或处于极度疲劳或麻醉时，在颞叶和枕叶比较明显。

（2）θ波的频率为 4.0～7.9 Hz，幅度为 100～150 μV，是成年人困倦时的主要脑电活动表现，可在颞叶和顶叶记录到。

（3）α波的频率为 8.0～13.9 Hz，幅度为 20～100 μV，常表现为波幅由小变大，再由大变小，反复变化而形成α波的梭形。α波在枕叶皮层最为显著。成年人在清醒、安静、闭眼时出现，睁眼、思考或受外界刺激（如声音、光线等）时立即消失，这一现象称为α波阻断（alpha block）。

（4）β波的频率为 14～30 Hz，幅度为 5～20 μV，在额叶和顶叶较显著，是新皮层处于紧张活动状态的标志。

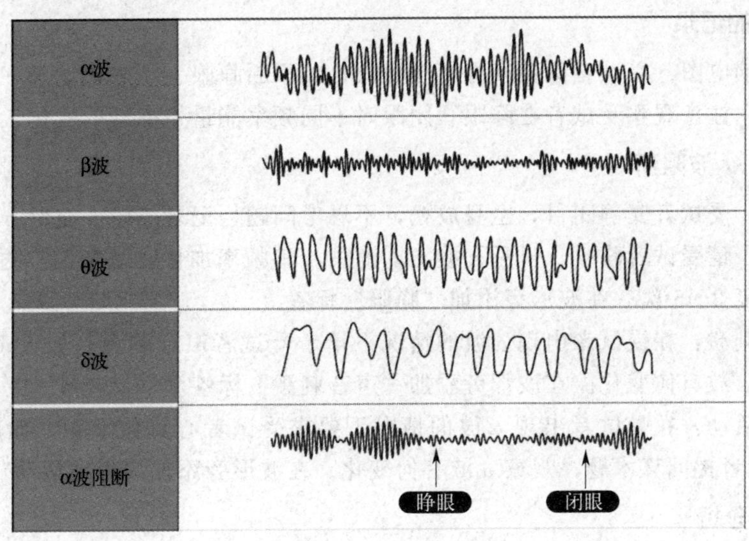

图 4-12　脑电分类示意图

【实验对象】

健康成人志愿者。

【实验药品与器材】

1. 实验药品

75%乙醇，医用生理盐水

2. 实验器材

HPS-101 系统，脑电帽，贴片电极。

【实验步骤】

1. 设备连接

(1) 连接脑电帽：将脑电帽接入 HPS-101 系统的 CH 1 通道。

(2) 连接贴片电极：将脑电帽上的纽扣式接口与贴片电极背侧铜扣相连。

2. 受试者准备

(1) 皮肤处理：受试者呈坐位，用 75%乙醇棉球擦拭安放电极处皮肤，即鼻根凹陷向上 2 cm 处、枕骨隆凸向上 2 cm 处以及耳垂处，去除皮肤表面的灰尘和油脂，并在耳垂处涂抹少量的医用生理盐水。

(2) 电极的处理和安放：撕下贴片电极表面保护膜，将前、后两个电极分别贴在受试者额叶和枕叶头部皮肤上。用脑电帽将电极固定，确保电极与皮肤完全接触。将耳夹夹在受试者耳垂处。

3. 启动 HPS-101 软件

在“主界面”中选择“中枢神经系统”→“人体脑电的记录与观察”→“实验项目”。

【实验项目】

1. 脑电图的记录

(1) 记录脑电图：受试者保持安静，全身放松，不断睁眼、闭眼，记录一段脑电波形。

(2) 分析：注意观察受试者在睁眼、闭眼时不同频率能量带高低的变化。

2. α 波和 α 波阻断

(1) 闭眼：受试者安静闭目，全身放松，不思考问题，记录一段 α 波形。

(2) 睁眼：请受试者睁眼，可见 α 波立即消失。其频率加快，呈快波。再闭眼，α 波又重现。如此反复 3～5 次。在波形旁添加“睁眼”标签。

(3) 声音刺激：在受试者出现 α 波的情况下给予受试者声音刺激，如大声说话、唱歌、拍手等，观察 α 波有何变化。在波形旁添加“声音刺激”标签。

(4) 思维活动：在受试者出现 α 波的情况下要求受试者心算数学题，如用 100 连续减 7，也可由实验者提问算术题，观察 α 波有何变化。在波形旁添加“思维活动”标签。

3. 测量和分析

(1) 打开双视图并截取波形：方法与实验 19 相同。

(2) 数据测量：在“数据测量结果表格”中单击“α 波 RMS”单元格，移动鼠标到“波形测量区”，选择一段闭眼状态下的脑电波进行测量操作，依次在起点、终点单击鼠标左键。此段波形的 α 波 RMS 自动显示在对应单元格中。以同样的测量方式，找到各生理指标对应的波段，完成睁眼、声音、思维活动的测量。参见表 4-16。

表 4-16 在闭眼、睁眼以及刺激条件下 α 波和 β 波频段脑电波的变化情况

序号	受试者状态	α 波 RMS	α 波频率	β 波 RMS	β 波频率
1	闭眼				
2	睁眼				
3	声音刺激				
4	思维活动				

4. 脑电常见干扰分析

（1）记录正常脑电图：受试者安静闭眼，单击“开始”按钮，记录 30 s 正常的脑电图。

（2）快速眨眼：受试者快速眨眼，同时记录脑电图，观察眨眼时脑电图的变化。

（3）转动眼睛：受试者在安静、闭眼的状态下，转动眼球，观察转动眼睛时脑电图的变化。

（4）咬牙：受试者在安静、闭眼的状态下，用力咬紧牙齿，观察咬牙时脑电图的变化。

（5）分析：观察眨眼、转动眼球、咬牙时脑电图的变化，学习脑电图常见的伪迹特点，以及排除伪迹的方法。

【注意事项】

（1）受试者在实验过程中保持安静状态。

（2）受试者在安放枕骨隆凸处电极时，保持清洁，避免头发夹杂在其中。

【思考题】

（1）辨析脑电图中可能存在的干扰波，何种波形最普遍？

（2）脑电图中的 α 波和 β 波的生理意义是什么？

（厦门大学医学院　魏　杰）

实验 22　视力、视野及色盲的测定

【病例与思政】

1. 病例导入

女患者，64 岁。因自觉视力减退明显，略有头痛而就诊。患者 2 年前因右眼视物模糊到某院就诊。当时视力为 0.2，结膜无充血，角膜透明，瞳孔圆，对光反应（+），晶体皮质轻度混浊，诊断为早期白内障。嘱其回家观察病情，等待手术。入院检查：右眼视力：眼前手动，结膜充血，角膜透明，前房略浅，虹膜膨隆，瞳孔对光反应迟钝，晶体皮质略混浊，鼻侧视野缺损，视盘灰白，生理凹陷深大，眼压 46.86 mmHg。诊断为“右眼慢性闭角型青光眼”。行“右眼小梁切除术”。

思考题：（1）人体正常视力范围是多少？

（2）患者出现上述临床表现的原因是什么？

2. 思政素材

眼睛是人类感官中最重要的器官之一，不当的用眼习惯会导致眼部疾病，危害身体健康。1996 年，卫生部、教育部、团中央、中国残联等 12 个国家部委联合发出通知，将爱眼日活动列为国家节日之一，并确定每年 6 月 6 日为“全国爱眼日”。

【实验目的】

1. 掌握

视敏度的概念；视野的意义；视力、视野及色盲的测定方法。

2. 了解

眼球的位置、结构、功能。

【实验原理】

视觉的外周感觉器官是眼。眼内产生视觉的主要结构是眼的折光系统和视网膜（感光系统）。折光系统由角膜、房水、晶状体和玻璃体组成。感光系统由视网膜上的感光细胞（视杆细胞和视锥细胞）、双极细胞和神经节细胞组成。视锥细胞感受强光刺激并形成色觉；视杆细胞感受弱光刺激。视敏度，即视力，是指眼对物体细微结构的分辨能力，即分辨物体上两点间最小距离的能力，通常以视角的大小作为衡量标准。单眼固定注视前方一点时，该眼所能看到的范围，称为视野。视野的大小可能与各类感光细胞在视网膜中的分布范围有关。视分析器能分辨颜色，对颜色区别能力降低或异常，称为色盲。常见的有红色色盲、绿色色盲及紫色色盲。

【实验对象】

健康成人志愿者。

【实验药品与器材】

标准对数视力表，指示棒，遮眼板，米尺，色盲检查图，视野计，白、红、绿、蓝色视标，视野图纸。

【实验步骤】

（1）将对数视力表平整地挂在光度适当、照明均匀的墙壁上，视力表高度应以 1.0（或对数视力表 5.0）行视标与受检者双眼平行的位置为宜。受检者站在距离视力表 5 m 处。受检者用遮眼板遮住一眼，主试者用指示棒从表上面第一行开始，依次指向各行字母，令受检者说出或用手指出字母的开口方向，直至受检者不能看清为止。

（2）将视野计放在光线充足的桌面上，受检者背光而坐，下颌放在下颌托上，眼眶下缘靠在眶托上，调整下颌托高度，使眼睛与圆弧中央的圆形小镜或白色圆点恰好在同一水平线上。受检者用遮眼板遮住一只眼，另一眼固定注视圆弧中央的小镜，主试者用白色视标从圆弧内面的周边向中央缓缓移动。嘱受检者看到视标物时立即报告。用同样的方法再分别测出红、绿、蓝色视野。

（3）在明亮而均匀的自然光下，色盲检查图的图案距受检测者半米远，检测者逐页翻开色盲检查图，让受检者在检查图所规定的时间（一般为 10 s 或 30 s）读出表内的数字和图案。注意受检者回答是否正确，时间是否超过。错认色盲检查图中何种图形即属于何种色盲。

【实验项目】

1. 视力测定

受检者能辨别清楚字母最后一行的左侧所标阿拉伯数字，即为其 5 分记录的视力数。记录视力检测结果。如视力低于 4.0 时，即在 5 m 距离不能辨别最大视标时，令受检者向视力表方向移近，到能辨别最大视标时为止。

2. 视野测定

受检者报告看到视标物后，便将视标向周边部位移动一段距离，重复测定，待测得一致结果后，记下发现视标的圆弧刻度，将其记录到视野图纸的相应经纬度上。记录完毕，把圆弧转动 45°，重复上述操作。如此可测出 8 个点，将 8 个点连接起来，便得出被测眼的白色视野图（测的角度越小，次数越多，其视野图越精确）。用同样的方法再分别测出红、绿、蓝等色视野图及另一眼的视野图。

3. 色盲测定

注意受检者回答是否正确，时间是否超过，如辨认色盲检查图图案有困难，读错或读不出。错认色盲检查图中某种图形即属于何种色盲。

【注意事项】

（1）测定视野时，注意单眼应固定不动，利用眼的余光看视标。

（2）测定颜色视野时，必须分辨出颜色才算正确。

【思考题】

（1）分辨物体的精细结构时，为什么眼睛必须注视正前方某点而不能斜视？

（2）夜盲症患者的视野将会发生什么变化？为什么？

（3）视交叉病变时，患者视野将会出现何种变化？为什么？

（北京大学医学部　李　茵）

附录：

正常人视力：对数视力表 5.0 以上。

正常人的视野范围：下方＞上方；颞侧＞鼻侧。

相同亮度下：白色视野＞蓝色视野＞红色视野＞绿色视野

正常人眼压正常范围为 10～21 mmHg（1.33～2.80 kPa）

实验 23　人体眼震颤的观察

【病例与思政】

1. 病例导入

男患者，33 岁。因外伤致左耳听力下降 1 周来门诊治疗，病程中无耳鸣及眩晕。查体：鼓膜紧张部下方可见直径约 6 mm 圆形穿孔。诊断：右耳鼓膜外伤性穿孔。当即给予 2％丁卡因棉球鼓膜表面麻醉，行鼓膜贴补试验治疗。治疗前将丁卡因棉球放置在鼓膜表面时，患者不自主头向患侧轻移后躲向健侧，丁卡因棉球被紧紧地压迫在鼓膜穿孔处，当时未将棉球取出重新放置，仅让患者在治疗椅上等候治疗，约 2 min，患者出现眩晕、恶心，起身向右侧倾倒。查体见自发性快动相向右水平眼震颤。诊断为丁卡因麻醉下行鼓膜贴补试验治疗误入中耳致前庭功能障碍。立即取出耳道内丁卡因棉球，肌内注射安定，休息后好转。

思考题：（1）鼓膜外伤性穿孔的原因及发病机制是什么？

（2）什么是眼震颤？

2. 思政素材

丁卡因黏膜穿透性强，作用迅速，耳部应用要慎重，手术前应详细向患者解释可能发生的该类并发症，以免发生不必要的医疗纠纷。手术中操作要轻柔、快速、准确。一旦发现耳毒性药物误入中耳，应立即停止用药，给予镇静、对症处置。

【实验目的】

1. 掌握

观察人体旋转后眼球震颤的方法。

2. 了解

半规管的功能。

【实验原理】

内耳的前庭器官——椭圆囊、球囊和半规管是调节姿势反射的感受器之一，可以感受头部和身体位置及运动情况。通过前庭迷路反射，反射性调节机体各部肌肉的肌紧张，从而使机体保持姿势平衡。一旦迷路功能消失就可使肌紧张协调发生障碍，失去静止和运动时的正常姿势，引起眼外肌肌紧张障碍，即出现病理性眼震颤。

生理性（前庭性）眼震颤是在正常人躯体或头部进行旋转运动时表现的眼球特殊运动，主要由 3 个半规管发出的神经冲动引起。眼震颤方向与不同方向的半规管受刺激有关。如水平半规管受到刺激，则表现出水平方向的眼震颤，它有慢动相和快动相之别。慢动相是两侧眼球缓慢向某侧移动的过程，而快动相则是当两侧眼球移动到两眼裂某侧端不能再移动时，又突然返回到眼裂正中的过程。

【实验对象】

健康成人志愿者。

【实验药品与器材】

旋转椅，计时器，录像装置。

【实验步骤】

（1）受检者坐在旋转椅上，闭目，头前倾 30°。

（2）检查者在 20 s 内逆时针均匀地旋转坐椅 10 周，而后突然停止旋转。

（3）受检者立即睁开双眼注视远处物体，但仍保持头部位置不变。检查者观察眼震颤方向和持续时间，注意眼震颤的快动相与慢动相。

（4）询问受检者的主观感觉。

（5）休息 10 min 后按相同方法沿顺时针方向旋转并观察眼震颤。

【实验项目】

1. 记录

以录像记录眼震颤方向，以秒表记录眼震颤时间。

2. 分析

旋转方向与眼震颤方向的关系；顺时针旋转与逆时针旋转的眼震颤时长比较。

【注意事项】

（1）有晕车、晕船病史者不宜做此项试验。

（2）旋转停止后，如果受检者有向一侧跌倒的倾向，应注意保护。

【思考题】

（1）人体旋转后出现的眼震颤机制是什么？

（2）当沿一个方向水平旋转时，旋转开始后与旋转结束后的眼震颤方向是否相同？为什么？

（北京大学医学部　李　茵）

附录：正常值参考范围

(1) 正常眼震颤持续时间为 20～40 s，频率为 5～10 次/s。

(2) 迷路功能正常者，顺时针和逆时针旋转所引起的眼震颤反应时间相差多在 5 s 以内。

实验 24　人的听力测定和声音的传导途径

【病例与思政】

1. 病例导入

男患者，13 岁。因“左耳突发耳聋”2 天来诊。患者 5 天前因左耳疼痛在当地医疗所诊治，用青霉素治疗 3 天，疼痛好转，但左耳听觉突然丧失，急送我院五官科。查体：左外耳道形态结构正常，无溢液及耵聍，鼓膜轻微充血水肿，无液平，无凹陷，无穿孔，音叉测试听力丧失，骨气导差 35～55 dB，咽鼓管通畅。颞骨 CT 未见明显异常。诊断：急性中耳炎、传导性耳聋。

思考题：(1) 患者听力丧失的发病机制是什么？

(2) 声音的传导途径有哪些？

2. 思政素材

听力与语言是人类相互交流和认识世界的重要手段，然而，耳病和听力障碍严重影响人们的社会交往和个人生活质量。针对我国耳聋发生率高、数量多、危害大，预防工作薄弱的现实，卫生部、教育部、民政部、中国残疾人联合会等 10 部委共同确定每年的 3 月 3 日为“全国爱耳日”。

【实验目的】

1. 掌握

气导和骨导的检测方法。

2. 了解

人体听觉系统完整性测试的基本原理。

【实验原理】

声源振动引起空气产生疏密波，通过外耳和中耳组成的传音系统传递到内耳，内耳的换能作用将声波机械能转换为听神经纤维上的神经冲动，传送到大脑听觉中枢产生听觉。声波传入内耳的途径可分为空气传导（气导）和骨传导（骨导）两种。在正常情况下，气导的功效大于骨导。患传音性（传导性）耳聋时，病耳的骨导大于气导；患感音性（神经性）耳聋，则气导与骨导均有不同程度的减退。临床上用此原理可大致鉴别耳聋的性质。本实验通过感受音叉的声音强弱来比较声波气导和骨导的途径及其特征。

【实验对象】

健康成人志愿者。

【实验药品与器材】

音叉，橡皮锤。

【实验步骤】

受试者坐在安静的室内，主试者手持音叉，用橡皮锤敲响音叉，依实验项目要求置于各处，询问受试者是否可以听到声音。记录结果。

【实验项目】

1. Weber 测试

测试者将一个震动音叉的柄部置于受试者前额正中，确定其可以听见声音。询问受试者两耳听到的音量是否有区别（即声音是否一侧听到的较强）。指示受试者用手指分别堵塞一侧耳孔，然后重复测试，记录结果。

2. Rinnie 测试

将一个震动音叉的柄部放在受试者的一侧颞骨乳突部位，确定其是否可以听见声音。指示受试者在刚刚听不到声音后发出信号，然后测试者立即将音叉发音部位的震动末端放在受试者的外耳道口前，测试者询问受试者是否可以再听到声音。测试者先将音叉置于外耳道口处，当听不到声音时再将音叉柄移至颞骨乳突部，询问受试者是否可以再听到声音。若前者听到，后者听不到则为测试阳性。用手指堵塞同一只耳的耳孔后重复同样的测试，记录结果并加以评价。

【注意事项】

（1）只能用手指持音叉柄，避免音叉叉股与一切物体接触。

（2）当敲音叉时，用力不可过猛，切忌在坚硬物品上敲击以防损害音叉，应使用橡胶棒敲击。

（3）音叉应垂直置于外耳道口，二者相距 1 cm 左右，并且音叉叉股的震动方向应正对外耳道，同时防止音叉支触及耳郭、皮肤或毛发。

【思考题】

（1）为何气导功效大于骨导？

（2）如何用 Weber 测试和 Rinnie 测试鉴别传导性耳聋和神经性耳聋？

（3）如果用录音机将说话的声音录下来，对说话者或对他人而言，录音机放出声音与直接听到讲话的声音有区别吗？

（北京大学医学部 李 茵）

附录

音叉实验结果判断参见表 4-17。

表 4-17 音叉实验结果、意义及判断

实验内容	结果	意义	诊断
Weber 测试	两侧相同	两侧骨导相同	正常耳
	偏向患侧	患侧气导干扰减弱	患侧传导性耳聋
	偏向健侧	患侧感音功能丧失	对侧神经性耳聋
Rinnie 测试	阳性	气导＞骨导	正常耳
	阴性	气导＜骨导	传导性耳聋

实验 25 视觉反射调节和瞳孔对光反射

【病例与思政】

1. 病例导入

女患者，24 岁。2 个月前无明显诱因出现左眼视近物时模糊，眼部偶感干涩，未加注意，偶然照镜时发现左侧瞳孔明显大于右侧后就诊。检查：左侧瞳孔散大，直径 4.5 mm，颞侧缘不规则，右侧瞳孔直径 3.0 mm；左侧对光反射迟钝；眼球活动正常，未见眼震颤。视近物模糊，视远处物体清晰。左下肢跟、膝腱反射减弱，无头晕、头痛、畏光等不适。诊断：艾迪综合征。

思考题：（1）近视眼的原理是什么？

（2）视觉调节的方法及原理是什么？

2. 思政素材

艾迪综合征又称艾迪瞳孔，系病因未明的一组症候群。通常单侧眼受累，常无不良后果，但因瞳孔改变，患者易有焦虑情绪，并可能被周围的人误解和嘲笑，需要医生在诊疗外给予心理疏导。

【实验目的】

1. 掌握

人眼的基本结构；眼的折光功能；眼折光功能的调节，尤其是瞳孔的调节。

2. 了解

瞳孔反射的途径及视觉调节反射的生理意义。

【实验原理】

人眼视近物时，引起晶体变凸，瞳孔缩小，两眼轴辐辏，这一反射活动称为视觉调节反射。瞳孔反射包括瞳孔对光反射和瞳孔近反射。瞳孔缩小亦称瞳孔调节反射或瞳孔近反射。瞳孔对光反射是指当光线照射一侧瞳孔视网膜时，通过反射不仅使同侧瞳孔缩小（直接对光反射），而且对侧瞳孔也缩小（间接对光反射）。反射过程为：当强光照射视网膜时产生的冲动经视神经、视束传到顶盖前区更换神经元，由此发出的纤维到达动眼神经缩瞳核换神经元后，发出纤维到达睫状节，再换神经元后发出睫状短神经，支配瞳孔括约肌，使瞳孔缩小。

【实验对象】

健康成人志愿者。

【实验药品与器材】

暗室，电筒，蜡烛，黑纸板。

【实验步骤】

（1）正常光线下，令受试者双眼注视近前方，观察其瞳孔。

（2）在暗室内，将蜡烛点燃放于受检者眼的前方，让受试者注视远侧某一目标，观察蜡烛在受试者眼内形成的烛像。让受试者迅速转而注视 15 cm 处的近物，观察烛像变化。

（3）让受试者双眼注视前方 1 m 远处检查者的食指尖，迅速移动食指靠近患者鼻根部，观察其瞳孔的大小。

(4) 再度令受试者双眼注视前方 1 m 远处检查者的食指尖，缓慢匀速移动食指靠近患者鼻根部，观察其视轴的变化。

(5) 在光线暗处用电筒对准一侧瞳孔，突然开亮照射，立即观察瞳孔直径的变化。停止照射后，观察瞳孔直径的变化。按相同方法检测对侧瞳孔。

(6) 令受试者用黑纸板在鼻梁处隔开两眼视野，两眼直视远方，用电筒照射一侧瞳孔，观察对侧瞳孔直径的变化。停止照射后，观察对侧瞳孔直径的变化。按相同方法检测对侧瞳孔。

【实验项目】

1. 观察正常瞳孔

观察受检者两眼瞳孔是否呈圆形、对称等大（直径 2～3 mm）。

2. 视觉调节反射

(1) 晶状体及角膜的调节：观察蜡烛在受试者眼内形成的烛像变化。

(2) 瞳孔调节反射：观察受试者在迅速注视近物时双侧瞳孔大小的变化。

(3) 辐辏反射：观察受试者眼球会聚的变化。

3. 瞳孔对光反射

(1) 直接对光反射：观察直接被照射的一侧瞳孔变化。

(2) 间接对光反射（互感现象）：直接照射一侧瞳孔，观察未被照射的对侧瞳孔变化，并比较两侧瞳孔变化。

【注意事项】

(1) 观察瞳孔调节反射需从 1 m 外开始，迅速将手指移动至受试者鼻根部。

(2) 观察辐辏反射需从 1 m 外开始，缓慢匀速将手指移动至受试者鼻根部。

【思考题】

(1) 看近物时，瞳孔缩小，双眼会聚，其意义是什么？

(2) 光照一侧瞳孔，另一侧瞳孔为何也会缩小？

(3) 瞳孔调节反射和瞳孔对光反射的反射弧是否一致？

（北京大学医学部　李　茵）

附录

不同神经损伤瞳孔对光反射表现参见表 4-18。

表 4-18　不同神经损伤瞳孔对光反射的表现

神经损伤类型	患侧眼		健侧眼	
	直接对光反射	间接对光反射	直接对光反射	间接对光反射
视神经损伤	－	＋	＋	－
动眼神经损伤	－	－	＋	＋

第五章
血液系统

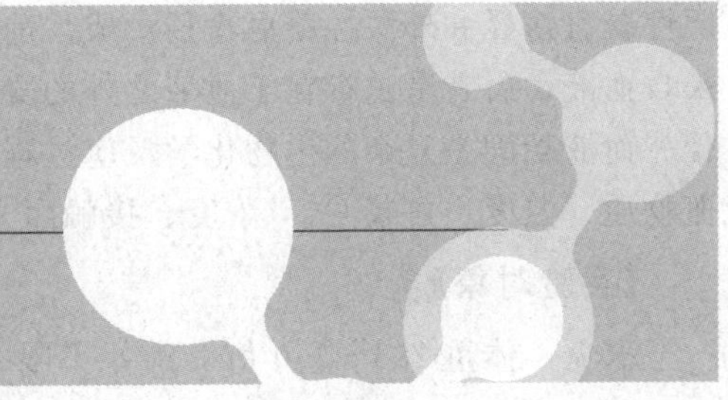

第一节 动物机能学实验

实验 26 影响血液凝固的因素

【病例与思政】

1. 病例导入

女患者，40 岁。无明显诱因出现呕血，呈暗红色，量中等，急诊入院。查体：贫血貌，被动体位，全身大关节变形，颈部及四肢多处瘀斑。实验室检查：红细胞（red blood cell，RBC）2.2×10^{12}/L，白细胞（white blood cell，WBC）10.1×10^{9}/L，血红蛋白（Hb）85 g/L，活化部分凝血活酶时间（activated partial thromboplastin time，APTT）85 s，FⅧ：C 2.8%。诊断：甲型血友病、贫血。

思考题：（1）血友病 A 的患者体内缺乏何种凝血因子？

（2）该因子的缺乏通过何种途径影响患者的血液凝固过程？

2. 思政素材

血友病是一组遗传性凝血因子缺乏引起的出血性疾病，在我国多数为甲型血友病。2018 年 5 月，国家卫生健康委员会等 5 个部门联合制定了《第一批罕见病目录》，血友病也被收录其中。医学生应该加强对特殊患者群体的认识和关注，积极参与公益活动和宣传，提高社会责任感。

【实验目的】

1. 掌握

各种理化因素对血液凝固速度的影响，并分析其机制。

2. 了解

血液凝固的基本过程。

【实验原理】

血液凝固是指血液由流动的液体状态变成不能流动的凝胶状态，其过程分为三个主要阶段：凝血酶原激活物的形成、凝血酶原的激活和纤维蛋白的生成。凝血酶原复合物可通过内源性凝血途径和外源性凝血途径形成。前者是由凝血因子Ⅻ启动，参与血液凝固的因子全部来自血液；后者是由存在于血液之外的凝血因子Ⅲ（组织因子）所启动，也称为组织因子途径。血液凝固是复杂的生物化学反应过程，可受多种因素影响而改变血液凝固速度，包括凝血物质、温度、血浆 Ca^{2+} 浓度、接触面光滑程度等因素。

【实验对象】

家兔，体重 2.5～3.0 kg，雌雄不限。

【实验药品与器材】

1. 实验药品

20%乌拉坦溶液，3.8%枸橼酸钠溶液，肝素，草酸钾溶液，0.025 mol/L $CaCl_2$ 溶液，医用生理盐水。

2. 实验器材

兔手术台，哺乳动物手术器械，动脉插管，动脉夹，小烧杯，试管，试管架，离心管，微量定量移液器，离心机，纱布（或棉花），液体石蜡，恒温水浴箱，冰块，玻璃棒或竹签。

【实验步骤】

1. 称重

抓取家兔，进行称重。

2. 麻醉

沿耳缘静脉注射 20%乌拉坦溶液（5 mL/kg）进行全身麻醉，仰卧位将家兔保定于手术台上。

3. 颈总动脉插管术

颈部备皮，做颈部正中切口（5～7 cm 皮肤切口），钝性分离皮下组织和肌肉，暴露气管；在气管旁沟内找到颈动脉鞘，分离一侧颈总动脉，远心端用线结扎，近心端用动脉夹夹闭。用眼科剪向心脏方向与动脉呈 45°剪一个“V”形切口，向心方向插入动脉插管，用备用线结扎并固定。插管另一端连接胶皮管，用止血钳夹闭以备取血。

4. 制备富/少血小板血浆

取 2 个 10 mL 离心管，注入 3.8%枸橼酸钠溶液，然后放入兔血（抗凝剂和血液比例为 1∶9）。取抗凝血，分别以 1000 r/min 转速离心 10 min 和以 4000 r/min 转速离心 30 min，取上层血浆，制备富血小板血浆和少血小板血浆，备用。

【实验项目】

1. 观察纤维蛋白原在凝血过程中的作用

打开动脉夹，分别向两个小烧杯内注入 10 mL 血液，其中一杯静置，另一杯用玻璃棒或竹签轻轻搅拌，数分钟后待玻璃棒或竹签上结成红色血块，用水冲洗，观察玻璃棒或者竹签上残留物的形状，并比较两杯的凝血情况。

2. 观察加快或延缓血液凝固的因素

(1) 取 10 支干燥、清洁的试管，依次编号 1～10，分别按表 5-1 准备不同实验条件。

(2) 分别向 10 支试管中注入 1 mL 血液，并开始计时，每 15 s 将试管倾斜一次（约 45°

角)，观察和记录每支试管的血液凝固时间，并分析原因。

(3) 若9和10号试管内血液不凝固，分别滴入5～6滴0.025 mol/L $CaCl_2$ 溶液，并观察血液是否凝固（在本实验条件下，超过30 min血液仍未凝固则视为“不凝”），结果记录在表5-1中。

表5-1 不同条件下血液凝固时间的测定

试管号	实验条件	血液凝固时间/s	原因分析
1	不加其他物质		
2	加富血小板血浆(0.2 mL)		
3	加少血小板血浆(0.2 mL)		
4	加医用生理盐水(0.2 mL)		
5	加少许纱布或棉花		
6	用液状石蜡软化试管内表面		
7	置于37 ℃恒温水浴箱		
8	置于冰块中		
9	加肝素(8U)		
10	加草酸钾1～2 mg		

【注意事项】

(1) 采血有先有后，各组同学需分工合作，分别计时。

(2) 每只试管中滴加的血量保证准确一致。

(3) 加入血液后，立即轻轻摇动，将血液与试管内物质混匀，然后开始计时。

【思考题】

(1) 内、外源性凝血途径有何区别和意义？

(2) 体外（试管内）凝血属于哪种凝血过程？

（哈尔滨医科大学 魏 瑔）

附录：正常值参考范围

白细胞（WBC）：$(3.5\sim9.5)\times10^9$/L

红细胞（RBC）：$(3.8\sim5.1)\times10^{12}$/L

血红蛋白（Hb）：115～150g/L

活化部分凝血活酶时间（APTT）：男性31.5～43.5 s；女性32～43 s

FⅧ：C：50%～200%

实验27 DIC模型复制及其凝血功能异常的分析

【病例与思政】

1. 病例导入

女患者，30岁，产后8 h发生大出血。体格检查：血压80/50 mmHg，心率110次/min。血常规：血红蛋白（Hb）60 g/L，红细胞（RBC）2.5×10^{12}/L，白细胞（WBC）11×10^9/L，血小板（blood platelet，PLT）60×10^9/L。凝血象：纤维蛋白原含量（fibrinogen，FIB）1.18 g/L，凝血酶原时间（prothrombin time，PT）20 s，凝血酶时间（thrombin time，TT）21 s，血浆鱼精蛋白副凝试验（3 P试验）阳性。

思考题：（1）该产妇患有何种疾病？

（2）她有哪些凝血功能异常？

2. 思政素材

临床上弥散性血管内凝血（disseminated intravascular coagulation，DIC）易被误诊，如小儿华佛综合征（因肾上腺出血、肾上腺功能受损呈休克状态及皮肤多数微血管发生栓塞）被误诊为过敏性休克、过敏性紫癜等，错过最佳治疗时机而导致患儿死亡。这提示我们要敬畏生命，认真学习医学知识，救死扶伤。

【实验目的】

1. 掌握

DIC 的发病机制；复制急性 DIC 动物模型的方法。

2. 了解

实验室检查急性 DIC 的常用方法。

【实验原理】

DIC 是指在某些致病因子的作用下，大量促凝物质入血，凝血因子和血小板被激活，使凝血酶增多，微循环中形成广泛的微血栓，继而消耗大量凝血因子和血小板，引起继发性纤维蛋白溶解功能亢进，患者出现明显的出血、休克、多器官功能障碍和微血管病性溶血性贫血等临床表现的危重病理过程。典型 DIC 病程可以分为高凝期、消耗性低凝期和继发性纤溶亢进期。其发病机制复杂，主要为：组织因子释放，启动外源性凝血系统；血管内皮细胞损伤，凝血、抗凝调控失调；血细胞的大量破坏，血小板被激活；促凝物质释放入血。

【实验对象】

家兔，体重 2.5～3.0 kg，雌雄不限。

【实验药品与器材】

1. 实验药品

20%乌拉坦溶液，2%兔脑粉浸液（临用前配），3.8%枸橼酸钠溶液，血小板稀释液，1%鱼精蛋白溶液，0.025 mol/L 氯化钙溶液，2%氯化钙溶液，6-氨基己酸溶液，凝血酶液，医用生理盐水。

2. 实验器材

兔手术台，哺乳动物手术器械，动脉插管，动脉夹，试管，离心管，微量定量移液器，离心机，血红蛋白吸管，血细胞计数板，纱布，尼绒线，注射器，显微镜。

【实验步骤】

1. 称重

抓取家兔，进行称重。

2. 麻醉

沿耳缘静脉注射 20%乌拉坦溶液（5 mL/kg），进行全身麻醉，仰卧位将家兔保定于手术台上。

3. 颈总动脉插管术

方法与本节实验 26 相同。

4. 采血

预先向 10 mL 离心管中注入 0.5 mL 枸橼酸钠溶液，打开动脉夹，放入 4.5 mL 兔血，反复颠倒混匀（切勿振荡），等待离心。于动脉插管内回推医用生理盐水，将血管夹闭。

5. 复制 DIC 模型

预先配制 2%兔脑粉浸液（称取 400 mg 兔脑粉溶于 10 mL 医用生理盐水中，充分混匀，置于 37 ℃恒温水浴箱里孵育 60 min，以 1000 r/min 转速离心 5 min，取上清液过滤后备用）。抽取 10 mL 于注射器中，经家兔耳缘静脉缓慢推注；密切观察家兔反应，如出现呼吸急促、烦动不安等急性应激反应时，立刻停止注射，快速进行第二次血液标本采集。若注射后家兔无上述反应，则在注射后 2 min，进行第二次采血，采集方式与第一次采血相同。

6. 离心

对前后两次采集的抗凝血进行血小板计数和纤维蛋白原测定；然后以 3000 r/min 转速离心 10 min，取血浆进行血小板计数、纤维蛋白原测定、凝血酶时间（TT）、凝血酶原时间（PT）及血浆鱼精蛋白副凝试验（3P 试验）。

【实验项目】

1. 血小板计数

取 4 mL 血小板稀释液于试管中，用血红蛋白吸管吸取 20 μL 血液，吹入血小板稀释液，充分混匀；用滴管将上述混悬液滴到计数板上静置 2～3 min，用高倍镜进行计数。

2. 血清纤维蛋白原定量测定

取 8 支试管，分别加入 0.5 mL 6-氨基己酸溶液；取 0.5 mL 全血至试管 1，混匀后吸取 0.5 mL 至试管 2，以此类推，连续稀释至试管 8 后弃去 0.5 mL；各管分别加入 0.2 mL 2%氯化钙溶液和 1 滴凝血酶，混匀，室温下放置 10 min，再加 2 mL 医用生理盐水，观察血凝块出现的试管稀释度（注意从试管 8 开始观察），以表 5-2 推算各管纤维蛋白原含量。

表 5-2 纤维蛋白原含量比较

试管号	稀释度	纤维蛋白原/(mg/dL)
1～2	2～4	>400
3	8	200～400
4	16	120～200
5	32	60～120
6	64	35～60
7	128	25～35
8	256	<25

3. 凝血酶原时间（PT）测定

取血浆 0.1 mL 于试管中，置于 37 ℃恒温水浴箱里，依次加入兔脑粉浸液和 0.025 mol/L 氯化钙溶液各 0.1 mL，立即用秒表计时，不断轻轻震荡试管，记录液体停止流动或者出现粗颗粒的时间。

4. 凝血酶时间（TT）测定

取血浆 0.2 mL 于试管中，置于 37 ℃恒温水浴箱里，加入凝血酶溶液 0.2 mL，打开秒表，记录血浆凝固时间。

5. 鱼精蛋白副凝（3P）试验

向吸取 1 mL 血浆的试管中加入 0.1 mL 1%鱼精蛋白溶液，混匀，置于 37 ℃恒温水浴箱中水浴 15 min；取出并轻轻摇动试管，有白色纤维或者凝块者为阳性，反之为阴性。

6. 观察和比较

实验结束后安乐死动物，开胸和开腹，观察各脏器改变。对前后两次采集的血液样本的测定结果进行比较。

【注意事项】

（1）采集抗凝血需保证抗凝剂和血液比例为 1∶9，并且充分混合均匀。

（2）静脉推注兔脑粉浸液时，应严格控制推注速度（不超过 2 mL/min），否则极易造成实验动物的猝死。

（3）进行 PT 测定时，水浴温度需恒定在 37 ℃，温度过高或过低均可使 PT 延长。

（4）进行 3P 试验时，应先加入血浆，再加入鱼精蛋白液，否则易导致假阳性。

【思考题】

（1）请说明家兔发生 DIC 的机制。

（2）本实验中复制的模型处于 DIC 的哪个期？说明原因。

（哈尔滨医科大学 魏 璨）

附录：正常值参考范围

白细胞（WBC）：(3.5～9.5)×10^9/L

红细胞（RBC）：(3.8～5.1)×10^{12}/L

血红蛋白（Hb）：115～150g/L

血小板（PLT）：(125～350)×10^9/L

纤维蛋白原（fibrinogen，Fg）：2～4 g/L

凝血酶原时间（PT）：11～13 s

实验 28 红细胞沉降率测定

【病例与思政】

1. 病例导入

某女性患者，39 岁。咳嗽伴发热 20 天，多于午后出现，次日早晨可自行恢复正常，无畏寒、寒战、头痛、盗汗。痰中带血 3 天，为鲜红色血丝和暗红色血块，口服“头孢菌素”及“止咳祛痰药物”效果欠佳。查体：体温 37.1 ℃，心率 80 次/min，呼吸 18 次/min，血压 128/76 mmHg。实验室检查：血常规检查结果：血红蛋白（Hb）112 g/L，红细胞（RBC）3.5×10^{12}/L，白细胞（WBC）6.3×10^9/L，中性粒细胞（N）0.52，淋巴细胞（L）0.47，血小板（PLT）205×10^9/L，红细胞沉降率（ESR）72 mm/h，痰涂片革兰氏染色（－）。胸部X线片：右肺下叶背段密度不均的渗出性阴影，其内可见空洞，未见液平。临床诊断：右下肺结核。

思考题：（1）什么是红细胞沉降率？

（2）红细胞沉降率增高有何临床意义？

2. 思政素材

肺结核危害人类健康。作为医学生要发扬“敬佑生命、救死扶伤、甘于奉献、大爱无疆”的医者精神，提升应对重大突发公共卫生事件能力，做党和人民信赖的好医生。

【实验目的】

1. 掌握

测定红细胞沉降率的方法。

2. 了解

红细胞沉降率的影响因素。

【实验原理】

红细胞沉降率（erythrocyte sedimentation rate，ESR），简称血沉，是抗凝血静置后红细胞在第一小时末下降的距离。ESR由血浆层的高度来决定，血浆层越高，表示沉降率越快。正常成年男性ESR为0～15 mm/h，女性为0～20 mm/h。本实验将一定量的抗凝全血置于特制的具有刻度的血沉管内，直立于血沉架上，红细胞能克服血浆阻力而逐渐下沉，1 h后读取红细胞上层血浆高度的毫米数值，即表示ESR。

【实验对象】

家兔，体重2.5～3.0 kg，雌雄不限。

【实验药品与器材】

1. 实验药品

20%乌拉坦溶液，3.8%枸橼酸钠溶液，75%乙醇，医用生理盐水。

2. 实验器材

兔手术台，哺乳动物手术器械，动脉插管，动脉夹，Westergren血沉管，血沉架，试管，微量定量移液器，注射器，纱布。

【实验步骤】

1. 称重

抓取家兔，进行称重。

2. 麻醉

沿耳缘静脉注射20%乌拉坦溶液（5 mL/kg）进行全身麻醉，仰卧位保定于手术台上。

3. 颈总动脉插管术

方法与本节实验26相同。

4. 采血

预先向试管中注入0.4 mL枸橼酸钠溶液，打开动脉夹，放入1.6 mL兔血，轻轻混匀（切勿振荡）。于动脉插管内逆推医用生理盐水，将血管夹闭。

5. 吸血

用清洁、干燥的血沉管小心地吸取抗凝血至最高刻度“0”处，然后将血沉管直立于血沉架上。

【实验项目】

1. 测量

分别于血沉管静置后的 15 min、30 min、45 min、1 h、2 h，测量并记录血沉管上部血浆的高度，以 mm 表示。

2. 读数

1 h 后，准确读取红细胞下沉后露出的血浆段高度，即为红细胞沉降率。

【注意事项】

(1) 血沉管必须干燥、清洁，不得有气泡和漏血。

(2) 血沉架应垂直放置，不能倾斜和移动。

(3) 应于采血后 3 h 内完成检测，避免血液放置过久影响实验准确性。

(4) 红细胞沉降率随温度增高而加快，故室温以 22～25 ℃为宜。

【思考题】

(1) 影响红细胞沉降率的因素有哪些？

(2) 血沉加快的临床意义是什么？

(哈尔滨医科大学 魏 璨)

附录：正常值参考范围

白细胞（WBC）：$(3.5\sim9.5)\times10^9$/L

红细胞（RBC）：$(3.8\sim5.1)\times10^{12}$/L

血红蛋白（Hb）：115～150g/L

血小板（PLT）：$(125\sim350)\times10^9$/L

中性粒细胞比例（N%）：50%～70%

淋巴细胞比例（L%）：17%～50%

红细胞沉降率（ESR）：男性 0～15 mm/h；女性 0～20 mm/h

实验 29 红细胞渗透脆性测定

【病例与思政】

1. 病例导入

女患儿，8 岁。因发热、咳嗽入院。既往患 β 地中海贫血，多次因上呼吸道感染伴重度贫血入院治疗。查体：患儿皮肤、黏膜黄染，贫血貌，肝肋下 4 cm，脾肋下 5 cm。辅助检查：白细胞（WBC）22.9×10^9/L，红细胞（RBC）1.5×10^{12}/L，血红蛋白（Hb）55g/L，红细胞平均体积（mean corpuscular volume，MCV）140 fl，红细胞平均血红蛋白浓度(mean corpuscular hemoglobin concentration，MCHC）229 g/L。红细胞脆性试验：开始溶血(0.48% NaCl)，完全溶血（0.34% NaCl)。血涂片细胞学检查：粒细胞比例增高，成熟红细胞形态异常，口形红细胞比例 30%，中央浅染区扩大。诊断：遗传性口型红细胞增多症。

思考题：(1) 患儿诊断遗传性口型红细胞增多症的依据有哪些？

(2) 临床补液应首选何种浓度溶液？

2. 思政素材

自古以来，谨慎对待小事被认为是处世修身之道。“千里之堤，毁于蚁穴”。小事小节被忽略，可能会造成无法挽回的后果。医学生应养成一丝不苟、精益求精的习惯，细心与严谨应成为医务工作者的工作原则。

【实验目的】

1. 掌握

测定红细胞渗透脆性的方法。

2. 了解

红细胞在不同浓度的低渗 NaCl 溶液中的形态变化；细胞外液渗透压对维持红细胞正常形态和功能的重要性。

【实验原理】

红细胞渗透脆性是指红细胞在低渗盐溶液中发生肿胀破裂的特性，可反映红细胞对低渗盐溶液的抵抗能力。当红细胞悬浮于等渗 NaCl 溶液中，其大小和形态可保持不变；悬浮于低渗 NaCl 溶液中，细胞内液渗透压大于细胞外溶液渗透压，细胞发生“吸水”而膨胀，甚至溶血。

将血液滴入不同浓度的低渗 NaCl 溶液中，开始出现溶血现象的 NaCl 溶液浓度为该血液红细胞的最小抵抗力（正常为 0.42%～0.46% NaCl 溶液），又称红细胞的最大脆性；出现完全溶血的 NaCl 溶液浓度为该血液红细胞的最大抵抗力（正常为 0.28%～0.32% NaCl 溶液），又称红细胞的最小脆性。最大抵抗力（最小脆性）至最小抵抗力（最大脆性）的变化范围，为红细胞的渗透脆性范围。

【实验对象】

家兔，体重 2.5～3.0 kg，雌雄不限。

【实验药品与器材】

1. 实验药品

1% NaCl 溶液，3.8%枸橼酸钠溶液，蒸馏水，75%乙醇。

2. 实验器材

8 号针头，注射器，滴管，试管，试管架，载玻片，显微镜。

【实验步骤】

1. 制备不同浓度的低渗 NaCl 溶液

取 10 支试管，依次编号排列在试管架上，按表 5-3 制成不同浓度的 NaCl 溶液。

表 5-3　不同浓度 NaCl 溶液的配置

试管号	1	2	3	4	5	6	7	8	9	10
1% NaCl/mL	1.40	1.30	1.20	1.10	1.00	0.90	0.80	0.70	0.60	0.50
蒸馏水/mL	0.60	0.70	0.80	0.90	1.00	1.10	1.20	1.30	1.40	1.50
NaCl 浓度/%	0.70	0.65	0.60	0.55	0.50	0.45	0.40	0.35	0.30	0.25

2. 采集血液标本

用注射器从家兔耳缘静脉采集 2 mL 血液，放入预先加入 3.8% 枸橼酸钠溶液的试管中(抗凝剂和血液的容积比为 1∶9)，接着，用滴管向每支试管内滴入 1～2 滴抗凝血，轻轻摇晃试管，使血液与 NaCl 溶液充分混匀，静置 1 h 后观察并记录实验结果。

【实验项目】

1. 判断溶血情况

观察每支试管中溶液的颜色与透明程度，按以下标准判断有无溶血情况：

(1) 试管中液体分层，如上层呈无色或淡黄色，下层呈混浊红色，则表示红细胞没有发生溶血。

(2) 试管中液体分层，如上层呈淡红色清透，下层呈混浊红色，则表示部分红细胞破裂溶解，为不完全溶血。

(3) 试管中液体不分层，完全呈红色清透液体，管底无细胞沉积，则表示红细胞全部破裂溶解，为完全溶血。

2. 记录红细胞的渗透脆性范围

开始出现溶血时的低渗 NaCl 溶液浓度和完全溶血时的低渗 NaCl 溶液浓度之间的范围，即为红细胞的脆性范围。

3. 观察红细胞形态

分别取上述两个试管中的红细胞悬浮液 1 滴，滴在载玻片上，盖上盖玻片，在显微镜下观察并比较红细胞的形态。

【注意事项】

(1) 确保每支试管 NaCl 溶液的浓度准确且容量一致。

(2) 严格控制每支试管内滴入的血液量。

(3) 加入血滴后，轻轻摇匀溶液，切勿剧烈振荡，避免人为造成溶血。

【思考题】

(1) 临床补液时为何首选等渗溶液?

(2) 简述红细胞渗透脆性实验的临床意义。

(哈尔滨医科大学 魏 璨)

附录：正常值参考范围

白细胞（WBC)：(3.5～9.5)$\times 10^{9}$/L

红细胞（RBC)：(3.8～5.1)$\times 10^{12}$/L

血红蛋白（Hb)：115～150g/L

红细胞平均体积（MCV)：80～90fl

红细胞平均血红蛋白浓度（MCHC)：310～370g/L

红细胞渗透脆性试验开始溶血：0.42%～0.46%氯化钠溶液

红细胞渗透脆性试验完全溶血：0.28%～0.32%氯化钠溶液

实验30 药物血浆浓度的测定及半衰期的计算

【病例与思政】

1. 病例导入

女患者，35岁。因情绪失控口服复方对乙酰氨基酚片约50片，随即意识不清，呼之不应，并出现抽搐而入院。分析血液毒物，检出大量氨基比林、非那西丁和少量苯巴比妥及咖啡因药物成分。诊断为药物中毒。入院后禁食禁水，持续吸氧，用2%碳酸氢钠洗胃，导泻，随即进行保护胃黏膜、营养心肌、保护肝脏、营养神经等处理，并纠正电解质紊乱、酸中毒，采用醒脑静联合纳洛酮促醒等综合治疗。住院13天，痊愈出院。

思考题：(1) 导致患者意识不清的原因有哪些？

(2) 急性药物中毒的处理原则是什么？

2. 思政素材

世界卫生组织及中国国家药物不良反应监测中心的统计资料均显示，因用药不当而致死者的数量远高于同期各种传染病的死亡人数。用药不当死亡者大多是药物剂量不当所致。因此，制订和调整个体化的合理用药方案，是药物治疗学发展的必然趋势。

【实验目的】

1. 掌握

药代动力学参数的测定及计算方法。

2. 了解

磺胺类药物在动物体内随时间变化的代谢规律。

【实验原理】

药动学是研究药物在体内的过程和药物浓度随时间变化的规律，多数药物在体内按一级动力学的规律而清除。本实验通过测定磺胺嘧啶钠在血浆中的浓度及清除半衰期，进而了解药物代谢的规律。

药物血浆浓度（C）：血药浓度随时间（t）变化的关系常用C-t曲线表示，0时刻的血药浓度为C_0，t时刻的血药浓度为C_t。

清除半衰期（$t_{1/2}$）：血浆中磺胺嘧啶钠浓度下降一半所需要的时间，就是磺胺嘧啶钠的血浆半衰期$t_{1/2}$，药物的血浆浓度半衰期为$0.693/K_e$（K_e为清除速率常数）。

【实验对象】

家兔，体重2.0～2.5 kg，雌雄不限。

【实验药品与器材】

1. 实验药品

20%乌拉坦溶液，蒸馏水，20%氢氧化钠溶液，20%磺胺嘧啶钠溶液，10%肝素钠溶液，0.2%磺胺嘧啶钠标准液，7.5%三氯醋酸溶液，0.5%亚硝酸钠溶液，0.5%麝香草酚溶液（需要用20%氢氧化钠溶液配制）。

2. 实验器材

分光光度计，离心机，兔类手术器械，兔手术台，动脉夹，动脉插管，婴儿秤，1 mL 和 5 mL 注射器，1 mL、5 mL 和 10 mL 吸管，吸耳球，离心管，试管架。

【实验步骤】

1. 称重、麻醉、保定

以 5 mL/kg 剂量耳缘静脉注射 20％乌拉坦溶液麻醉家兔，然后将其保定在兔手术台上。

2. 游离颈总动脉及插管

方法与本节实验 26 相同。

3. 取血

用 1％肝素化的离心管接动脉血 2 mL，标记待测。家兔耳缘静脉注射 20％磺胺嘧啶钠溶液（2 mL/kg），在给药后 5、15、30、60、90 min 时，分别取动脉血 2 mL，标记待测。

4. 脱蛋白

取各血样 0.2 mL，加入蒸馏水 1.8 mL，立即置入 7.5％三氯醋酸溶液 1 mL 中，充分摇匀后离心，以 1500 r/min 转速离心 5 min，留存各血样上清液 1.5 mL 备用，用另外 1.5mL 进行测定。

5. 配制标准液

将 0.2％磺胺嘧啶钠标准液 0.2 mL 加入 7.5％三氯醋酸溶液 1.8 mL 中，充分摇匀备用。

6. 测定

用分光光度计进行比色，空白管调“0”后，选取波长 480 nm，分别读出标准管和各备用待测管的光密度值（A_{480}），并按照公式计算磺胺嘧啶钠的 $t_{1/2}$（表 5-4）。

$$样品管浓度=\frac{标准管浓度}{标准管吸光度}\times 样品管吸光度\times 稀释倍数$$

表 5-4 各管液体成分

管的类别	测定液/mL	标准液/mL	蒸馏水/mL	0.5％ 亚硝酸钠溶液/mL	0.5％ 麝香草酚溶液/mL
空白管			1.5	0.5	1.0
标准管		1.5		0.5	1.0
测定管(给药前)	1.5			0.5	1.0
测定管(给药后 5 min)	1.5			0.5	1.0
测定管(给药后 15 min)	1.5			0.5	1.0
测定管(给药后 30 min)	1.5			0.5	1.0
测定管(给药后 60 min)	1.5			0.5	1.0
测定管(给药后 90 min)	1.5			0.5	1.0

【实验项目】

（1）清除速率常数 $K_e(\mathrm{min}^{-1})=2.303(\lg C_0-\lg C_t/t)$

（2）半衰期 $t_{1/2}(\mathrm{min})=0.693/K_e$

【注意事项】

（1）每个比色杯要与药液匹配，剂量要准确。

（2）供测定用的血样一定不要污染，更不能被药物污染。

【思考题】

（1）计算血浆浓度和半衰期的意义是什么？

（2）肾脏功能损伤时，药物的代谢动力学将如何变化？

（哈尔滨医科大学　宋英莉）

第二节　人体机能学实验

实验 31　血细胞计数与分类

【病例与思政】

1. 病例导入

女患者，36 岁。因头昏、头痛、耳鸣、心悸、气短、气急、食欲减退、腹胀、恶心而就诊。患者面色苍白，询问病史知其患有十二指肠溃疡 8 年。实验室检查：红细胞数量减少，血红蛋白减少，网织红细胞减少，但白细胞和血小板计数正常。临床初步诊断为：缺铁性贫血。输注琥珀酸亚铁 3 周后，症状缓解。

思考题：（1）血细胞的计数方法和原理是什么？

（2）贫血的诊断依据是什么？

2. 思政素材

贫血严重的患者需要输血，异型输血会导致患者出现凝血反应，甚至死亡。ABO 血型系统的发现是 20 世纪医学上的最重要发现之一，是输血、器官移植、亲子鉴定等的基础。卡尔·兰德斯坦纳是奥地利著名医学家、生理学家，因 1900 年发现了 A、B、O、AB 四种血型中的前三种以及 MN 血型和 P 血型，而获得 1930 年的诺贝尔生理学或医学奖。

【实验目的】

1. 掌握

红细胞和白细胞等血细胞的计数方法。

2. 了解

红细胞和白细胞等血细胞计数的原理及其在临床的应用价值。

【实验原理】

血细胞计数除了可以运用专业的血细胞分析仪器外，也可以使用经典的手工计数法。血细胞数量很多，无法直接计数，需要按照一定的比例适当稀释，然后再运用血细胞计数板，在显微镜下计数。血细胞计数时，为了避免漏数或重复计数，按照“数上不数下，数左不数右”的原则计算压线细胞。

【实验对象】

健康成人志愿者。

【实验药品与器材】

1. 实验药品

75%乙醇。

2. 实验器材

医用一次性采血针，盖玻片，秒表，消毒棉签，血细胞计数板，显微镜，小试管及试管架，微量吸管，移液枪等。

【实验步骤】

1. 血细胞计数稀释液配制

红细胞稀释液配制：氯化钠 0.5 g、硫酸钠 2.5 g、氯化汞 0.25 g、加蒸馏水至 100 mL。

白细胞稀释液配制：冰乙酸 2.0 mL、10 g/L 亚甲蓝（或结晶紫）3 滴、蒸馏水加至 100 mL。

2. 认识血细胞计数板

由一块比普通载玻片厚的特制玻片制成的，玻片中有四条下凹的槽，构成三个平台。中间的平台较宽，其中间又被一短横槽隔为两半，每半边上面刻有一个方格网。方格网上刻有 9 个大方格，其中只有中间的一个大方格为计数室。这一大方格的长和宽各为 1 mm，深度为 0.1 mm，其容积为 0.1 mm^3，即 1 mm×1 mm×0.1 mm 方格的计数板；大方格的长和宽各 2 mm，深度为 0.1 mm，其容积为 0.4 mm^3，即 2 mm×2 mm×0.1 mm 方格的计数板。

实验室常用 XB-K-25 计数板，表示此计数板分 25 个中格；0.1 mm 为盖上盖玻片后计数室的高；1/400 mm^2 表示计数室面积是 1 mm^2，分 400 个小格，每小格面积是 1/400 mm^2。计数室通常也有两种规格：一种是 16×25 型，即大方格内分为 16 中格，每一中格又分为 25 小格；另一种是 25×16 型，即大方格内分为 25 中格，每一中格又分为 16 小格。但是不管计数室是哪一种构造，它们都有一个共同的特点，即每一大方格都是由 16×25＝25×16＝400 个小方格组成。

3. 采血

无菌消毒后，采取耳垂皮肤或环指（无名指）端的毛细血管血液。

4. 稀释

将血细胞加入稀释液中，稀释倍数以便于计数为宜（参考：红细胞一般稀释 100 倍，白细胞一般稀释 20 倍）。

【实验项目】

1. 红细胞计数

红细胞数/L＝N×5×10×稀释倍数（N 为五个中方格的红细胞总数）。

2. 白细胞计数

白细胞数/L＝N×4×10×稀释倍数（N 为四个大方格的白细胞总数）。

【注意事项】

（1）计数前要对计数板的计数室进行镜检，不能有污染。

（2）采血针不能重复使用，避免血液传染性疾病的传播。

【思考题】

（1）影响红细胞计数结果的生理因素有哪些？

（2）影响白细胞计数结果的病理因素有哪些？

（哈尔滨医科大学　宋英莉）

实验 32　出血时间测定

【病例与思政】

1. 病例导入

男患者，8 岁。因不慎擦伤之后持续性渗血数日而就诊。家属诉其本次出血持续 2 周以上，并且患儿之前常出现皮肤黏膜出血。查体：贫血貌，巩膜无黄染，全身浅表淋巴结无肿大，胸骨无压痛，双肺呼吸音清晰，未闻及干湿啰音；心律齐，未闻及杂音；腹平软，无压痛，肝脾无肿大；双下肢无水肿及关节肿胀、压痛、活动障碍；皮下出血，形成血肿。实验室检查结果：白细胞 5.6×10^9/L，红细胞 2.45×10^{12}/L，血红蛋白 79 g/L，血小板 251×10^9/L，网织红细胞比值 8.03%，网织红细胞绝对值 200.1×10^9/L，活化部分凝血活酶时间 111.1 s，Ⅷ因子活性 580%，Ⅸ因子活性 5%。临床诊断：血友病。

思考题：（1）什么是凝血时间？其检测方法有哪些？

（2）血细胞及血小板对出血时间的影响如何？

2. 思政素材

献血是爱心奉献的体现，可帮助患者解除病痛，有利于抢救生命，其价值是无法用金钱来衡量的，无偿献血是无私奉献、救死扶伤的崇高行为，是我国血液事业发展的总方向。世界卫生组织和国际红十字会与红新月会国际联合会一直向世界各国呼吁医疗用血采用无偿献血的原则。

【实验目的】

1. 掌握

用滤纸片法测定出血时间。

2. 了解

血小板和毛细血管功能对出血时间的影响。

【实验原理】

血液从血管被刺破流出到自行停止出血所需要的时间称为出血时间。它与毛细血管的收缩、血小板黏附与聚集、血管活性物质的释放和血栓形成等有关，测定出血时间可以检查止血过程是否正常，可反映毛细血管和血小板的功能。

【实验对象】

健康成人志愿者。

【实验药品与器材】

1. 实验药品

75%乙醇。

2. 实验器材

医用一次性采血针，滤纸条，秒表，消毒棉签。

【实验步骤】

1. 消毒

用消毒棉签蘸取75%乙醇，按照无菌术消毒受试者耳垂或指尖以及操作者大拇指、食指和中指的指端和腹侧，等待乙醇自然挥发。

2. 采血

用医用一次性采血针刺入皮肤2～3 mm，不要挤压，让血液自行流出，用秒表立即开始记录时间。

【实验项目】

1. 记录

每间隔30 s用滤纸条吸取采血部位自行流出的血滴（血滴在滤纸条上面依次排列），当血滴不再流出时停止记录。注意记录全程中滤纸条不要触碰刺入点的伤口，以免发生伤口污染和因挤压伤口而影响测量结果的准确性。

2. 出血时间计算

记录开始出血到停止出血的时间，或以滤纸条上的血滴点数乘以30 s来计算，出血时间＝点数×30 s，正常值范围1～4 min。

【注意事项】

（1）各种实验用品要严格消毒，避免传染病。

（2）若出血时间超过15 min，立即终止实验，并进行止血。

（3）用采血针针刺耳垂或手指时，不宜太浅。

【思考题】

（1）测定出血时间的临床意义是什么？

（2）正常生理性止血的过程是什么？

（3）如果人的出血时间长，其凝血时间会如何变化？

（哈尔滨医科大学 宋英莉）

附录：正常值参考范围

白细胞：(3.5～9.5)×10^9/L

红细胞：(3.8～5.1)×10^{12}/L

血红蛋白：115～150g/L

血小板：(125～350)×10^9/L

网织红细胞比值：5%～15%

网织红细胞绝对值：(24～84)×10^9/L

活化部分凝血活酶时间（activated partial thromboplastin time，APTT）：男性 31.5～43.5 s；女性 32～43 s

FIB：1.75～5.54/L

Ⅷ因子活性：77.3%～128.7%

Ⅸ因子活性：67.7%～128.5%

实验 33 凝血时间测定

【病例与思政】

1. 病例导入

男患者，12 岁。摔伤后皮肤黏膜出血，伴持续渗血长达 4 周而就诊；关节肿胀、压痛、活动障碍；皮下出血，形成血肿。实验室检查：血小板计数正常，出血时间正常，凝血时间延长，激活的部分凝血活酶时间延长，凝血因子Ⅷ促凝活性降低。临床初步诊断为：血友病，输注浓缩凝血因子后，症状暂时消除。

思考题：(1) 什么是凝血时间？其检测方法有哪些？

(2) 什么是凝血因子？它有哪些种类？影响血液凝固的因素有哪些？

2. 思政素材

白血病西医常用放化疗治疗。

我国医务人员联合应用三氧化二砷和全反式维甲酸治疗急性早幼粒细胞白血病取得很好疗效。祖国医学和西医都在该疾病治疗中发挥重要作用，医学生要在理论及临床实践中汲取中西医两家之所长，以解决二者都不能独立解决的问题，造福患者。

【实验目的】

1. 掌握

用玻片法测定凝血时间。

2. 了解

判定血液凝固的过程正常与否。

【实验原理】

血液从被刺破血管流出到凝固所需要的时间称为凝血时间。它反映血液本身的凝固过程。时间长短与各种凝血因子的含量和功能等有关，而与血小板的数量及毛细血管的脆性关系较小。测定凝血时间可以检查凝血第一阶段的内源性途径是否存在障碍。

【实验对象】

健康成人志愿者。

【实验药品与器材】

1. 实验药品

75%乙醇。

2. 实验器材

医用一次性采血针，载玻片，秒表，大头针，消毒棉签。

【实验步骤】

1. 消毒

用消毒棉签蘸取75%乙醇，按照无菌术消毒受试者耳垂、指尖或大拇指、食指和中指的指端和腹侧，等待乙醇自然挥发。

2. 采血

用医用一次性采血针刺入皮肤约2～3 mm，不要挤压，让血液自行流出到玻片上，用秒表立即开始记录时间。

【实验项目】

1. 记录

每间隔30 s用大头针按照相同方向挑血滴一次，直至挑起细纤维状血丝为止，从血液流出开始至挑起纤维状血丝为止的时间为凝血时间。

2. 凝血时间计算

出血时间＝挑血滴次数×30 s，正常值范围2～8 min。

【注意事项】

（1）每30 s用采血针挑血滴一次，不可太频繁。

（2）每次挑血滴时，勿多方向挑动，以避免破坏血液凝固的纤维蛋白网状结构。

【思考题】

（1）凝血时间的临床意义是什么？

（2）出血时间长的患者，其凝血时间是否也一样延长？

（哈尔滨医科大学　宋英莉）

实验34　ABO血型测定

【病例与思政】

1. 病例导入

男患者，45岁。慢性粒细胞白血病，血型O型，因误输A型血约100 mL而出现寒战、高热、面色苍白、冷汗、中下腹剧痛，尿呈酱油色，急诊入院。入院查体：体温39.0 ℃，脉搏52次/min，呼吸频率32次/min，血压105/30 mmHg，神志清楚，精神极差，大汗淋漓，呼吸急促。咽无充血、颈软、肺呼吸音正常，心率52次/min，律齐，无杂音，心音低而弱。肝、脾未扪及，双肾区叩击痛，肠鸣音正常，肌张力、肌力均减弱。

思考题：（1）为什么误输入A型血，患者会出现上述症状和体征？

（2）血型分为几种类型？

2. 思政素材

医务人员的工作关乎每个患者的生命和健康，责任重大，“细节决定成败”，因此，医学生应该养成严谨认真、仔细负责的工作作风。

【实验目的】

1. 掌握

ABO 血型鉴定方法。

2. 了解

血型鉴定原理。

【实验原理】

根据红细胞膜上是否存在 A 凝集原（A 抗原）和 B 凝集原（B 抗原），可将血液分为 ABO 血型。红细胞膜上只含有 A 抗原的称为 A 血型，只含有 B 抗原的称为 B 血型，含有 A 和 B 两种抗原的称为 AB 血型，A 和 B 抗原均不存在的称为 O 血型。不同血型的人血清中含有不同凝集素（抗体），但不含有与其自身红细胞抗原对应的抗体。红细胞的凝集反应本质是抗原抗体反应。当 A 抗原与抗 A 抗体相遇或 B 抗原与抗 B 抗体相遇时，会发生抗原抗体反应。由于每个抗体有多个抗原结合位点，抗体连接多个带有相同抗原的红细胞，发生凝集反应。因此可以用标准血清者的凝集素与被测者红细胞反应，以确定其血型。

【实验对象】

健康成人志愿者。

【实验药品与器材】

1. 实验药品

A 型和 B 型标准血清，75%乙醇溶液。

2. 实验器材

医用一次性采血针，消毒棉签，双凹玻片，铅笔，尖头滴管，显微镜。

【实验步骤】

1. 标记

取双凹玻片，在两端分别标上 A 和 B，中间标记受试者的号码。

2. 标准血清

在双凹玻片的 A 端和 B 端凹面中分别滴上少许相应标准血清。

3. 消毒

用消毒棉签蘸取 75%乙醇，按照无菌术消毒受试者耳垂、指尖或大拇指、食指和中指的指端和腹侧，等待乙醇自然挥发。

4. 采血

用医用一次性采血针刺入采血部位皮肤 2～3 mm，不要挤压，用消毒后的尖头滴管吸取少量血，分别与 A 端和 B 端凹面中的标准血清混合，放置 1～2 min。

5. 观察鉴定

肉眼观察有无凝血现象，肉眼不易分辨的用显微镜观察，根据凝集现象的有无判断血型。

【注意事项】

（1）从冰箱取出标准血清，待其温度升至室温后再用，用毕后应尽快放回冰箱保存，减少细菌污染。

（2）指端、采血针和尖头滴管务必做好消毒准备。做到一人一针，不能混用。使用过的物品（包括竹签）均应放入污物桶，不得再到采血部位采血。

（3）消毒部位自然风干后再采血，血液容易聚集成滴，便于取血。取血不宜过少，以免影响观察。

（4）采血后要迅速与标准血清混匀以防血液凝固。

【思考题】

（1）母子 ABO 血型不合造成的新生儿溶血机制是什么？

（2）除 ABO 血型外，还有什么血型系统？其特点是什么？

（3）为什么要进行交叉配血试验？

（哈尔滨医科大学　李　弘）

实验 35　血红蛋白含量测定

【病例与思政】

1. 病例导入

女患者，65 岁。进食隔夜剩菜后不久，突然出现头晕、心悸、气短、无力、恶心、呕吐、腹痛。查体：全身抽搐、意识不清，面部及周身皮肤发绀。呼吸频率 45 次/min，心率 142 次/min，呼吸急促，两肺呼吸音粗糙，腹部、四肢正常。经吸氧、呼吸兴奋药、维生素 C 及亚甲蓝（2 mg/kg）治疗后好转，2 天后痊愈出院。对食剩的韭菜馅进行化验，证实它含有亚硝酸盐。

思考题：（1）患者为什么会出现上述症状和体征？

（2）为什么食剩的韭菜馅含亚硝酸盐？

（3）亚硝酸盐对机体的影响如何？

（4）如果测定该患者血液中血红蛋白含量，会有什么异常？

2. 思政素材

《健康中国 2030 规划纲要》指出，健康中国为中国优先发展的国策，而健康生活的指标包括居民健康素养的提高。医生的职责不止是治疗疾病，进行健康生活理念的科普宣传也是每个医务工作者的职责。

【实验目的】

1. 掌握

比色法测定血红蛋白的基本操作规程。

2. 了解

比色法测定血红蛋白的基本原理；血红蛋白含量与疾病关系。

【实验原理】

本实验应用比色法测定血红蛋白含量。血红蛋白是红细胞的主要成分，由珠蛋白和血红素组成。血红素基团中心的亚铁可与氧结合，称为氧合血红蛋白，血液呈现红色。血红蛋白本身的色泽，常随所结合的氧量多少而改变，不便比色。当血红蛋白经少量盐酸的作用，使亚铁血红素变成高铁血红素，其色泽和吸光谱改变，呈稳定的棕色。用水稀释后与标准色比较，即可求出每 100 mL 血液中所含的血红蛋白克数。正常成年男子每 100 mL 血液平均含 14.4 g，女子为 13.1 g。

【实验对象】

健康成人志愿者。

【实验药品与器材】

1. 实验药品

0.1 mol/L 盐酸溶液，蒸馏水。

2. 实验器材

血红蛋白比色计，消毒棉签，医用一次性采血针，血红蛋白吸管，20 mL 血红蛋白稀释管，玻璃棒，滴管，干棉球。

【实验步骤】

(1) 在血红蛋白稀释管内，加 0.1 mol/L 盐酸于刻度 10 处。

(2) 手指消毒后用采血针刺破指尖，用血红蛋白吸管的尖端接触血滴，吸血至刻度 20 mm^3 处 (0.02 mL)，用干棉球擦净吸管口周围的血液。

(3) 将吸管插入含有盐酸的血红蛋白稀释管内，轻轻吹出血液至管底部，反复吸吹多次，使吸管内的血液完全吸入稀释管内。

(4) 摇匀或用小玻璃棒搅匀后，放置 10 min，使盐酸与血红蛋白充分作用。

(5) 把稀释管插入标准比色架两色柱中央的空格中，使无刻度的两侧面位于空格的前后方，便于透光和比色。

(6) 用滴管向稀释管内逐滴加入蒸馏水（每加一滴要搅拌），边滴边观察颜色，直至颜色与标准玻璃色柱相同为止。

(7) 稀释管上液面的刻度读数即为每 100 mL 血液血红蛋白的克数。

【注意事项】

(1) 吹血液入稀释管及洗净吸管时，不宜用力过猛。

(2) 蒸馏水需逐滴加入，多做几次比色，以免稀释过量。

(3) 每次比色时，应将搅拌用的玻璃棒取出，以免影响比色。

(4) 避免操作过程过长而造成吸管内血液凝固堵塞管孔。

【思考题】

(1) 除了比色法，还有没有其他测定血红蛋白的方法？其原理是什么？

(2) 血红蛋白含量异常与哪些病理过程有关？

（哈尔滨医科大学　李　弘）

实验 36　Rh 血型测定

【病例与思政】

1. 病例导入

女患儿，出生 10 天。2 天前发现巩膜黄染，颜面、躯干也逐渐出现黄染。入院体格检查：巩膜、颜面明显黄染，躯干及四肢可见黄染，颜色鲜亮，皮肤无水肿，无出血点及瘀斑。血常规检查结果正常，血型 ORh^+。尿胆原阳性，尿胆红素阴性，血总胆红素 205 μmol/L，肝功能检查无异常，B 超显示肝、脾、胆囊无异常。母亲孕期健康，未服过任何药物，第二胎，正常分娩，家族无肝炎、结核及黄疸病例，血型 ORh^-。诊断：新生儿黄疸。

思考题：（1）Rh 血型是什么？它有哪些特点？

（2）Rh 阳性与哪些疾病相关？

（3）为什么该患儿被诊断为新生儿黄疸？

2. 思政素材

临床医生需构建预防医学理念。医生是卫生保健提供者，也是健康教育的宣传者，要承担健康宣教任务，有效地促进个体健康。对于 Rh^- 的孕妇应进行健康指导，避免新生儿溶血的发生。

【实验目的】

1. 掌握

酶介质法鉴定 Rh 血型的流程。

2. 了解

酶介质法鉴定 Rh 血型的原理。

【实验原理】

人的红细胞上有与恒河猴红细胞相同的抗原，称为 Rh 阳性血型。Rh 血型系统中有 D、C、c、E 和 e 多种抗原，但常规只用抗 D 血清检查有无 D 抗原。当有特殊需要（如家系调查、父权鉴定、配血不合等情况）时，才需用抗 C、抗 c、抗 E、抗 e 等标准血清做全部表型测定。Rh 抗体属 IgG，不能在盐水介质中与红细胞发生凝集。木瓜酸可以破坏红细胞表面带电荷的唾液酸，从而降低红细胞表面电荷，使其得以靠拢，从而发生红细胞凝集。

【实验对象】

健康成人志愿者。

【实验药品与器材】

1. 实验药品

Rh 阳性和 Rh 阴性血细胞，1%木瓜酶（冷藏），抗 D 血清，医用生理盐水。

2. 实验器材

医用一次性采血针，消毒棉签，2 mL 胶头滴管，10 mL 试管，水浴箱，离心机，记号笔，载玻片，显微镜。

【实验步骤】

（1）用医用生理盐水洗涤受试者红细胞及对照红细胞 1 次（有溶血的红细胞除外），以 800 r/min 转速离心 10 min，用医用生理盐水制成 5%红细胞悬液，取红细胞沉淀。

（2）取试管 3 支，分别标记阳性、阴性、待检标记。

（3）用胶头滴管向所有试管内加抗 D 血清各 1 滴。

（4）用胶头滴管在阳性标记管加入阳性红细胞 1 滴，阴性标记管加入阴性红细胞 1 滴，待检标记管加入待检红细胞 1 滴。

(5) 各管加 1% 木瓜酶液 1 滴，混匀，置入 37 ℃水浴箱中 1 h 后，用肉眼观察结果，或取 1 滴在载玻片上，在显微镜下观察。

【注意事项】

(1) 从冰箱取出 1% 木瓜酶、标准血清，待其与室温平衡后再用，用毕后应尽快放回冰箱保存，减少细菌污染。

(2) 指端、采血针和尖头滴管务必做好消毒准备，做到一人一针，不能混用。使用过的物品均应放入污物桶，不得再到采血部位采血。

(3) 消毒部位经自然风干后再采血，血液容易聚集成滴，便于取血。取血不宜过少，以免影响观察。

(4) 采血后要迅速与标准血清混匀以防血液凝固。

【思考题】

(1) 母子 Rh 血型不合造成的新生儿溶血机制是什么？

(2) 如何避免 Rh 血型不合造成的新生儿溶血？

（哈尔滨医科大学　李　弘）

实验 37　交叉配血试验

【病例与思政】

1. 病例导入

男患者，45 岁，车祸致左大腿撕裂伤，腹痛急诊入院。入院检查：患者面色苍白，精神淡漠，意识尚清，全身多处软组织挫伤。左腹股沟处简单包扎，并有大量渗血。血压 105/85 mmHg，心率 96 次/min。B 超示脾破裂，腹腔积血约 600 mL。治疗情况：手术探查左腹股沟处长约 7 cm 撕裂伤口，股动、静脉部分离断，脾破裂，遂行血管修补术和脾摘除术。交叉配血后，术中输血 1000 mL。

思考题：(1) 交叉配血的原理是什么？

(2) 该患者出现上述症状和体征的原因是什么？

2. 思政素材

主侧不凝集，次侧凝集，必要时可少量、慢速输血。临床处理疾病过程中，需根据具体情况分清主要矛盾和次要矛盾。

【实验目的】

1. 掌握

凝聚胺法交叉配血的实验方法。

2. 了解

凝聚胺法交叉配血的原理。

【实验原理】

交叉配血试验包括主实验和副实验两种（即主、次侧）。主实验是用受血者血清与供血者红细胞悬液做试验，以发现受血者血清中是否含有与供血者红细胞反应的抗体，又称直接配合或主侧配合；副实验则是用供血者血清与受血者红细胞作试验，以发现供血者血清中是否有不合抗体，又称间接配合。在血型鉴定的基础上，通过交叉配血试验，进一步证实受血者和供血者之间不存在血型不合的抗原-抗体反应，以保证受血者的输血安全。两侧均不凝集可输血。若供血者红细胞与受血者血清（主侧）发生凝集，应禁止输血；主侧不凝集，次侧（供血者血清与受血者红细胞）凝集，必要时可少量、慢速输血。

【实验对象】

健康成人志愿者。

【实验药品与器材】

1. 实验药品

受血者血浆（抗凝剂），供血者血浆（抗凝剂），医用生理盐水，低离子溶液，凝聚胺溶液，悬浮液。

2. 实验器材

小试管，尖嘴滴管，试管架，显微镜，记号笔等。

【实验步骤】

（1）受血者血浆和供血者血浆静止后，血清和血细胞分层。

（2）标记：标记试管，分别为主侧、次侧、供血者红细胞悬液、受血者红细胞悬液。

（3）2%红细胞悬液：取受血者和供血者红细胞 20 μL，分别加入含有 1 mL 医用生理盐水的标记试管。

（4）主侧管：2 滴供血者 2%红细胞悬液，1 滴受血者血清，混匀，加入低离子溶液 1 mL，凝聚胺溶液 1 mL，充分混匀，以 1500 r/min 转速离心 5 min。

（5）次侧管：1～2 滴供血者血清，2 滴受血者 2%红细胞悬液，混匀，加入低离子溶液 1 mL、凝聚胺溶液 1 mL，充分混匀，以 1500 r/min 转速离心 5 min。

（6）弃上清液，加入悬浮液 500 μL，混匀，涂片后显微镜下观察。

【注意事项】

（1）实验中，每次滴加不同人血清或红细胞时，都应更换滴管，防止血清中抗体拖带，影响实验结果。

（2）溶血标本不得用于交叉配血试验。

（3）实验时，红细胞悬液加入血清后应立即离心，即刻观察结果，不宜在室温下放置，以免影响结果。

（4）冬季室温较低，应将试管保温，以防冷凝集素引起凝集反应而影响结果判定。

【思考题】

（1）为什么要进行交叉配血试验？

（2）交叉配血试验主侧不凝集，次侧凝集，为什么要少量、慢速输血？

（哈尔滨医科大学　李　弘）

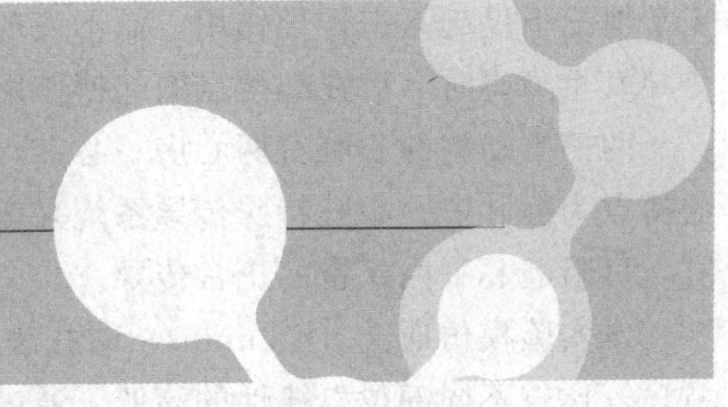

第六章 循环系统

第一节　动物机能学实验

实验 38　蛙心起搏点观察

【病例与思政】

1. 病例导入

男患者，33 岁。在家中死亡，死后 8 h 尸检。心脏重 345 g，左心室壁厚 1.2 cm，右心室壁厚 0.3 cm。左、右心腔轻度扩大，左、右心室肌纤维肥大，间质有纤维结缔组织增生，心肌明显波浪状变性，未见风湿及心肌炎等病变。窦房结体积缩小，结内脂肪浸润，纤维组织增多，具有起搏和传导功能的肌纤维减少，窦房结中央动脉壁轻度增厚。脑有轻度充血水肿，神经细胞变性。脾、肾、胰腺及肾上腺等脏器充血，不同程度自溶，余无特殊发现。死亡原因：病态窦房结综合征所致突发性心律紊乱。

思考题：(1) 窦房结细胞和浦肯野细胞的动作电位有何特征？它产生的离子机制是什么？

(2) 何谓心脏正常起搏点和潜在起搏点？

2. 思政素材

心脏跟随起搏点跳动，而全国各族人民在中国共产党的坚强领导下，万众一心、齐心协力，胜利实现了第一个百年奋斗目标。在向着全面建成社会主义现代化强国的第二个百年奋斗目标迈进的过程中，共青团将始终以党的旗帜为旗帜、以党的意志为意志、以党的使命为使命，坚定"党有号召、团有行动"的政治信念，在民族复兴伟业中贡献青春，再立功勋。

【实验目的】

1. 掌握

通过改变局部温度和结扎的方法，观察蛙心起搏点、心脏不同部位的自律性高低及兴奋传导次序。

2. 了解

窦房结控制潜在起搏点的主要机制。

【实验原理】

哺乳动物窦房结自律性最高，因此窦房结是哺乳动物的心脏起搏点，其他自律性组织在正常情况下仅起兴奋传导作用，而不表现出其自身的节律性，只有当正常起搏点起搏功能或传导发生障碍时，潜在起搏点的起搏作用才显现出来。

两栖类动物的心脏有两心房一心室，在其背面还有一个静脉窦。两栖类动物的心脏正常起搏点为静脉窦。心脏特殊传导系统兴奋传导依赖于结构功能的完整性，在心脏不同部位结扎，可阻断心脏内兴奋的正常传导。

本实验模仿斯氏（Stannius）结扎法来阻断心脏内兴奋的传导，分析蛙类心脏兴奋传导顺序，比较不同部位自律性的高低。通过改变蛙类心脏各部位的局部温度，进一步证明静脉窦是其心脏的起搏点。

【实验对象】

蛙类。

【实验药品与器材】

1. 实验药品

任氏液（林格液）：6.5 g 氯化钠，0.14 g 氯化钾，0.12 g 氯化钙，0.2 g 磷酸氢钠，0.01g 磷酸二氢钠，2 g 葡萄糖（可不加），用蒸馏水定容至 1000 mL。

2. 实验器材

蛙类手术器械一套，蛙心夹，手术线。

【实验步骤】

1. 暴露心脏

取蛙 1 只，用探针破坏脑和脊髓后，将其仰卧保定在蛙板上，从剑突处向两锁骨肩峰端呈“V”形剪开皮肤，并向头端掀开皮肤，用镊子提起剑突软骨，在腹肌上剪开一小口，沿皮肤剪口方向剪开，注意不要伤及内脏器官，剪去胸骨及锁骨，剪开心包膜，充分暴露心脏。

2. 观察心脏的结构

从暴露的蛙心腹面看，其心脏有一个心室，上方有左右两个心房。心室与左、右主动脉相连，房室之间有房室沟，心室右上方有一动脉圆锥和左、右主动脉干。心脏背面可见与心房相连呈灰蓝色的静脉窦，它位于前、后腔静脉汇合处，心房与静脉窦之间有一半月形白线，即为窦房沟。前、后腔静脉与左、右肝静脉的血液流入静脉窦（图 6-1）。

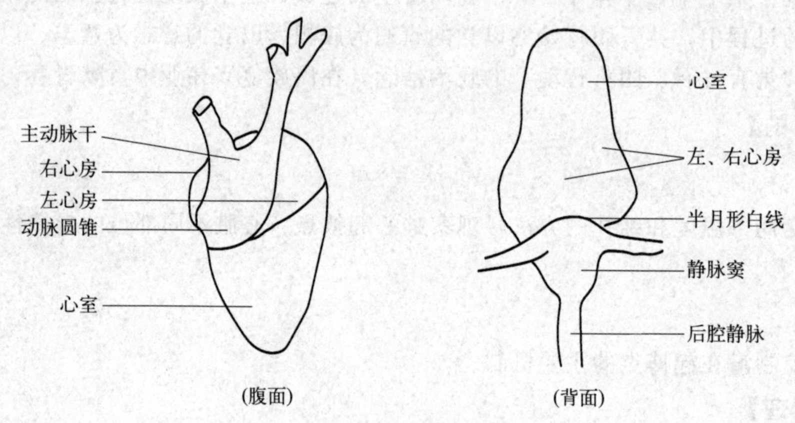

图 6-1 蛙心结构示意图

【实验项目】

(1) 观察静脉窦、心房、心室收缩顺序和记录搏动频率，结果记入表 6-1 中。

(2) 观察局部温度改变对自律性的影响：用盛有 35～40 ℃热水的小试管（或用热水加温小刀柄代替）和冰块分别接触静脉窦、心房和心室约 30 s，采用只改变其中某一局部温度的方法，分别观察和记录对心率的影响（每次改变局部温度后，选三位同学同一时间记录心脏三个部位的频率变化）。

(3) 用结扎法观察蛙心各部位的自律性水平：

①斯氏第一结扎：待心跳次数恢复后，在心脏腹侧主动脉干下穿一根手术线，将心尖翻向头侧，暴露心脏背面，然后用穿于主动脉干下的手术线在窦房沟处结扎，以阻断静脉窦和心房之间的传导，此为斯氏（stannins）第一结扎，观察静脉窦、心房、心室的活动情况，此时心房、心室立即停止跳动，而静脉窦仍照常搏动。待心房和心室恢复搏动后，观察并记录各部分搏动频率的变化，结果记入表 6-1 中。

②斯氏第二结扎：待心房、心室恢复跳动后，用一根手术线沿房室沟作第二次结扎，阻断心房与心室之间的兴奋传导，此为斯氏第二结扎，观察静脉窦、心房、心室的活动情况，此时心房仍以原节律搏动，心室则停止搏动。待心室恢复搏动后，观察并记录各部分搏动频率的变化，结果记入表 6-1 中。

表 6-1　不同条件及不同结扎状态下蟾蜍心脏不同部位的跳动频率（次/min）

记录部位	正常	35～40 ℃			冰块			斯氏第一结扎	斯氏第二结扎
		静脉窦	心房	心室	静脉窦	心房	心室		
静脉窦									
心房									
心室									

【注意事项】

(1) 破坏蛙的脑和脊髓要完全。提起和剪开心包膜时要细心，避免损伤心脏。

(2) 实验过程中经常给心脏滴加任氏液，保持心脏外表湿润。在改变心脏某局部温度操作中，所接触的局部位置要准确，并可暂时不滴任氏液，尽量减少该局部温度过快波及其他部位而影响效果。

(3) 作第一结扎时，结扎线应准确地扎紧窦房沟，不能扎住静脉窦。做第二结扎时只能结扎房室沟，不能结扎心房或心室。

(4) 每次结扎不宜扎得过紧过死，以刚能阻断兴奋传导为宜。如结扎后心跳迟迟不能恢复，可用玻璃分针轻触心房、心室，以助恢复。

【思考题】

(1) 斯氏第一结扎和斯氏第二结扎的区别是什么？心房和心室如何变化，说明什么？

(2) 当静脉窦局部温度发生变化时，心率如何变化？与改变心房或心室局部温度所引起的效应有什么不同？

（齐齐哈尔医学院　林　岩）

实验 39 期前收缩与代偿间歇

【病例与思政】

1. 病例导入

女患者，38 岁。因反复胸闷、心悸 30 余天来我院就诊，诉 30 多天前突发胸闷、心悸，伴气促，呈阵发性，可自行缓解，每次持续几分钟。患者自述有阵发性胸闷、心悸、气短，失眠，入睡困难，易疲乏。查体：血压 115/76 mmHg，双肺无异常，心率 125 次/min，律齐，无杂音。经 24 h 动态心电图检查示：室性早搏。临床诊断：室性期前收缩。

思考题：(1) 何为期前兴奋和期前收缩？二者产生的机制是什么？

(2) 心肌细胞兴奋性的周期性变化有何意义？

2. 思政素材

除了病理情况，正常人不良的生活习惯、不规律的作息、精神过度紧张或者过度疲劳等，都有可能引起期前收缩。一般偶发的期前收缩不会引起不适，但频发的期前收缩可并发晕厥、心绞痛、心力衰竭等，影响人类健康。因此要养成良好的、健康的生活方式，注意休息，劳逸结合。

【实验目的】

1. 掌握

学习在体蛙心心搏曲线的记录方法，并观察心脏在兴奋过程中兴奋性的变化。

2. 了解

兴奋性的周期变化。

【实验原理】

心肌兴奋性的特点在于其有效不应期特别长，约相当于整个收缩期和舒张早期。在心脏的收缩期和舒张早期内，无论给予多大的刺激均不能引起心肌兴奋和收缩。但在有效不应期后，若额外给予心室一个较强的阈上刺激，就可以在正常节律性兴奋到达之前，产生一次提前出现的兴奋和收缩，分别称为期前兴奋和期前收缩。期前兴奋也有其自身的有效不应期，当紧接在期前兴奋后的一次窦房结兴奋传到心室时，如果正好落在期前兴奋的有效不应期内，则此次正常下传的窦房结兴奋将不能引起心室的兴奋和收缩，即形成一次兴奋和收缩的“脱失”，须待下一次窦房结的兴奋传来时才能引起兴奋和收缩。这样，在一次期前收缩之后往往会出现一段较长的心室舒张期，称为代偿间歇。

【实验对象】

蛙类。

【实验药品或器材】

1. 实验药品

任氏液。

2. 实验器材

BL-420I 系统，刺激电极，张力换能器，铁架台，蛙类手术器械一套，蛙心夹，吸管，手术线。

【实验步骤】

1. 暴露心脏

操作方法与实验 38 相同。

2. 连线

在心室舒张期用系有手术线的蛙心夹夹住心尖约 1 mm，再将手术线系到张力换能器的弹簧片上，调整张力换能器，使手术线松紧适度。将刺激电极与心室密切接触。换能器连接 BL-420I 系统的输入通道。

3. 计算机操作

启动电脑，进入 BL-420I 系统，选择“期前收缩-代偿间歇实验”，选择“张力”信号，设置“刺激方式”为单刺激，设置适当的刺激强度，进行实验观察。

【实验项目】

(1) 记录一段正常的心搏曲线，观察曲线的收缩期和舒张期。

(2) 在心室收缩期给予单个中等强度的阈上刺激，观察是否有变化。

(3) 分别在心室舒张期的早、中、晚期给予心室单个同等强度的刺激，观察心搏曲线是否有变化，有无期前收缩和代偿间歇。

(4) 输出、打印典型曲线并进行分析。

【注意事项】

(1) 破坏脑和脊髓要完全，以免下肢活动干扰记录。

(2) 放置蛙心夹时，勿夹破心室。蛙心夹与张力换能器间的连线一定要垂直，且与心轴一致，并有一定的紧张度。注意不可拉得太紧，以免描记曲线的基线过于偏离而不能正常描记。

(3) 注意经常滴加任氏液，以保持蛙心适宜的环境。

(4) 在刺激蛙心之前，先用刺激电极刺激腹部肌肉以检查电刺激是否有效。每次刺激之前至少要有 2～3 次正常心搏曲线，以便对照。

【思考题】

(1) 产生期前收缩和代偿间歇的机制是什么?

(2) 在一次心肌兴奋过程中，兴奋性的周期变化可分为几个期?

(3) 心肌兴奋后的兴奋性变化的特点是什么? 它对心泵功能有何意义?

（齐齐哈尔医学院　林　岩）

实验 40　蛙心灌流

【病例与思政】

1. 病例导入

男患者，70 岁。因体重下降半年，四肢麻木半年，加重伴四肢无力 10 天来院治疗。2 年前查血糖为 18.0 mmol/L，诊断为糖尿病。实验室检查：即刻血糖浓度 9.0 mmol/L。生化检查：钠离子 135 mmol/L，钾离子 9.9 mmol/L。血气分析：pH 7.28。心电图检查显示：心率 42 次/min，Ⅲ度房室传导阻滞，QRS 波增宽为 0.16 s，T 波高尖。临床诊断：2 型糖尿病，重度高血钾，代谢性酸中毒，Ⅲ度房室传导阻滞。

思考题：(1) 心室肌细胞的动作电位有何特征？它产生的离子机制是什么？

(2) 心电图各波段和间期的意义是什么？

2. 思政素材

正常的生命活动依赖于机体内环境相对稳定，也离不开人体内环境与外界自然环境、社会环境的和谐统一。1972 年 10 月第 27 届联合国大会确立每年 6 月 5 日为世界环境保护日，表达了人类对美好环境的向往和追求。

【实验目的】

1. 掌握

学习蛙心灌流方法。

2. 了解

观察内环境理化因素的变化对心脏活动的影响，加深理解内环境相对稳定对心脏正常活动的重要意义。

【实验原理】

心脏具有自动节律性的收缩活动特性，其正常节律性活动需要一个适宜的内环境，内环境的相对稳定是维持心脏正常活动的先决条件。在适宜的环境中和一定时间内，失去神经支配的离体蛙心仍能产生正常的节律性兴奋和收缩活动。若改变灌流液的理化特性，如改变 Ca^{2+}、K^{+} 等离子的浓度、温度和 pH，则导致心脏活动增强或减弱。此外，心脏受心交感神经和心迷走神经双重支配，交感神经兴奋时，其末梢释放的递质是去甲肾上腺素，作用于心肌细胞膜上的 β_1 受体，使心率加快，心肌收缩力增强，传导加快；而迷走神经兴奋时，其末梢释放的递质是乙酰胆碱，作用于心肌细胞膜上的 M 受体，使心率减慢，心肌收缩力减弱，传导减慢。外源性给予去甲肾上腺素或乙酰胆碱可产生类似心交感神经或心迷走神经兴奋时对心脏的作用。

【实验对象】

蛙类。

【实验药品与器材】

1. 实验药品

任氏液，无钙任氏液，0.65% NaCl 溶液，2% $CaCl_2$ 溶液，1% KCl 溶液，5%洋地黄，0.01%去甲肾上腺素溶液，0.01%乙酰胆碱溶液，2.5% $NaHCO_3$ 溶液，3%乳酸溶液。

2. 实验器材

BL-420I 系统，铁架台，双凹夹，试管夹，张力换能器，蛙类手术器械一套，蛙心夹，蛙心插管，小烧杯，吸管，手术线，玻璃分针。

【实验步骤】

1. 手术

(1) 暴露心脏：操作方法与实验 38 相同。

（2）离体蛙心制备：仔细辨别心脏周围的大血管。先用手术线分别结扎右主动脉和左、右肺静脉及前、后腔静脉。也可在心脏的下方绕一手术线，将上述血管一起结扎，但一起结扎时须特别小心，切勿损伤静脉窦，以免引起心脏停搏。在左主动脉下方穿一手术线备用，眼科剪于左主动脉近动脉圆锥处，剪开一个约为血管直径 1/3 大小的斜形切口。待血液流出，用任氏液冲洗干净，以防止血液凝固，由此插入盛有任氏液的蛙心插管，插至动脉圆锥时稍向后退，在心室收缩时沿心室后壁方向向下经主动脉瓣插入心室腔内。若插管内的液面随着心搏而上下移动，说明蛙心插管已进入心室，用穿于左主动脉下的手术线结扎固定插管。反复吸去蛙心插管内的血液，用任氏液冲洗，直到无血液残留为止。轻轻提起蛙心插管，将心脏周围的组织剪掉，将心脏游离出来。

2. 连接记录装置

将制备好的离体蛙心标本用试管夹固定于铁架台上，将系有手术线的蛙心夹于心脏舒张期夹住心尖，再将手术线连到张力换能器的弹簧片上，调节装置，使蛙心与传感器之间的连线有一定的紧张度。打开计算机，运行 BL-420I 系统，进入“实验项目”→“循环实验”→“离体蛙心灌流”实验菜单，调置好各项参数。可根据实验记录的波形调节增益和扫描速度，使蛙心收缩曲线至最佳观察形态。

【实验项目】

1. 描记正常心博曲线

注意观察心搏频率、强度及心室收缩和舒张程度。曲线的疏密代表心跳的频率，曲线的规律性代表心跳的节律性，曲线的幅度代表心室收缩的强弱，曲线的顶点水平代表心室收缩的程度，曲线的基线代表心室舒张的程度。

2. 温度的影响

（1）将插管内的任氏液吸出，换成 40 ℃的任氏液，观察心搏曲线的变化，同时做好标记，待出现变化后，更换室温任氏液使心搏曲线恢复。

（2）将插管内的任氏液全部换上 4 ℃的任氏液，观察、换液同上。

3. 离子的影响

（1）吸出插管内全部任氏液，换入 0.65% NaCl 溶液，描记心搏曲线，待效应明显后，将灌流液全部吸出，换入新鲜任氏液，直至心脏收缩曲线恢复正常。

（2）在灌流液内加入 2% $CaCl_2$ 溶液 1～2 滴，观察曲线的变化。待效应明显后，换液同上。

（3）在灌流液内加入 1% KCl 溶液 1～2 滴，观察曲线的变化。待效应明显后，换液同上。

4. 递质的作用

（1）在灌流液内加入 0.01%去甲肾上腺素 1～2 滴，观察心搏曲线的变化。待效应明显后，换液同上。

（2）在灌流液内加入 0.01%乙酰胆碱 1～2 滴，观察心搏曲线的变化。待效应明显后，换液同上。

5. 酸碱度的影响

滴加 3%乳酸溶液 1 滴于灌流液中，观察心搏曲线的变化。待作用明显后，再滴加 2.5% $NaHCO_3$ 溶液 1～2 滴于灌流液中，观察心搏曲线的变化，待效应明显后，换液同上。

6. 药物的影响

换无钙任氏液，观察心搏曲线的变化，待曲线稳定时向插管内加入 1～2 滴 5%洋地黄，观察洋地黄对心脏收缩的作用。

记录每个观察项目的变化曲线并作标记后，停止实验，保存文件，然后重新打开文件，选定理想的实验结果进行剪切并打印。

【注意事项】

(1) 制作蛙心标本时，勿损伤静脉窦，插管时不可硬插或插得过深，以免损伤心肌。蛙心夹应一次夹住心尖，不宜反复多次以致损伤心脏。蛙心夹与张力换能器弹簧片的连线应略成一定的倾斜度，以防止溶液滴入传感器。

(2) 在各观察项目中，液面高度应保持一致，静脉插管内灌流液的液面高度应适宜，一般为 1.5～2.0 cm，以免加重心脏负担。

(3) 描记曲线时，每次换液或加试剂均应打标记。每进行一观察项目时，先记录一段正常对照曲线，然后再加入待试液并记录。

(4) 加试剂时，每次不宜过多，先加 1～2 滴，如作用不明显再适量补加。当每种化学药物作用已明显时，应立即将蛙心插管内液体吸出后换任氏液数次，以免心肌受损。须待心跳恢复正常后才能进行下一实验项目（但加乳酸溶液后，等心跳变化明显时，立即加入碳酸氢钠溶液）。

【思考题】

(1) 分析去甲肾上腺素和乙酰胆碱对心脏活动的影响及机制。

(2) 分别分析 Ca^{2+}、K^{+}、H^{+} 对心脏活动的影响及机制。

(3) 分析洋地黄对心脏活动的影响及机制。

（齐齐哈尔医学院 林 岩）

实验 41 心肌细胞动作电位与心电图的同步测量

【病例与思政】

1. 病例导入

男患者，31 岁。患有病毒性心肌炎。室性心率与窦性心率交互穿插，窦性心率为 88 次/min；R1、R5、R10、R11 之前均可见相关 P 波，P-R 间期为 0.16s，QRS 波形态正常，为窦性心率；室性最短 P-R 间距为 0.52 s，长 P-R 间距为短 P-R 间距的整数倍。异位心率为 109 次/min，较窦性心律略快，二者各有其自身规律。其室性 QRS 时间<0.12 s。心电图诊断：并行心率性室性心动过速。

思考题：(1) 如何根据心电图计算 P-R 间期？

(2) 根据心电图计算窦性心率和室性心率，二者进行比较，可能得到什么结果？

2. 思政素材

同步记录蛙心室肌细胞动作电位与心电图，能够让学生们自己体会到动作电位这个号令几乎同步且迅速地传达到每一个心室肌细胞。号令的统一确保了心室肌细胞的同步收缩，产生合力克服面临的巨大阻力（主动脉血压），从而实现推动血液循环的功能。同理，全国各族人民在中国共产党的领导下，团结一致，凝心聚力，能够战胜一切困难，实现中华民族伟大复兴的中国梦。

【实验目的】

1. 掌握

用玻璃微电极技术测定蛙在体心室肌细胞动作电位的方法；标准Ⅱ导联记录体表心电图的方法。

2. 了解

心室肌细胞动作电位与心电图 QRS 波在时间上的对应关系。

【实验原理】

心脏的收缩与舒张，由心肌细胞动作电位这一生物电信号控制。心电图是所有心肌细胞动作电位在体表的表现形式。利用电生理学技术记录得到的心电图能够反映心脏兴奋的产生、传导和恢复过程中的生物电变化。通过同步观测心肌细胞动作电位及心电图的波形，可深入体会二者在时间上的对应关系。心电图可作为心脏活动无创伤的、客观的观察指标。心脏发生病变时，在患者感觉异常和心脏出现形态学变化之前，往往心电图已有变化，例如，冠心病早期的心肌缺血、心肌炎所致的心肌损伤等。

【实验对象】

蛙类。

【实验药品与器材】

1. 实验药品

3 mol/L KCl 溶液，任氏液。

2. 实验器材

蛙手术器械一套，微电极操纵器，微电极拉制器，玻璃毛细管，漂浮电极，BL-420I 系统。

【实验步骤】

1. 漂浮玻璃微电极的制备

将 3 mol/L KCl 溶液注入尖端直径 1～2 μm 的玻璃微电极中，再将漂浮电极夹持器弹簧下端的银丝插入微电极内，直至轻推不动为止，此即漂浮玻璃微电极。其作用是使夹持器弹簧振动与心脏的搏动同步，减小电极尖端对心肌细胞的伤害。

2. 捣毁脑和脊髓

详细步骤见第一篇第一章第五节。

3. 倒三角形暴露心脏

用大头针保定蛙四肢，使其以仰卧位保定于蛙板上。以颈部横切线为三角形底边，心尖部稍向下位置为三角形顶点，向左、右两侧锁骨外侧方向剪开皮肤，使心脏呈一倒三角形，充分暴露。根据需要，滴加任氏液于心脏表面。

4. 启动记录系统

开启 BL-420I 系统，进入同步记录心电图与心室肌细胞动作电位界面。将心肌细胞动作电位连接线连接到 1 通道，将心电图连接线连接到 2 通道。

5. 记录动作电位

先将参考电极接在心脏附近的皮肤或肌肉组织上，然后使漂浮微电极尖端垂直对准心尖表面，使微电极慢慢下移，借助心脏跳动的弹力将漂浮微电极尖端刺入心尖部，此时通道1界面即出现心室肌细胞动作电位的波形。

6. 用标准Ⅱ导联方式记录心电图

将大头钉经由皮肤穿过蛙右前肢和两后肢，然后白色鳄鱼夹（负极）接右前肢大头钉，红色鳄鱼夹（正极）接左后肢大头钉，黑色鳄鱼夹（地线）则与右后肢连接，此时第2通道界面上即显示心电图。

7. 信号同步

将通道1界面的动作电位信号与通道2界面的心电图信号同步化。

【实验项目】

1. 心电图记录与分析

按标准Ⅱ导联方式记录心电图，对描述心电图的相关参数进行分析。

2. 心室肌细胞动作电位记录与分析

辩认动作电位去极化和复极化过程，区分动作电位的5个时相，测量0期振幅与动作电位时程。

3. 心电图与心室肌细胞动作电位的同步化

观察动作电位与心电图在时间上的关系，特别注意0期起始与QRS波起始的对应关系。

【注意事项】

（1）为避免肌肉电活动对心电图的影响，捣毁蛙脑和脊髓一定要彻底。

（2）确保微电极尖端没有气泡。

（3）肺泡过度膨胀时，可刺破肺泡，使之塌陷，有利于充分暴露心脏。

（4）开胸手术过程中，切勿伤及心脏并谨防出血过多。

【思考题】

（1）心室肌细胞与神经纤维动作电位有何差别？解释形成心肌细胞动作电位各时相的离子机制。

（2）心室肌细胞如何实现同步兴奋？

（3）单个心室肌细胞动作电位与心电图之间有何关系？说明了什么？

（厦门大学医学院 戚 智）

实验42 心血管活动的神经-体液调节

【病例与思政】

1. 病例导入

男患者，35岁。自述近5年常出现间断性头晕、头痛，无胸痛、恶心、呕吐等症状。血压170/120 mmHg。担心一旦服药就无法停药，平时未用药，也不监测血压。因工作压力大，平时常熬夜，作息不规律，缺乏运动，饮酒。在和朋友聚会饮酒过程中，突然出现头昏脑胀，言语不利，右侧肢体无力，自觉持筷不稳，不能自行走路，无恶心呕吐，无意识障碍及肢体抽搐。入院后查体：血压 170/105 mmHg，意识清楚，说话不利索，左侧肢体勉强可以抬起，维持时间不超过 5 s。头颅 CT 检查示左基底节区脑出血，出血量约 15 mL，门诊以脑出血收住院。

思考题：(1) 正常血压值是多少？你对本病例的诊断是什么？依据是什么？

(2) 高血压患者的健康管理有哪些？

2. 思政素材

健康的生活方式对正常的心血管活动和心脑血管疾病的发生有着重要的影响。“健康中国 2030 规划纲要”指出推进健康中国建设，要坚持预防为主，推行健康文明的生活方式，减少疾病的发生。因此医学生要培养担当和使命意识，多参与公益活动和宣传，使人们认识到健康生活对人体机能活动的影响，以降低心脑血管疾病的发生率。

【实验目的】

1. 掌握

家兔颈总动脉插管术和动脉血压记录方法；以动脉血压为观察指标，观察神经体液因素对心血管活动的调节作用，分析其机制。

2. 了解

家兔心电图的描记方法和各波形的生理意义。

【实验原理】

心脏和血管的活动受神经、体液和自身调节机制的调控，从而适应各器官、组织在不同情况下对血流量的需要，协调进行各器官之间的血流分配。心脏和血管平滑肌都受自主神经支配。支配心脏的交感神经和迷走神经兴奋后，节后纤维末梢分别释放去甲肾上腺素和乙酰胆碱，通过作用于心脏的 β_1 受体和 M 受体而改变心脏的活动，影响心输出量和血压。心血管活动还受血液中化学物质和某些血管活性物质的调节，肾上腺素通过激动 α 和/或 β 受体影响心脏和血管的活动，改变心输出量和外周阻力，进而影响动脉血压。外源性给予乙酰胆碱可产生类似心迷走神经兴奋时的心脏抑制效应，并激动血管内皮细胞上的 M 受体，释放一氧化氮，舒张血管，降低外周阻力，从而降低动脉血压。本实验以动脉血压和心率为指标，在整体情况下观察一些神经-体液因素对心血管活动的调节。

【实验对象】

家兔，体重 2.5～3.0 kg，雌雄不限。

【实验药品与器材】

1. 实验药品

20％乌拉坦溶液，1000 U/mL 肝素生理盐水，125 U/mL 肝素生理盐水，医用生理盐水，0.01％盐酸肾上腺素溶液，0.01％氯化乙酰胆碱溶液。

2. 实验器材

BL-420I 系统，心电记录电极，保护电极，压力换能器，兔解剖台，婴儿台秤，静脉输液架，哺乳类动物手术器械一套，玻璃分针，气管插管，动脉插管，静脉插管，动脉夹，医用三通，注射器，针头，静脉输液针，静脉输液器，纱布，75%乙醇棉球，手术线。

【实验步骤】

1. 准备工作

(1) 将动脉插管通过医用三通与压力换能器相连，用注射器向换能器和插管内充入 125 U/mL 肝素生理盐水，排净空气，确认换能器及医用三通无漏气、漏液后，将医用三通关闭备用。

(2) 将静脉插管通过医用三通与静脉输液器相连，将医用生理盐水瓶悬挂于输液架上，连接上输液器并排净空气备用。

2. 动物麻醉及保定

称重家兔，经耳缘静脉注射 20%乌拉坦溶液 5 mL/kg，实施全身麻醉，麻醉成功后将其仰卧位保定于兔手术台上。

3. 手术操作

(1) 气管（可不做）、左颈外静脉和颈总动脉插管术：方法与第一篇第一章第四节相同。静脉插管后调整输液速度 5～10 滴/min，经输液管注入 1000 U/mL 肝素生理盐水溶液 (1 mL/kg)。

(2) 分离神经：找到右侧颈总动脉鞘，分离减压神经及迷走神经（长约 3 cm），每根神经下方穿两根手术线备用。分离完成后，将神经周围的血液清除干净，以防影响神经的兴奋性，并将浸有温热医用生理盐水的纱布覆盖于神经上。

4. 装置连接

(1) 将心电记录电极分别插入家兔四肢皮下，连接电信号输入线，联接方法：右前肢（白色）、右后肢（黑色）、左后肢（红色）。

(2) 将压力换能器的输入插头与 BL-420I 系统 1 通道相连，将心电输入线的输入插头与 2 通道相连。打开计算机，启动 BL-420I 系统。记录时需要松开动脉夹，医用三通保持动脉插管与换能器相通状态。

5. 仪器操作

(1) 进入 BL-420I 系统，选择自定义实验，1 通道选择“压力”，2 通道选择“电信号”，两个通道同步设定：扫描速度 1 s/div，滤波频率 30 Hz。其余参数设置视实验情况具体调整。单击“开始实验”按钮。调节波形的位置、幅度和宽度，使曲线适合观察。观察记录正常的心电和血压波动曲线。

(2) 数据分析及处理：将鼠标置于通道波形显示区的右上方，双击鼠标左键，可实时显示收缩压、舒张压、平均压、心率、脉压差等数值。

(3) 标记曲线：在“开始”菜单下的“添加标签”中输入实验标签内容，在波形变化明显处单击“添加标签”按钮；在通道波形显示区，用鼠标右键选“实验标签”菜单，出现“添加”对话框，在其中输入实验标签内容，在波形变化明显处单击“确定”按钮。

(4) 停止和保存实验：实验结束后，单击“停止”按钮，保存数据文件。

【实验项目】

(1) 观察并记录正常血压、心率及心律的变化。识别血压曲线的一级波、二级波，并观察是否出现三级波。

一级波（心搏波）：由心室舒缩引起的血压波动，收缩期为曲线上升支，舒张期为曲线下降支。频率与心率一致。由于记录系统有较大惯性，波动幅度不能完全真实地反映收缩压与舒张压的高度。

二级波（呼吸波）：由呼吸运动引起的血压波动，吸气时上升，呼气时下降。

三级波：不常出现，可能由血管运动中枢紧张性的周期性变化所致。

（2）用动脉夹夹闭右侧颈总动脉，阻断血流 15 s 后放开动脉夹，观察血压和心率的变化情况。

（3）找到并快速牵拉右侧颈总动脉，观察血压和心率的变化情况。

（4）头高脚低位：将加热兔台头端快速抬高，使家兔处于头高脚低位，观察血压和心率的变化情况。

（5）头低脚高位：将加热兔台脚端快速抬高，使家兔处于头低脚高位，观察血压和心率的变化情况。

（6）观察失血 20％对血压的影响，通过颈总动脉放血 20％，大约 30 mL，观察血压和心率的变化情况。

（7）经输液装置或耳缘静脉注入 0.01％盐酸肾上腺素 0.1～0.2 mL，观察血压和心率的变化。

（8）经输液装置或耳缘静脉注入 0.01％氯化乙酰胆碱溶液 0.1～0.2 mL，观察血压和心率的变化。

（9）将保护电极搭在右侧迷走神经上，启动刺激器，调节适度的刺激强度，观察刺激迷走神经对血压和心率的影响。

（10）用手术线两端结扎右侧迷走神经，并在结扎线中间剪断神经，用保护电极钩住其外周端，启动刺激器，观察血压和心率的变化。

（11）将保护电极搭在右侧减压神经上，启动刺激器，调节适度的刺激强度，观察刺激减压神经对血压和心率的影响。

（12）剪断右侧减压神经，用中等强度的电刺激分别刺激其外周端和中枢端，观察血压和心率的变化。

（13）结果整理及填表：将实验结果填入表 6-2 中。

表 6-2　不同因素对动脉血压和心率的影响

观察项目	正常		给予不同因素	
	心率/(次/min)	血压/mmHg	心率/(次/min)	血压/mmHg
夹闭右颈总动脉 15 s				
牵拉右颈总动脉				
头高脚低位				
头低脚高位				
失血 20％				
注入 0.01％盐酸肾上腺素				
注入 0.01％氯化乙酰胆碱				
刺激右侧迷走神经				
刺激右侧迷走神经外周端				
刺激右侧减压神经				
刺激右侧减压神经外周端				
刺激右侧减压神经中枢端				

【注意事项】

(1) 麻醉时，要注意给药速度和剂量，开始时可稍快，进入麻醉状态后要放慢推药速度；在颈部手术实施过程中，如有必要使用局部麻醉药，则剂量不宜太大，以免造成神经麻痹，影响实验结果。

(2) 颈总动脉插管前一定要准备好充满肝素生理盐水的压力换能器，插管时注意三通处于正确的方向。

(3) 分离气管及插管时，气管外层的组织要分离干净，防止误结扎气管后方的神经，影响呼吸。

(4) 手术过程中应尽量避免损伤神经，分离颈部神经时，不要过度牵拉神经，不要用手和金属器械碰触神经，并随时向神经上滴加温热医用生理盐水以保持活性。

【思考题】

(1) 夹闭和牵拉另一侧颈总动脉，对血压有何影响？其调节机制如何？

(2) 说明不同体位引起动脉血压变化的机制。

(3) 刺激减压神经、迷走神经和其外周端，血压如何改变？为什么？

(牡丹江医学院 孙 健)

实验 43 各种离子及药物对离体心脏活动的影响

【病例与思政】

1. 病例导入

女患者，61 岁。自述心慌心悸半个月，今晨起床时心慌加重，口服速效救心丸未见明显好转。入院体检：口唇发绀，双下肢无水肿。心电图检查：窦性心动过速，心率 108 次/min，且心电图未见缺血性改变及其他异常情况，心脏超声检查未见明显异常，血常规未提示有贫血，电解质未见异常。给予琥珀酸美托洛尔缓释片治疗，并嘱咐患者注意监测心率，如果心率过低（<60 次/min）或出现头晕等不适要及时就诊，不能擅自停药，同时也要注意测量血压，注意避免剧烈活动、情绪激动，作息要规律，不要喝咖啡或浓茶，也不要饮酒。一周后症状好转，心率 78 次/min。

思考题：(1) 为什么该患者要避免剧烈活动、情绪激动？

(2) 琥珀酸美托洛尔作用机制是什么？

2. 思政素材

医学生在努力学习业务知识和提高专业技能的同时，还要充分认识到医学科普宣传的重要性，帮助患者提高认识，特别是老年人在生活中可以做适当的运动，但不要剧烈运动，出现心慌胸闷时要及时就诊，不可在家乱用药。要树立成本效益观念，选择合理的诊治方案，充分利用可用资源取得诊疗的最大效益。

【实验目的】

1. 掌握

离体蛙类心脏的灌流方法；观察 Na^{+}、K^{+}、Ca^{2+} 离子、肾上腺素、乙酰胆碱、pH、强心苷类药物等对心脏活动的影响。

2. 了解

递质、受体、受体阻断药和受体激动药的概念。

【实验原理】

蛙类的离体心脏，用理化特性类似其内环境的任氏液灌流时，在一定时间内仍然保持有节律的收缩和舒张活动。改变灌流液的理化性质时，可以观察其对心脏活动的影响。心肌细胞的自律性（autonomy）、兴奋性（excitability）、传导性（conductivity）和收缩性（contractility），与细胞外液中的酸碱度、离子浓度、激素及相应的阻断药有关，说明内环境理化因素的相对恒定是维持心脏正常节律性活动的必要条件。

强心苷可以与心肌细胞膜上的 Na^+-K^+-ATP 酶结合，抑制酶的活性，细胞内 Na^+ 逐渐增加，K^+ 逐渐减少，通过细胞膜上 Na^+-Ca^{2+} 交换系统，使心肌细胞内游离 Ca^{2+} 浓度升高，心肌收缩力增强，心率减慢，即为正性肌力作用和负性频率。本实验中，通过低钙环境制备心功能不全模型，可观察强心苷类药物对离体蛙心的作用。

【实验对象】

蛙类。

【实验药品与器材】

1. 实验药品

任氏液，低钙任氏液，0.65% NaCl 溶液，2% $CaCl_2$ 溶液，1% KCl 溶液，0.01%肾上腺素溶液，2.5% $NaHCO_3$ 溶液，0.01%普萘洛尔溶液，0.01%乙酰胆碱溶液，0.05%阿托品溶液，3%乳酸溶液，0.025%毒毛花苷 K 溶液。

2. 实验器材

BL-420I 系统，蛙类手术器械一套，打印机，蛙心插管，蛙板，蛙钉，污缸，试管夹，蛙心夹，万能支架，双凹夹，张力换能器，手术线，吸管。

【实验步骤】

1. 离体蛙心标本制备

（1）破坏蛙脑和脊髓，仰卧位保定，自腹部剑突下将胸骨和皮肤向上呈“V”字形剪掉，打开心包膜，充分暴露心脏。

（2）备线：左主动脉下远心端穿一根线，左、右主动脉分叉处下方穿二根线备用。

（3）插管：左主动脉远心端结扎，在主动脉分叉处稍上方左主动脉上向心剪一斜口，左手提起左主动脉上的结扎线，右手将装有任氏液的蛙心插管由剪口处自左主动脉插入动脉圆锥。用眼科镊提起动脉圆锥向右上方转动心脏，在心室收缩期（主动脉瓣开放时），将插管插入心室腔内。用备用线结扎，并固定在蛙心插管侧面的小突起上，平提起插管，在结扎线的外侧将心脏周围组织剪下，离体蛙心。将蛙心插管内液体换至澄清。

2. 连接装置

用试管夹将插管固定在万能支架上，并将蛙心夹的连线与张力换能器应变弹簧相连，连线应与地面垂直，用蛙心夹在心脏舒张期夹住心尖约 1 mm。不要使心脏受到过度牵拉。将张力换能器输出线连接在 BL-420I 系统输入通道上。

3. 微机操作

启动计算机，进入 BL-420I 系统，在“实验模块”菜单中，选择“循环”中的“蛙心灌流”，按照系统默认的参数，自动启动数据采样，开始实验并打实验标签。

【实验项目】

1. 描记正常离体蛙心心搏曲线

曲线的幅度代表心室收缩的强弱，单位时间内的曲线个数代表心跳频率，曲线的规律性代表心跳的节律性。曲线向上移动表示心室收缩，其顶点水平代表心室收缩所达到的最大程度；曲线向下移动表示心室舒张，其最低点即基线水平代表心室舒张的最大程度。

2. 观察各种离子对离体蛙心的影响

(1) 将蛙心插管内任氏液全部吸出，换为等量的 0.65% NaCl 溶液，观察心搏曲线变化，待效应出现后吸出 0.65% NaCl 溶液，用新鲜的任氏液换洗 3 次，待曲线恢复正常后观察下一项。

(2) 滴加 1～2 滴 2% $CaCl_2$ 溶液于任氏液内，用长吸管混匀，观察心搏曲线变化，待效应出现后，打标记，用新鲜的任氏液换洗至曲线恢复正常。

(3) 滴加 1～2 滴 1% KCl 溶液于任氏液内，混匀，观察心搏曲线变化，待效应刚出现时，打标记，立即用新鲜的任氏液反复换洗至心搏曲线恢复正常。

3. 观察受体激动药和受体阻断药对离体蛙心的影响

(1) 滴加 1～2 滴 0.01%肾上腺素于任氏液内，混匀，观察心搏曲线变化，待效应出现后，打标记，用新鲜的任氏液换洗至曲线恢复正常。

(2) 滴加 1～2 滴 0.01%普萘洛尔于任氏液内，混匀，观察心搏曲线变化，待效应刚出现时，打标记，不冲洗。在此基础上立即加入等量的肾上腺素于任氏液内，混匀，观察心搏曲线变化，待效应出现后，打标记，用新鲜的任氏液换洗至曲线恢复正常。

(3) 滴加 1～2 滴 0.01%乙酰胆碱于任氏液内，混匀，观察心搏曲线变化，待效应刚出现时，打标记，立即用新鲜的任氏液换洗至曲线恢复正常。

(4) 滴加 1～2 滴 0.05%阿托品于任氏液内，混匀，观察心搏曲线变化，待效应刚出现时，打标记，不冲洗。在此基础上立即加入等量的乙酰胆碱于任氏液内，混匀，观察心搏曲线变化，待效应出现后，打标记，用新鲜的任氏液换洗至曲线恢复正常。

4. 观察酸碱对离体蛙心的影响

滴加 1～2 滴 3%乳酸于任氏液内，混匀，观察心搏曲线变化，待效应出现后，打标记，不冲洗。在此基础上加入等量的 2.5% $NaHCO_3$ 于任氏液内，混匀，观察心搏曲线变化，打标记，用新鲜的任氏液换洗至曲线恢复正常。

5. 强心苷类药物对离体蛙心的影响

将蛙心插管内任氏液全部吸出，换为低钙任氏液，观察心搏曲线变化，待效应出现后滴加 0.025%的毒毛花苷 K (0.1～1 mL)，观察曲线变化。

6. 整理实验结果

对所得心搏曲线进行剪辑、整理并打印输出结果，并进行分析和讨论。

【注意事项】

(1) 每次换液时，液面均应保持同一高度，约为插管高度的下 1/3，滴瓶的吸管不能混用。

（2）每次换入灌流液或滴加试剂出现明显效应后，应立即吸出全部灌流液，并用新鲜任氏液换洗 2～3 次，待曲线恢复正常后观察下一项。加试剂时，每次不宜太多，先加 1～2 滴，如作用不明显可再补加。

（3）随时滴加任氏液于心脏表面使之保持湿润状态，连接蛙心夹和张力换能器的手术线松紧适宜。

（4）固定换能器时，头端要稍向下倾斜，以免损伤换能器，换液时切勿碰蛙心插管，以免影响记录曲线的基线。

【思考题】

（1）灌流液中各离子改变对心脏活动有何影响？分析其作用机制。

（2）实验中不同的受体激动药和阻断药对心脏活动影响的机制是什么？

（3）灌流液全部置换为低钙任氏液后心搏曲线如何变化？其机制如何？加入 0.025%的毒毛花苷 K 有何改变？为什么？

（牡丹江医学院　孙　健）

实验 44　急性高钾血症对心脏的作用及其解救

【病例与思政】

1. 病例导入

女患者，49 岁。5 年前，因单侧局限性肾细胞癌接受左侧肾及肾上腺切除术（术后未接受放化疗）。术前，患者血压 120～140/70～90 mmHg，血钾浓度 4.6～5.6 mmol/L，医嘱要求限制饮食钾摄入。今日因意识模糊紧急入院，伴有四肢湿冷、口唇重度紫绀的休克症状，喉间出现不断的低鸣声。紧急进行心电、血压、血氧监护，心率 24 次/min，血压 104/51 mmHg，血氧饱和度 70%，心电图示：P 波消失，QRS 波群宽大畸形。动脉血气分析及电解质等各项检查：血钾 8.95 mmol/L，肌酐 2351 μmol/L。诊断为慢性肾衰竭诱发的高钾血症。

思考题：（1）什么是高钾血症？其心电图改变是什么？

（2）高钾血症对机体的影响有哪些？

2. 思政素材

高钾血症容易诱发心律失常，甚至会导致心脏停跳、猝死等严重后果。我们要掌握心肺复苏术和人工呼吸、海姆立克急救法等基本知识。作为医学生，从步入神圣医学学府时开始，就要以自身言行践行医学生誓言，不但要有高超的医学技术，还要有救死扶伤的道德情操。

【实验目的】

1. 掌握

高钾血症的概念；高钾血症对心脏的影响及机制。

2. 了解

高钾血症的治疗方法。

【实验原理】

当血清钾浓度高于 5.5 mmol/L 时称为高钾血症（hyperkalemia），是临床上多种疾病所并发的一种常见的病理生理过程。高钾血症对心肌的毒性作用因血钾浓度的升高程度而不同。心电图表现为 P 波压低、增宽或消失，T 波狭窄高耸，QRS 波振幅降低、增宽。严重高钾血症可导致心室颤动或心脏停搏。

高钾血症的抢救主要是去除引起高钾血症的原因，静脉注射钠盐、钙剂改善高钾血症时的心肌毒性，静脉输入胰岛素和葡萄糖溶液促进血清中钾离子向细胞内转移，降低血中的钾浓度。临床治疗还可以应用透析疗法或口服及灌肠阳离子交换树脂等以促进钾的排出，以及纠正其他电解质紊乱等。本实验以家兔为实验对象，通过静脉滴注不同剂量的氯化钾，使血钾浓度短时间内快速升高制备急性高钾血症模型，通过心电图变化了解高钾血症对心脏的影响和高钾血症的抢救治疗措施。

【实验对象】

家兔，体重 2.5～3.0 kg，雌雄不限。

【实验药品与器材】

1. 实验药品

20%乌拉坦溶液，125 U/mL 肝素钠生理盐水溶液，医用生理盐水，4%氯化钾生理盐水溶液，10%氯化钙溶液。

2. 实验器材

BL-420I 系统，电解质分析仪，心电记录电极，兔手术台，婴儿台秤，静脉输液架，哺乳类动物手术器械一套，动脉插管，动脉夹，医用三通；注射器，针头，静脉输液针，静脉输液器，纱布，75%乙醇棉球，手术线，5 mL、10 mL、20 mL 注射器，试管。

【实验步骤】

1. 动物麻醉及保定

家兔称重，经耳缘静脉注射 20%乌拉坦溶液 5 mL/kg 实施全身麻醉，麻醉成功后将其仰卧位保定于兔手术台上。

2. 气管（可不做）、颈外静脉和颈总动脉插管

方法与第一篇第一章第四节相同。静脉插管后调整输液速度 5～10 滴/min。

3. 心电图检测

将针形电极分别插入家兔四肢踝部皮下，联接方法：右前肢（白色）、右后肢（黑色）、左后肢（红色）。

4. 描记心电图

启动计算机，进入 BL-420I 系统，在“实验模块”菜单中选择“病理生理学”，然后选择“急性高钾血症”，按照系统默认的参数，自动启动数据采样，开始实验，描记正常肢体Ⅱ导联心电图波形，待图形稳定后，记录一段正常的心电图。同时打开动脉夹取血约 1 mL，通过电解质分析仪测定血钾浓度。

【实验项目】

(1) 复制高钾血症：先缓慢滴注 4%氯化钾生理盐水溶液，15～20 滴/min，注意观察

心电图变化，20～30 min 后如仍没有改变，可适当加快速度，观察心电图变化。当心电图出现 P 波低平增宽、QRS 波群压低变宽，T 波高尖改变后，停止滴注氯化钾溶液。同时打开动脉夹取血约 1 mL，通过电解质分析仪测定血钾浓度。

(2) 立即输入 10%氯化钙溶液 (2 mL/kg)，观察心电曲线变化情况。

(3) 待心电曲线变化恢复正常后，取血 1 mL，测定血钾浓度；继续滴注氯化钾溶液，直至家兔发生心肌纤颤致死，观察发生过程中心电图曲线变化情况，将观察结果填入表 6-3。

表 6-3 高钾血症及其治疗

项目	造模前	造模后	治疗后
血钾浓度/(mmol/L)			
动物的呼吸			
心电图波形			

【注意事项】

(1) 家兔心电图有时可能会出现 T 波高于正常值等异常情况，原因与动物个体差异有关，此时可观察时间长些，或调整针形电极的位置，或更换心电图导联方式，当描记出正常 T 波方可进行实验。

(2) 复制高血钾模型时，要及时密切观察家兔心电图变化，避免高血钾引起心肌纤颤致死。

(3) 每次取血后要用肝素冲洗管内残留的余血，以免插管内血液凝固；再次取血前要将插管内肝素放掉后再取血，防止管内残留药物影响实验结果。

【思考题】

(1) 病例中患者有哪些异常？

(2) 血钾正常值是多少？病例中患者血钾正常吗？其原因是什么？

(3) 高钾血症对心脏有哪些影响？其机制如何？临床上对高钾血症如何治疗？

(牡丹江医学院 孙 健)

实验 45 药物对家兔血压的影响及其受体机制分析

【病例与思政】

1. 病例导入

男患者，30 岁。因工作压力大，常熬夜，作息不规律，缺乏运动。一年前出现劳累后头痛、头晕，血压 160/95 mmHg，服用卡托普利片后，血压稳定 130/90 mmHg，症状消失后停药。在与朋友聚餐饮酒过程中，突然出现头昏脑胀，言语不利，右侧肢体无力，自觉持筷不稳，不能自行走路，无恶心呕吐，无意识障碍及肢体抽搐。入院后，头颅 CT 检查示左基底节区脑出血，出血量约 15 mL。患者因再次头晕、头痛等症状加剧入院。经治疗后逐步恢复。医嘱日常服用硝苯地平控制片，每日 1 次，1 次 1 片，控制血压，积极给予心理疏导，消除患者紧张焦虑情绪，安静卧床休息，保持大便通畅，避免用力导致出血量增加。

思考题：(1) 卡托普利和硝苯地平降血压的原理是什么？

(2) 血压升高对机体的影响有哪些？

2. 思政素材

很多青壮年人自认为年轻，对高血压缺乏正确的认识，防病意识远低于老年人，而长期工作压力大、饮食结构不平衡和不良的生活习惯也促成了脑出血、冠心病等高血压并发症的发生。《2030 健康中国规划纲要》呼吁大家重视高血压，保持良好的生活习惯，合理饮食，健康生活，远离高血压。

【实验目的】

1. 掌握

以血压和心率为观察指标，观察肾上腺素、去甲肾上腺素、异丙肾上腺素和乙酰胆碱等药物对兔动脉血压的作用；以受体学说为根据，观察受体阻断药酚妥拉明、普萘洛尔和阿托品对受体的作用，分析其作用机制。

2. 了解

高血压的预防和治疗原则。

【实验原理】

正常的血压（blood pressure，BP）是血液循环流动的前提，血压在多种因素调节下保持正常，从而给各组织器官提供足够的血量，以维持正常的新陈代谢。血压过低、过高（低血压、高血压）都会造成严重后果。

动脉血压和心率变化综合反映了心血管活动状态。在体情况下，其高低除受神经和激素调节外，还取决于对外周血管阻力、心输出量、循环血量与血管容积等调节因素。传出神经（交感神经和迷走神经）系统药物通过激动或阻断存在于血管和心脏的相应受体，影响心脏和血管功能，从而改变心输出量和血管外周阻力，调节动脉血压和心率。本实验以动脉血压和（或）心率为指标，观察、分析不同的传出神经系统受体激动药和阻断药对家兔血压的作用。

【实验对象】

家兔，体重 2.5～3.0 kg，雌雄不限。

【实验药品与器材】

1. 实验药品

20%乌拉坦溶液，1000 U/mL 肝素生理盐水，125 U/mL 肝素生理盐水，医用生理盐水，0.01%盐酸肾上腺素溶液，0.01%去甲肾上腺素溶液，0.001%异丙肾上腺素溶液，0.01%甲磺酸酚妥拉明溶液，0.1%盐酸普萘洛尔溶液，0.01%氯化乙酰胆碱溶液，0.05%硫酸阿托品溶液。

2. 实验器材

BL-420I 系统，压力换能器，兔手术台，婴儿台秤，静脉输液架，哺乳类动物手术器械一套，玻璃分针，气管插管，动脉插管，动脉夹，医用三通；注射器，针头，静脉输液针，静脉输液器，纱布，75%乙醇棉球，手术线。

【实验步骤】

1. 准备工作

(1) 将动脉插管通过医用三通与压力换能器相连，用注射器向换能器和插管内充入

125 U/mL 肝素生理盐水，排净空气，确认换能器及医用三通无漏气、漏液后将医用三通关闭备用。

（2）将静脉插管通过医用三通与静脉输液器相连，将医用生理盐水瓶悬挂于输液架上，连接上输液器并排净空气备用。

2. 动物麻醉及保定

称重家兔，经耳缘静脉注射 20%乌拉坦溶液 5 mL/kg，实施全身麻醉，麻醉成功后将其仰卧位保定于兔手术台上。

3. 颈外静脉和颈总动脉插管

方法与第一篇第一章第四节相同。静脉插管后调整输液速度 5～10 滴/min，经输液管注入 1000 U/mL 肝素生理盐水溶液（1mL/kg）。

4. 装置连接

将压力换能器的输入端连接于 BL-420I 系统的 1 通道，用于记录家兔动脉血压和心率。记录时需要松开动脉夹，医用三通保持动脉插管与换能器相通状态。

5. 仪器操作

打开 BL-420I 系统，按“实验模块”—“循环系统”—“动脉血压调节”三级菜单选择，单击“开始实验”。将鼠标置于通道波形显示区的右上方，双击鼠标左键，可实时显示收缩压、舒张压、平均压、心率、脉压差等数值。

【实验项目】

1. 观察并记录正常血压、心率的变化

识别血压曲线的一级波、二级波，并观察是否出现三级波，描记一段正常血压后，开始给药。经左侧静脉输液管依次注射下列药物，观察血压和心率变化，并贴实验标签。实验中，待前一个药物作用消失后，再注射下一个药物。每次给药后滴注医用生理盐水 1～2 mL，将药物冲入静脉内。

2. 观察不同受体激动药与阻断药对血压和心率的影响

给药顺序如表 6-4 所示：

（1）经颈外静脉注入 0.01%肾上腺素 0.1～0.2 mL，观察血压和心率的变化。

（2）待血压恢复正常后，经颈外静脉注入 0.01%去甲肾上腺素溶液 0.1～0.2 mL，观察血压、心率的变化。

（3）经颈外静脉注入 0.001%异丙肾上腺素溶液 0.2 mL/kg，观察血压、心率的变化。

（4）经颈外静脉注入 0.01%酚妥拉明溶液 0.2 mL/kg，观察血压和（或）心率的变化后，重复（1）项，剂量同前。观察血压和心率变化与（1）有何不同。

（5）再次注入 0.01%酚妥拉明溶液 0.2 mL/kg，观察血压和心率的变化后，注射 0.01%去甲肾上腺素溶液 0.1～0.2 mL，观察血压和心率变化与（2）有何不同。

（6）经颈外静脉注入 0.1%普萘洛尔溶液 0.25 mL/kg，观察血压和心率的变化，重复（1）项，对比观察血压和心率的变化与（1）有何不同。

（7）注入 0.1%普萘洛尔溶液 0.25 mL/kg，观察血压和心率的变化后，重复（3）项。

（8）经颈外静脉注入 0.01%乙酰胆碱溶液 0.1～0.2 mL，观察血压和心率的变化。

（9）经颈外静脉注入 0.05%阿托品溶液 0.1 mL/kg，观察血压和心率的变化后，重复第（8）项，观察血压和心率的变化与前者有何不同。

3. 结果整理及填表

将实验结果填入表 6-4 中。

表 6-4 不同药物对动脉血压和心率的影响

观察项目	给药前		给药后	
	心率/(次/min)	血压/mmHg	心率/(次/min)	血压/mmHg
肾上腺素				
去甲肾上腺素				
异丙肾上腺素				
酚妥拉明				
酚妥拉明＋肾上腺素				
酚妥拉明＋去甲肾上腺素				
普萘洛尔				
普萘洛尔＋肾上腺素				
普萘洛尔＋异丙肾上腺素				
乙酰胆碱				
阿托品				
阿托品＋乙酰胆碱				

【注意事项】

（1）分离结扎颈总动脉时注意不要损伤减压神经、交感神经和迷走神经，颈总动脉插管前一定要准备好充满肝素的压力换能器，插管前要用肝素冲洗一下颈总动脉切口处（1～2 滴）。

（2）手术时用止血钳钝性分离，避免损伤血管引起出血。

（3）每次给药后滴注 1～2 mL 医用生理盐水，以冲洗管内残留药物，否则影响下一种药物作用。

（4）每个实验后必须待血压基本恢复并稳定后，才能注射下一种药物，药物使用剂量要准确，以保证实验结果的准确性。

【思考题】

（1）动脉血压的定义是什么？其正常值是多少？动脉血压受哪些因素的调节？

（2）肾上腺素、去甲肾上腺素和异丙肾上腺素对心血管系统的作用有何异同？分析各种改变的机制。

（3）注射乙酰胆碱后，血压和心率如何变化？注射阿托品后再注射乙酰胆碱，血压和心率有哪些变化？并分析其机制。

（牡丹江医学院 孙 健）

实验 46 家兔减压神经放电与血压调节

【病例与思政】

1. 病例导入

女患者，30 岁。于 5 天前无明显诱因，反复头晕，头重脚轻，持续约半小时自行缓解，无头痛，视物旋转，视物模糊，无恶心、呕吐。体格检查：体温 36.5 ℃，心率 78 次/min，呼吸频率 22 次/min，血压 180/100 mmHg。全身皮肤黏膜无黄染及出血点，全身浅表淋巴结无肿大。头颅五官发育正常，额纹对称，双巩膜无黄染，双侧瞳孔等大等圆，直径 3 mm，对光反射灵敏。颈软，颈静脉无怒张，气管居中，双侧甲状腺无肿大。腹软，左上腹有压痛，无反跳痛，肝脾肋下未及肿大，肝区、双肾区无叩痛，腹部叩诊鼓音，移动性浊音阴性，肠鸣音 4 次/min。脑供血正常，心电图无异常。临床诊断：原发性高血压病 3 级（高危）。

思考题：(1) 原发性高血压病和继发性高血压病的区别？

(2) 试述高血压发病的危险因素？

2. 思政素材

高血压病被称为健康的"隐形杀手"，是目前在中老年人群中发病率最高的疾病之一，是严重危害我国人民身心健康的心血管疾病。随着生活水平提高，高血压病发生率不仅没有降低，而且还在飞速增长，且有年轻化趋势。由于患者普遍缺乏对高血压病危害的认识，往往忽视高血压病的严重性，因此，要加强防治高血压病的宣传教育。

【实验目的】

1. 掌握

家兔减压神经传入冲动的发放。

2. 了解

对减压反射的理解和认识。

【实验原理】

心血管活动的神经调节是通过神经反射活动实现的，其中减压反射是维持动脉血压相对稳定的主要机制之一。当动脉血压上升或下降时，减压感受器的传入冲动也随之增多或减少，使减压反射也相应增加或减弱，以保持动脉血压相对稳定。家兔主动脉区感受器（主动脉弓压力感受器和主动脉体化学感受器）的传入神经在颈部单独成为一束，称为主动脉弓神经或减压神经。

【实验对象】

家兔，体重 2.5～3.0 kg，雌雄不限。

【实验药品与器材】

1. 实验药品

20％乌拉坦溶液，0.01％去甲肾上腺素溶液，利血平溶液，医用液体石蜡，医用生理盐水。

2. 实验器材

BL-420I 系统，引导电极（铂金电极或银丝电极）、压力换能器，哺乳类手术器械，广口保温瓶，大试管，滴管，注射器（20 mL、10 mL、2 mL），玻璃分针。

【实验步骤】

(1) 麻醉和保定：取家兔一只，称重后用 20％乌拉坦溶液（剂量 5 mL/kg）麻醉后，将其以仰卧位保定于兔手术台上。

(2) 手术：剪去颈部被毛，于颈部正中切开皮肤。分离软组织和颈部肌肉后，找出气管旁一侧的减压神经，用玻璃分针仔细分离出一段减压神经，在神经下穿线备用。为防止出血影响实验记录，分离神经时随时用医用生理盐水湿润以保证神经活性，并尽量避免损伤血管。分离另一侧颈总动脉，插入动脉插管描记血压。

（3）仪器的连接和调试：连接并进入 BL-420I 系统。

（4）用血管钳提起颈部切口边缘的皮肤，做成人工皮瓣，向皮瓣内滴加 40 ℃的液状石蜡浸泡神经和电极，防止神经干燥和温度过低。

（5）用玻璃分针轻轻把神经置于引导电极上，注意神经不可牵拉过紧，记录电极应悬空，不要触及周围组织。

【实验项目】

（1）观察正常时采集的减压神经干冲动发放情况，其特点是伴随着心搏节律呈群集性发放，电位幅度 30～200 μV，监听器中可以听到轰隆声音。

（2）从耳缘静脉注射 0.01%的去甲肾上腺素 0.2～0.3 mL，随着兔动脉血压的升高，减压神经传入冲动也大幅增加，呈连续放电，神经干的电位幅度也增大。

（3）待血压和神经冲动发放恢复正常后，从兔耳缘静脉注射利血平 2 mg，可见动脉血压下降，减压神经发放的传入冲动也减少。

（4）切断减压神经，分别在中枢端和外周端记录神经放电情况。

【注意事项】

（1）麻醉不宜过浅，以免动物躁动，产生肌电干扰。

（2）保护好神经的兴奋性，分离减压神经时必须仔细操作，切勿损伤神经纤维。

（3）用温热的医用液体石蜡保护减压神经，防止其干燥。

（4）保证神经与引导电极紧密接触；引导电极不可触及周围组织，以免带来干扰。

【思考题】

（1）减压神经放电和动脉血压有什么关系？

（2）根据本实验结果，分析减压神经是传出神经还是传入神经？

（3）静脉注射去甲肾上腺素，减压神经放电频率和幅度有何变化？为什么？

（牡丹江医学院 袁 辉）

实验 47 家兔主动脉血管环张力变化的检测

【病例与思政】

1. 病例导入

男患者，56 岁。因“体检发现主动脉夹层动脉瘤 1 个月”就诊。患者于 1 个月前无明显原因出现高热，伴有血压增高，偶有胸前区游走性疼痛，无高血压、冠心病、糖尿病史，有胸腺瘤病史，有吸烟史，无嗜酒史。辅助检查：CTA 检查提示主动脉夹层（DeBakey 型）上端破口位于左锁骨下动脉开口约 48.3 mm，假腔内局部可见血栓形成。实验室检查：ESR 90 超敏 CRP 35.3 mg/L。临床诊断：主动脉夹层动脉瘤。

思考题：（1）主动脉夹层动脉瘤时血管张力有何变化？

（2）出现上述临床表现的机制是什么？

2. 思政素材

20 世纪 50 年代初期，DeBakey 发明了滚轴泵式心肺体外循环机器。该机器可保证心脏直视手术中患者的心、肺循环功能。1963 年，DeBakey 博士完成世界上第一例自体大隐静脉移植的主动脉冠状动脉旁路移植术。而后，DeBakey 在全世界率先开展主动脉夹层手术治疗方法研究，发明了 DeBakey 外科手术方法，该方法一直延用至今。

【实验目的】

1. 掌握

离体器官组织灌流的方法及兔主动脉环制备技术。

2. 了解

维拉帕米对电压门控通道的阻断作用及酚妥拉明对配体门控钙通道的阻断作用。

【实验原理】

高浓度的氯化钾溶液（60～100 mmol/L）可使血管平滑肌细胞去极化，促使电压门控钙通道开放，引起胞外 Ca^{2+} 内流，导致血管平滑肌收缩。维拉帕米为钙离子通道阻滞药，也是电压门控钙通道阻断药。因此，其效果直接关系到钙离子通道的活性。维拉帕米作用于开放状态的钙通道，具有频率依赖性和使用依赖性。

【实验对象】

家兔，体重 2.5～3.0 kg，雌雄不限。

【实验药品与器材】

1. 实验药品

3 mol/L 氯化钾溶液，0.01 mmol/L 维拉帕米溶液，1 mmol/L 肾上腺素溶液，10 g/L 酚妥拉明溶液，1 mmol/L 乙酰胆碱溶液，Krebs 液，95% O_2+5% CO_2 混合气体。

2. 实验器材

麦氏浴槽，超级恒温水浴槽，温度计，5 g 张力换能器，BL-420I 系统，手术剪刀，眼科剪，眼科镊，培养皿，烧杯，100 mL、1 mL 移液器，手术线。

【实验步骤】

1. 仪器连接

将张力换能器固定在微距调节器上，换能器输出线与 BL-420I 系统输入通道连接。在麦氏浴槽中加入 Krebs 液至三分之二刻度线处，温度设定为 37 ℃，使麦氏浴槽内的温度保持恒定 37.0 ℃，通气管连接气瓶（95% O_2+5% CO_2）管道。调节通气管气流量，通气速度以麦氏浴槽中的气泡逐个逸出为宜。用 Krebs 液反复脱洗标本，使其张力恢复到初始值，每隔 30 min 进行下一项目，每隔 15 min 换液一次。

2. 实验方法

(1) 用钝器击晕家兔后，将胸腔剪开，快速取出心脏和胸主动脉，放入盛有 4 ℃混合气体饱和的 Krebs 液的培养皿中，连续用混合气体充气。分离出主动脉，冲洗血管内的残存血液，小心剥去外围结缔组织，将主动脉弓以下的胸主动脉剪成 4 mm 长的动脉环数段备用。

（2）将血管环固定悬挂于盛有 10 mL Krebs 液的麦氏浴槽内，一端连接血管环一侧，另一端用细线连接在张力换能器上，通入混合气体，调节通气量直至逐个小气泡逸出为宜。浴槽内温度应保持 37 ℃。

（3）调节血管环的初始张力前 15 min 为 1.5 g，15 min 后调整为 2.4 g，并以此张力平衡 45 min。每隔 15 min 换液一次。

（4）加入 3 mol/L KCl 溶液 200 μL 收缩血管环，待收缩稳定后，用预热的 Krebs 洗脱，反复冲洗直至张力恢复到初始值为止；连续 3 次加入相同浓度的 KCl，用 Krebs 液反复洗脱标本，使其张力恢复初始值。

（5）加入 1 mmol/L 的肾上腺素溶液 100 μL 诱发血管收缩使之稳定后，加入 1 mmol/L 的乙酰胆碱溶液 100μL，观察血管的松弛效应是否超过 10%，如果≥10%，则为内皮完整，否则，为内皮受损或无内皮。

【实验项目】

标本管内加入下列药物，观察实验现象明显后用 Krebs 液反复洗脱标本，使其张力恢复初始值。

（1）加入 3 mol/L 氯化钾 100 μL，观察并记录动脉环的收缩情况。

（2）加入 0.01 mmol/L 维拉帕米溶液 200 μL，15 min 后再加入 3 mol/L 氯化钾溶液 200 μL，记录动脉环收缩情况。

（3）加入 3 mol/L 氯化钾溶液 100 μL，然后在曲线上升期间快速添加维拉帕米，以观察曲线的变化情况。

（4）加入 1 mmol/L 肾上腺素溶液 100 μL，记录动脉环的收缩，反应达高峰时加入 10 g/L 酚妥拉明溶液 100 μL，10 min 后再重复观察项目（2）。

（5）取出主动脉环，用滤纸吸去其表面水分，称重。

【注意事项】

（1）Krebs 液现用现配，连接装置要轻柔，不可过度牵拉血管环。

（2）分离血管时，Krebs 液需充分氧饱和并预冷，不可损伤血管内皮。

【思考题】

（1）分析各实验因素引起血管环张力变化的机制。

（2）试述大出血对心血管的影响及机制。

（牡丹江医学院　袁　辉）

实验 48　家兔失血性休克及治疗

【病例与思政】

1. 病例导入

女患者，26 岁。左季肋部被汽车撞伤后疼痛，头晕、无力，半小时后被急送医院就诊。体格检查：体温 35 ℃，心率 115 次/min，呼吸频率为 24 次/min，血压 80/55 mmHg，中心静脉压 1 cm H_2O，血氧饱和度 92%。痛苦面容、面色苍白、表情淡漠、四肢湿冷、腹胀，全腹轻度压痛、反跳痛和肌紧张，以左上腹明显，移动性浊音阳性，肠鸣音减弱，其他查体未见异常。辅助检查：腹腔穿刺抽出不凝固的血液。临床诊断：失血性休克。

思考题：(1) 试述失血性休克临床分期及各期特点。

(2) 试述失血性休克治疗原则。

2. 思政素材

人们对休克的认识起源于创伤。1743 年，法国医生 Henri Francois LeDran 观察到由于弹伤打击造成的休克现象，在其英文翻译中使用了"Shock"一词来形容这一现象，表示打击或振荡的意思。休克患者非常危险，我们遇到休克患者一定要紧急抢救，抢时间就是抢生命。

【实验目的】

1. 掌握

家兔失血性休克模型复制方法；观察失血性休克时的肠系膜微循环变化。

2. 了解

失血性休克的治疗原则，设计其抢救方案，加深对药物药理作用的理解与认识。

【实验原理】

休克（shock）是机体有效循环血量减少，组织灌注不足，细胞代谢紊乱和器官功能受损的病理生理过程，是一种由多种病因引起的综合征，并可能导致多器官功能障碍甚至衰竭等全身失调性危重病理过程。休克的常见病因是失血，若急剧失血超过总血液量的 20%～30%时，即可发生休克，失血超过总血液量的 45%～50%，则往往迅速导致死亡。根据失血性休克过程中微循环的改变，可将休克分为三期：微循环缺血期（休克早期或休克代偿期）、微循环淤血期（休克进展期或休克失代偿期）和微循环衰竭期（难治期或 DIC 期）。根据失血程度及速度的不同，各期持续时间、机体的功能代谢变化、临床表现及治疗原则均有所不同。对失血性休克的治疗，主要包括积极处理休克的原始病因、扩充血容量、纠正酸中毒、合理使用血管活性药物、抑制过度炎症反应和保护细胞。

【实验对象】

家兔，体重 2.5～3.0 kg，雌雄不限。

【实验药品与器材】

1. 实验药品

20%乌拉坦溶液，医用生理盐水，1%肝素溶液，台氏液，山莨菪碱注射液。

2. 实验器材

BL-420I 系统，恒温灌流盒，兔台，婴儿秤，输液装置，压力换能器，哺乳动物手术器械 1 套，动脉插管（粗细各 1 根），静脉插管，三通阀（3 个），5 mL、20 mL、50 mL 注射器。

【实验步骤】

1. 动物麻醉与保定

家兔称重后，从耳缘静脉缓慢注入 20%乌拉坦溶液（5 mL/kg）麻醉后，将其仰卧位保定在兔手术台上。

2. 开启 BL-420I 系统

选择输入信号，第 1 通道示中心静脉压，连接充满肝素的插管和压力换能器，备用；第 2 通道示动脉血压，连接充满肝素的插管和压力换能器，备用。

3. 全身肝素化

耳缘静脉注射 1%肝素溶液 1 mL/kg。

4. 手术、插管

颈部剪毛，沿甲状软骨下正中切开皮肤 5～7 cm，分离右侧颈外静脉和左侧颈总动脉。颈总动脉插管，记录正常血压值；颈外静脉插管 6 cm 深，测量中心静脉压值。不测压时连接输液装置，以 5～10 滴/min 的速度缓慢注入医用生理盐水，保持导管通畅。在一侧股三角区剪去被毛，触及股动脉搏动处，并沿动脉走向切开约 2 cm 切口，游离股动脉、静脉。将股动脉插管连接三通阀，充满 1%肝素溶液，以备放血用。

5. 微循环标本制备

左腹部剪去被毛，在左腹直肌旁做纵向切口约 6 cm，钝性分离肌肉，打开腹腔，将一段游离度较大的小肠袢轻轻从腹腔拉出，放置在微循环恒温灌流盒内，用 38 ℃台氏液恒温灌流。打开 BL-2000 医学图像分析系统，观察兔肠系膜的微循环变化。

6. 复制失血性休克动物模型

家兔的血容量可按体重（g）乘以 8%来估算（mL）。出血量在血容量的 10%以下，机体通过代偿机制可不表现症状；出血量达 20%～30%，动物发生休克；出血量达 50%，动物易死亡。

（1）少量失血

用 50 mL 注射器连接股动脉插管的三通，打开三通阀，缓慢抽取血液（出血量为血容量的 8%），密切观察血压、中心静脉压、口唇黏膜和微循环变化。

（2）大量失血

少量失血家兔血压代偿性恢复正常后，再一次打开三通阀，进一步用注射器缓慢抽取血液（出血量为血容量的 30%），密切观察血压、中心静脉压、口唇黏膜和微循环变化。

7. 治疗

当休克明显时，将所放出的血液用 50 mL 注射器从静脉缓慢回输，并输入与放血量等量的医用生理盐水（15 滴/min），在输液的同时注射山莨菪碱注射液（5～10 mg/kg），观察记录输血、输液后各项生理指标及微循环变化。

【实验项目】

1. 微血管血液流动情况

（1）线流：血流快，连续呈线状，无血细胞在血管内流动产生的颗粒感。

（2）线粒流：血流快，连续呈线状，稍有颗粒感。

（3）粒流；血流较快，有明显颗粒感。

（4）粒缓流：血流呈泥沙状，连续缓慢流动。

（5）摆动：血流呈泥沙状，前后摆动，仍能流动。

（6）淤滞：血流停滞不动。

2. 填表

实验项目见表 6-5，并将观察结果填入表内。

表 6-5 失血性休克及抢救时的实验结果

项目	一般状态	HR/(次/min)	R/(次/min)		BP /mmHg	CVP /cmH_2O
	口唇颜色		频率	深浅		
放血前						
休克Ⅰ期						
休克Ⅱ期						
输血、输液						
其他						

注意：选择典型视野，观察肠系膜微循环状态，分清微动脉、微静脉、毛细血管等，包括血流速度、血管口径、毛细血管开放及血液流动情况，并做好记录。

【注意事项】

(1) 本实验手术多，应尽量减少手术性出血以避免动物休克。

(2) 插管须固定好，以免滑脱。

(3) 麻醉深浅要合适。

【思考题】

(1) 休克Ⅰ期微循环改变有什么代偿意义?

(2) 休克Ⅱ期微循环改变会产生什么后果?

(3) 休克Ⅲ期为何会发生弥散性血管内凝血 (disseminated intravascular coagulation，DIC)?

(牡丹江医学院 袁 辉)

实验 49 药物的抗心律失常作用

【病例与思政】

1. 病例导入

女患者，51 岁。因“反复胸闷心悸 2 年余，再发 1 h”而就诊。无发热、咳嗽、晕厥、抽搐及大小便失禁等。查体：体温 36.5 ℃，心率 150 次/min，呼吸频率 20 次/min，血压 90/60 mmHg，神志清醒，面色稍白，呼吸平稳，皮肤、巩膜无黄染，浅表淋巴结未及肿大，口唇无紫绀，两肺呼吸音清晰，未闻及明显干湿啰音及哮鸣音，腹软，无压痛，肝脾未及肿大，双肾无叩击痛，双下肢无水肿，四肢肌力 5 级，双侧巴氏征阴性。辅助检查：急诊胸片未见明显异常，急诊心电图示室上性心动过速。临床诊断：阵发性室上性心动过速。

思考题：(1) 阵发性室上性心动过速发病机制是什么?

(2) 哪些因素可诱发阵发性室上性心动过速?

2. 思政素材

20 世纪初，心电图 (electrocardiogram，ECG) 的发明为心律失常的诊断提供了重要工具。荷兰医生威廉·艾因霍芬（Willem Einthoven）在 1903 年发明了心电图机，随后在 1924 年获得诺贝尔生理学或医学奖。心电图的应用使医生能够准确地记录和分析心脏的电活动，从而识别不同类型的心律失常。

【实验目的】

1. 掌握

利用氯化钡制作心律失常动物模型的方法。

2. 了解

利多卡因的抗心律失常作用。

【实验原理】

心律失常（arrhythmia）主要是指心动节律和频率异常。冲动形成异常或传导异常均可导致心律失常的发生。心肌组织内形成折返、心肌细胞自律性增高和出现后去极化是心律失常发生的主要机制。目前治疗心律失常的主要策略是降低心肌组织的异常自律性、减少后去极化、调节传导性或有效不应期以消除折返。

【实验对象】

小鼠，体重 18～22 g，雌雄各半。

【实验药品与器材】

1. 实验药品

20％乌拉坦溶液，0.8％氯化钡溶液，0.2％利多卡因溶液，医用生理盐水。

2. 实验器材

BL-420I 系统，信号采集线，针电极，小动物电子秤，鼠台，橡皮筋，1 mL 注射器，4 号针头。

【实验步骤】

（1）取小鼠 10 只，雌雄各半，随机分为对照组和实验组，每组 5 只。

（2）小鼠腹腔注射 20％乌拉坦溶液（0.05～0.08 mL/10 g），待麻醉后仰卧位保定于鼠台上。

（3）将针电极刺入小鼠的四肢皮下，红-右前肢（负），蓝-左后肢（正），黑-右后肢（地），将电极连线与 BL-420I 系统 CH1 通道相连。

【实验项目】

（1）记录正常心电图：打开电源开关，开启计算机，进入 BL-420I 系统，记录心电图，调整心电图波形的大小及位置，稳定 3～5 min 后开始实验。

（2）记录给药后心电图：小鼠腹腔注射 0.8％氯化钡溶液 0.15～0.25 mL/10 g，每隔 2～3 min 观察记录一次心电图的变化，直至出现室性心动过速。实验组小鼠立即腹腔注射 0.2％利多卡因溶液 0.25 mL/10 g；对照组小鼠则腹腔注射等体积的医用生理盐水，观察和记录心电图的变化。重复腹腔注射 0.2％利多卡因溶液 0.25 mL/10 g，观察过量利多卡因对心脏的抑制作用。

（3）记录观察结果。

【注意事项】

(1) 为制作恒定的心律失常动物模型，不可选用戊巴比妥钠麻醉动物。

(2) 利多卡因起效较快，因此需密切观察心电图的实时变化。

【思考题】

(1) 利多卡因对人类哪种类型的心律失常疗效好？其作用机制如何？

(2) 临床上接诊患者的心电图为阵发性室上性心动过速，选何药治疗最佳？

（牡丹江医学院 袁 辉）

实验 50 实验性急性右心衰竭模型的建立

【病例与思政】

1. 病例导入

女患者，50 岁。因活动后心慌、气短 11 年，夜间不能平卧 6 年，加重半年而就诊。查体：血压 70/60 mmHg，双下肺呈湿啰音，心率 110 次/min，房颤，P2 亢进，无杂音。腹围 95 cm，脐疝，肝颈静脉征阳性，移动性浊音阳性，双下肢重度水肿。超声心动图：LA 34 mm，LV 33 mm，RV 33 mm，右房室扩大，右室壁增厚，三尖瓣环扩张，三尖瓣中量反流，估测肺动脉收缩压 76 mmHg；胸片：肺动脉段凸出，心胸比 0.55；EBCT：主肺动脉增宽 39 mm，升主动脉 32 mm，右心房室增大，未见栓塞征象，未见分流征象。临床诊断：急性右心衰竭。

思考题：(1) 该患者可能有哪些临床表现？

(2) 试述急性右心衰竭的首选药物。

2. 思政素材

心脏是人体的“发动机”。它是一个强壮的、不知疲倦的、努力工作的强力泵。心脏之于身体，如同发动机之于汽车。一旦心脏停止跳动而通过抢救不能复跳，那就意味着一个人生命的终止，所以关注心脏健康，为重中之重。

【实验目的】

1. 掌握

实验性急性右心衰竭动物模型的复制方法及急性右心衰竭的病因和发病机制。

2. 了解

急性右心衰竭时血流动力学的主要变化。

【实验原理】

心力衰竭可分为左心衰竭、右心衰竭和全心衰竭，其主要病因是心肌收缩力下降，心室负荷（包括容量负荷和压力负荷）过重，心室舒张及充盈受限。本实验的原理是通过静脉注射液体石蜡，经过血液循环阻塞肺部血管，导致右心室压力负荷（后负荷）增加。大量快速静脉输液可增加右心室的容量负荷（前负荷），当右心室前、后负荷的快速增加超过右心室的代偿能力时，则可导致急性右心衰竭。

【实验对象】

家兔，体重 2.5～3.0 kg，雌雄不限。

【实验药品与器材】

1. 实验药品

20%乌拉坦溶液，1%普鲁卡因溶液，1%肝素生理盐水溶液，液体石蜡，医用生理盐水。

2. 实验器材

兔台，婴儿台秤，BL-420I 系统，压力换能器 2 套，呼吸换能器，哺乳动物手术器械 1 套，静脉输液装置，注射器（1 mL、5 mL、10 mL、30 mL）。

【实验步骤】

(1) 家兔耳缘静脉注射 20%乌拉坦溶液（5 mL/kg），麻醉后，仰卧位保定于兔手术台。

(2) 耳缘静脉注入 1%肝素生理盐水溶液（1 mL/kg）进行全身肝素化。

(3) 颈部剪毛备皮行气管、右侧颈外静脉和左侧颈总动脉插管。气管插管与呼吸换能器相连接，右侧颈外静脉插管通过三通管连接压力换能器用以检测中心静脉压（central venous pressure，CVP）和静脉输液装置，左侧颈总动脉插管通过三通管连接压力换能器检测动脉血压（blood pressure，BP）。

(4) 经由颈外静脉缓慢推注 37 ℃液体石蜡（1 mL/只，0.1 mL/min）。同时密切观察 BP 和 CVP 变化。如果 BP 和 CVP 改变后又恢复到正常水平时，可再继续缓慢推注，直至液体石蜡注射完（BP 下降 10～20 mmHg，CVP 明显增高）。

(5) 以 5 mL/(kg · min) 的速度输入医用生理盐水，实时监测上述各项指标，直至动物死亡。

(6) 尸检观察气管内有无分泌物溢出。剖开胸、腹腔（注意不要损伤脏器和大血管），观察有无胸腔积液、腹水。取下心、肺标本，观察肺外观及切面变化，以及心脏各腔室的体积变化。观察肠系膜血管的充盈情况，肠壁有无水肿。取下肝脏，观察肝脏外表面及切面变化。

【实验项目】

(1) 行气管插管术，并进行气管插管且连于呼吸换能器，描记呼吸曲线。

(2) 行颈总动脉插管术，并连接压力换能器，检测家兔 BP。

(3) 装置连接完成后，待动物各项生命指征稳定 5 min，测量正常兔 BP、呼吸（频率和幅度）、CVP，做肝-中心静脉压反流试验（压迫右上腹 3 s，记录 CVP 数值）。

(4) 检测注射液体石蜡前后各项指标的变化并记录。

【注意事项】

(1) 注入石蜡时，速度不宜太快，需密切观察各项指标的变化。

(2) 手术中应尽量避免出血。

(3) 压力换能器和插管中应充满肝素溶液并排除气泡。

(4) 麻醉较浅时可加少量普鲁卡因维持局部麻醉效果。

【思考题】

（1）右心衰竭时，机体的主要病理生理变化有哪些？

（2）影响中心静脉压的因素有哪些？为什么右心衰竭会出现中心静脉压升高？

（3）肝-中心静脉压反流试验的原理是什么？有何临床意义？

（牡丹江医学院　袁　辉）

实验 51　急性左心衰竭模型的制备及药物作用的影响

【病例与思政】

1. 病例导入

女患者，76 岁。入院诊断：抗中性粒细胞胞浆抗体（antineutrophil cytoplasmic antibody，ANCA）相关性小血管炎、慢性肾脏病 5 期。患者入院时双下肢水肿，尿量 400～500 mL/d，血肌酐（Scr）400～500 μmol/L，脑钠肽（BNP）1063 pg/mL。利尿效果欠佳，入院后给予血液透析治疗。入院第 5 天的晨起 7 点，患者突发憋气，伴咳嗽、咳痰，痰中带血。查体：血压 202/115 mmHg，心率 123 次/min，血氧饱和度（SpO_2）78%，呼吸频率 30 次/min。神志清楚；双肺可闻及明显的吸气相湿啰音和呼气相哮鸣音；心律齐，未闻及明显杂音；腹软；双下肢水肿。心电图显示：窦性心动过速伴频发室上性早搏，未见 S-T 段改变。查体过程中，患者开始躁动不安，大汗，SpO_2 波动在 70%～80%，心率波动在 120～140 次/min。临床诊断：急性左心衰竭。

思考题：（1）健康成人 SpO_2 值是多少？

（2）该患者的 SpO_2 为什么会降低？

2. 思政素材

心肺复苏术（CPR）是针对骤停的心脏和呼吸采取的救命技术。CPR 必须在现场立即进行，才能为进一步抢救心搏骤停患者的生命而赢得最宝贵的时间。我们应当充分了解心肺复苏的知识并接受这方面的训练，方能在紧急关头徒手施救，成功与死神“抢夺”生命。

【实验目的】

1. 掌握

家兔急性左心衰竭模型的制备方法；左心衰竭时心脏功能及相关指标改变的意义。

2. 了解

急性心力衰竭抢救药物的选择。

【实验原理】

急性左心衰竭是急性左心功能异常所致的心肌收缩力下降、心脏负荷加重，造成急性心输出量骤降，肺循环压力突然增高，周围循环阻力增加，导致急性肺淤血、肺水肿，以及心源性休克的临床综合征。该病的治疗原则为减轻心脏前、后负荷，改善心脏收缩和舒张功能，积极治疗诱因和病因。药物治疗由于个体差异大，用药不存在绝对的最好、最快、最有效，除常用非处方药外，应在医生指导下充分结合个人情况选择最合适的药物，包括利尿药、吗啡、扩血管药物、强心药物、美托洛尔等。

【实验对象】

家兔，体重 2.5～3.0 kg，雌雄不限。

【实验药品与器材】

1. 实验药品

20%乌拉坦溶液，2%戊巴比妥钠溶液，肝素生理盐水溶液，医用生理盐水，供学生选择的治疗药物，如呋塞米溶液、去乙酰毛花苷溶液、肾上腺素溶液、美托洛尔溶液、利多卡因溶液、硝酸甘油等。

2. 实验器材

手术台，注射器（1 mL、2 mL、10 mL），心导管，气管插管，动脉夹，哺乳动物手术器械一套，7.5 号针头，头皮针头，木夹，压力换能器，小动物呼吸机，BL-420I 系统。

【实验步骤】

1. 仪器连接和调试

将心导管与压力换能器相连，用肝素溶液充灌压力换能器与心导管，排尽压力换能器与心导管中的气泡，然后关闭三通开关备用。将压力换能器的输入插头与 BL-420I 系统 1 通道相连。将心电输入线的输入插头与 BL-420I 系统 2 通道相连。打开计算机，启动 BL-420I 系统。

2. 手术操作

（1）麻醉保定：取家兔 1 只，称重，耳缘静脉注射 20%乌拉坦溶液（5 mL/kg）麻醉后，将兔保定于手术台上。

（2）分离气管、血管并插入心导管：分离气管并进行插管，连接呼吸机，将呼吸频率调至 15～16 次/min。分离右侧颈总动脉，并将连于压力换能器充满肝素生理盐水的心导管向心脏方向插入动脉内，用丝线活结结扎。移去动脉夹，打开三通管，观察显示器上出现的血压波形，继续将心导管插向左心室。当波形由血压波转为波谷低至 0mmHg 附近具有明显舒张期而峰顶平坦的心室压波形时，即表明导管已通过主动脉瓣进入左心室腔内，再送入导管 0.2～0.4 cm；若波形保持不变，则可将心导管结扎固定。

（3）插入心电电极：将白、红、黑色针形心电电极分别插入家兔的右前肢、左后肢和右后肢皮下，描记Ⅱ导联心电图。

3. 开始实验

开始实验，注意观察实验现象。

4. 编辑输出实验结果

实验结果以曲线表示。将已记录的实验结果进行回放重显、剪辑，对给药前后的波形进行测量，然后输出结果。

【实验项目】

（1）描记一段正常的左心室内压波形和正常心电图。

（2）耳缘静脉注射 2%戊巴比妥钠溶液 1 mL/g，以 0.5 mL/min 速度缓慢推注，待左心室内压下降至给药前的 30%～40%（急性心力衰竭指标）时，停止推注。记录此时左心室内压波形和心电图。

（3）急性心力衰竭出现后，立即耳缘静脉注射治疗药物（由学生自主选择，每组限用3种以内药物），记录左心室内压波形和心电图的变化。

【注意事项】

（1）本实验麻醉应适量，戊巴比妥钠引起心力衰竭的同时可加深麻醉，导致呼吸抑制，应及时使用人工呼吸机。

（2）引起心力衰竭的戊巴比妥钠用量，个体差异较大，应灵活掌握。

（3）手术过程中应使创面尽可能小，并注意防止动物失血过多。

【思考题】

（1）试述制备左心衰竭模型的方法及机制。

（2）常用治疗心力衰竭的药物有哪些？它们的作用机制分别是什么？

（温州医科大学　韩丽萍）

附录：人的正常值参考范围

Scr（血清肌酐）：男 54～106 μmol/L；女 44～97 μmol/L；小儿 24.9～69.7 μmol/L

BNP（脑钠肽）：＜100 pg/ml

SpO_2（动脉氧饱和度）：90%～100%

实验52　药物对心肌缺血的治疗作用

【病例与思政】

1. 病例导入

女患者，63岁。体检查出心电图异常。患者既往健康，没有疾病和用药史，且本人没有任何不适感，因此患者以“身体没有不舒服，不能乱花钱”为由拒绝就医，但最终因患者家属强烈要求而就医。医生通过复查运动后心电图发现运动使患者心肌缺血加重。冠脉CT血管成像技术显示患者冠状动脉狭窄近50%，血生化检测结果显示患者血脂异常。临床诊断：冠心病、无痛性心肌缺血（注：临床上无症状心肌缺血比有症状的心绞痛更为常见，尤其是以老年患者最为多见，这与老年人组织器官功能退化、疼痛阈较高有关）。

思考题：（1）为什么说“不疼不痒”的心肌缺血更危险？

（2）心肌缺血的诊断标准是什么？

2. 思政素材

疾病的形成与遗传因素、社会和自然环境因素、医疗条件以及个人的生活方式等有很高的相关性。其间变化的过程很多不易被察觉，因此在疾病发生、发展的漫长过程中，如果人人都有健康管理意识，引起重视，疾病恶化的概率就会降低，从而有利于实现健康中国的目标。

【实验目的】

1. 掌握

急性心肌缺血动物模型的制备方法；心肌缺血后心电图及血流动力学指标的变化。

2. 了解

心肌缺血/再灌注损伤现象及药物治疗作用，并探讨药物的作用机制。

【实验原理】

冠状动脉狭窄使得心肌供血减少，引起心肌缺血。急性心肌梗死（acute myocardial infarction）是冠状动脉血流急剧中断或减少，出现相应心肌缺血、坏死甚至导致心律失常、心源性休克和心力衰竭等严重后果的病理过程。当恢复中断的血供时，心脏血流动力学指标可能并未恢复，甚至损伤更加严重，或出现心室纤颤等致死性心律失常，即为缺血/再灌注损伤（ischemia reperfusion injury）。

普萘洛尔（Popranolol）为β受体阻断药，降低心肌自律性，影响心室不应期，进而治疗室性心律失常。维拉帕米（Verapamil）为钙通道阻断药，能够抑制心肌收缩，减少心肌耗氧，扩张冠状动脉，解除冠状动脉痉挛，改善心内膜下的心肌供血，也可用于再灌注损伤所致的心律失常。

【实验对象】

家兔，体重2.5～3.0 kg，雌雄不限。

【实验药品与器材】

1. 实验药品

20%乌拉坦溶液，肝素生理盐水，医用生理盐水，0.01%普萘洛尔溶液，维拉帕米溶液。

2. 实验器材

手术台，注射器（1 mL、2 mL、10 mL），心导管，气管插管，静脉插管，哺乳动物手术器械一套，7.5号针头，头皮针头，木夹，压力换能器，小动物呼吸机，BL-420I系统。

【实验步骤】

1. 动物麻醉与保定

取家兔1只，称重，耳缘静脉注射20%乌拉坦溶液5 mL/kg，麻醉后，将兔保定于手术台上。

2. 颈部手术

颈部正中切口，分离气管、左侧颈外静脉和右侧颈总动脉。

3. 连接心电

将白、红、黑色针形心电电极分别插入家兔的右前肢、左后肢和右后肢皮下，描记Ⅱ导联心电图。

4. 建立人工呼吸

气管插管，连接呼吸机，调节潮气量为10 mg/kg，呼吸频率30次/min，呼吸时程比1.25∶1。

5. 插管和输液

左侧颈外静脉插管，插入深度约2.5 cm（进胸腔即可），通过三通连接输液瓶和中心静脉压测压装置及恒速注药装置，打开输液开关，输液流量约为15滴/min。

6. 左心室插管

结扎右侧颈总动脉远心端，并在近心端夹上动脉夹以阻断血流，用眼科剪向心脏方向做“V”形切口，将连于压力换能器的充满肝素生理盐水的心导管向心脏方向插入动脉内，用丝线活结结扎。移去动脉夹，打开三通管，观察 BL-420I 系统上出现的血压波形，继续将心导管插向左心室。当波形由动脉血压波转为心室内压波形时（舒张期波谷 0 mmHg 左右，波峰较平坦），即表明导管已通过主动脉瓣进入左心室腔内，再送入导管 0.2～0.4 cm，若波形保持不变，则可将心导管结扎固定。

【实验项目】

1. 观察正常状态下及心肌缺血后心电图及血流动力学指标的变化

记录心率（heart rate，HR）、左室收缩压（left ventricular systolic pressure，LVSP）、左室舒张压（left ventricular diastolic pressure，LVDP）、左室内压最大上升速率（$+dp/dt_{max}$）、左室内压最大下降速率（$-dp/dt_{max}$）、中心静脉压（central venous pressure，CVP）、心电图。

2. 急性心肌缺血动物模型的制备及药物治疗

从左侧胸壁开胸，暴露心脏剪开心包，手术无影灯射入胸腔可见心尖部小血管。用动脉夹夹闭小血管，观察上述各项指标变化，若出现心电图 ST 段抬高，表明已出现心肌缺血，记录心肌缺血后上述各项指标变化，继续观察 15 min。如出现心律失常，则静脉给予普萘洛尔溶液（0.8 mL/kg），观察上述指标改变情况。

3. 观察心肌缺血/再灌注损伤现象及药物治疗作用

松开动脉夹，观察各项指标的变化，可能出现心室纤颤，即再灌注损伤。此时，可用 0.5 mg/kg 维拉帕米溶液缓慢静脉推注，观察心电图及上述血流动力学指标变化。

【注意事项】

（1）左心室插管前，可在插入管上涂抹液状石蜡，以减小摩擦。

（2）插管时手法要轻，尽量减轻血管受刺激后的收缩，这会使插管变得困难。切勿用力过猛刺破血管，如遇阻力可旋转、退后，再前插。

【思考题】

（1）急性心肌缺血可能出现哪些血流动力学指标改变？其主要机制是什么？

（2）普萘洛尔对急性心肌梗死所致心律失常治疗是否有效？其主要机制是什么？

（3）本次实验是否观察到缺血/再灌注损伤？维拉帕米能否减轻缺血/再灌注损伤？其主要机制是什么？

（温州医科大学　韩丽萍）

实验 53　大鼠离体心脏灌流

【病例与思政】

1. 病例导入

男患者，67 岁。因患有高血压、动脉硬化等多种基础性疾病而来医院就诊，被诊断为扩张型心肌病。检查结果显示其心脏功能进入终末期，对此心脏本身，进行手术已无济于事，因此医生决定为该患者进行世界首例“无缺血、不停跳”心脏移植术，并于2021年6月成功实施了该手术。手术中使用一套专门设计的灌注和保温系统保障供体心脏不停跳，使心脏在转运过程始终维持供血并保持跳动，这是该心脏移植手术的关键技术之一。当这颗始终跳动着的心脏被送至手术室后，医生顺利地将其移植入患者体内。术后随访显示移植的心脏工作正常，患者得以“重获新生”。

思考题：(1) 保证离体心脏持续供血为什么大大提升了移植心脏的存活率?

(2)“无缺血、不停跳”心脏移植术的机制是什么?

2. 思政素材

2014年4月，中国红十字会主办的中国人体器官捐献管理中心网站正式上线，公众可通过网站进行器官捐献志愿登记。无论对医学科学研究，救死扶伤，延续生命，传递光明，还是对殡葬改革，节省资源，促进社会主义精神文明及构筑和谐社会都有着极其深远的现实意义。

【实验目的】

1. 掌握

大鼠离体心脏灌流实验方法（Langendorff法）；大鼠离体心脏心功能和冠状动脉血流量的测定方法。

2. 了解

不同药物对大鼠离体心脏心功能和冠状动脉血流量的影响及该实验方法的适用范围。

【实验原理】

心脏持续的、有节律的跳动是由心脏本身的自律细胞起搏的，因此，即使将心脏与机体分离，仍可按一定节律跳动。将动物心脏从胸腔取出后，连接特定的灌流装置（Langendorff灌流系统），使心脏在恒温（37 ℃）、恒压的条件下，用含氧的缓冲液逆行灌注其冠状动脉系统，以营养心肌，维持心脏正常的自主节律性活动。离体心脏去除了神经及全身体液因素的影响，可人为控制心室搏动速率、前后负荷、灌注压等各种影响因素。经左心室插入水囊，进行左心室内压测定，可对动物离体心脏正常功能和不同条件下心功能变化规律进行观察。缓冲液由冠状动脉灌流心肌，经冠状静脉窦从右心房、肺动脉和腔静脉口流出，单位时间内流出量为冠状动脉流量（CBF）。

【实验对象】

大鼠，体重200～300 g，雌雄不限。

【实验药品与器材】

1. 实验药品

20%乌拉坦溶液，K-H液，肝素生理盐水，0.01%肾上腺素溶液，0.01%乙酰胆碱溶液。

2. 实验器材

鼠手术台，鼠手术器械1套，动脉夹，三通管，注射器（1 mL、10 mL），注射针头、棉线，Langendorff离体心脏灌流装置，氧气瓶，蠕动泵，超级恒温循环器，烧杯，量筒，BL-420I系统。

【实验步骤】

1. 实验装置准备

制球囊，以备测心室内压力（注意球囊和压力换能器相连接，整个管道中不得出现气泡）。Langendorff 离体灌流装置内灌入 37 ℃恒温充分充氧的 K-H 液。

2. 心脏标本制备

（1）分离心脏：腹腔注射 20%乌拉坦溶液 0.4 mL/100 g，麻醉大鼠。将其仰卧位保定于手术台上。剪开腹腔，经膈肌于胸腔两侧剪开胸腔，用止血钳夹住胸前壁，翻向头部，完全暴露出心脏，用拇指与食指轻捏心脏底部（尽量避免挤压心脏），轻轻提起，小心剪断腔静脉、主动脉及心脏周围组织，迅速将心脏连同主动脉一起取出（尽量保留较长的主动脉）。

（2）主动脉插管：将心脏迅速置于预冷的 K-H 灌流液中，迅速剪开心包膜，用手指轻压心室，将剩余的血液排出。迅速斜剪主动脉弓，插入插管。插管时打开灌流液使其慢速滴下以防形成气栓。主动脉插管不宜插入太深，以免损伤主动脉瓣或堵住冠状动脉开口，影响冠脉的灌流。以 1 号丝线将主动脉结扎于插管上，结扎部位正好位于插管凹槽处。调整至正常流速或流量。恒压灌流时，设定灌流压力为 100～140 mmHg，恒流灌流流速为 8～12 mL/min。

（3）连接压力换能器：心脏开始正常灌流后，剪去心脏周围的组织（包括肺组织、气管以及附着于心脏上的其他组织）。心脏复跳后，将球囊由左心房经过二尖瓣插入左心室，球囊和压力换能器相连，调整球囊内压在 4～8 mmHg 之间。

（4）启用 Langendorff 离体灌流装置：调节固定保温灌流槽，使保温灌流槽罩住心脏。灌流液进入冠状动脉后到右心房经腔静脉及肺动脉滴入双层灌流槽中，经槽底部的漏斗形开口流出，用量筒收集单位时间内液体的流出量即为冠状动脉流量。流量基本稳定后，观察记录以下指标。

3. 指标测定

通过 BL-420I 系统测定并记录大鼠心脏收缩曲线、左心室内压（left ventricular pressure，LVP）、左心室舒张末压力（left ventricular end diastolic pressure，LVEDP）、左心室内压变化速率（dp/dt）及心率（HR）。

【实验项目】

（1）观察记录正常大鼠冠状动脉流量与心脏收缩曲线及心功能指标。

（2）加药：注入 0.01%肾上腺素 0.5 mL，观察记录冠状动脉流量与心脏收缩曲线及各项心功能指标。

（3）加药：注入 0.01%乙酰胆碱 0.5 mL，观察记录冠状动脉流量与心脏收缩曲线及各项心功能指标。

【注意事项】

（1）摘取心脏，插管要快，防止心脏缺血、缺氧损伤心功能，大鼠心脏的心率为 200～300 次/min。

（2）插管不宜过深，以免损伤主动脉瓣或阻塞冠状动脉口影响灌流。

（3）手术前 20 min 大鼠腹腔注射肝素抗凝（2000 U/kg）。

（4）手术过程中注意不要损伤心脏，主动脉根部需预留 0.5～1.0 cm 长度以备插管用。

【思考题】

1. 肾上腺素对心脏活动及冠状动脉流量有何影响？其机制是什么？

2. 乙酰胆碱对心脏活动及冠状动脉流量有何影响？其机制是什么？

（温州医科大学　韩丽萍）

第二节　人体机能学实验

实验 54　人体动脉血压测量及影响因素

【病例与思政】

1. 病例导入

男患者，61 岁。高血压 10 年，最高达 240/120 mmHg，平素间断口服卡托普利等药物降压治疗，未规律服药及监测，血压控制情况不详，伴鼻出血 7 天入院。入院查体：体温 36.7 ℃，心率 80 次/min，呼吸频率 20 次/min，血压 170/190 mmHg。神清语利，自主体位，双肺呼吸音清，心音尚可，未闻及杂音，双下肢无水肿。尿常规：蛋白质（+）；肾功能：尿素氮 21.1 mmol/L（正常：3.2～7.1 mmol/L），血肌酐 306 μmol/L（正常：50～110 μmol/L）。ECG 示左室高电压；心脏彩超示 LVEF 62%，左室舒张功能减低。双肾彩超双肾体积缩小。临床诊断：3 级高血压病（极高危），慢性肾功能不全。

思考题：（1）高血压的发生机制有哪些？

（2）患者出现慢性肾功能不全的机制是什么？

2. 思政素材

高血压病程隐匿，进展缓慢，患者常常忽视不能规范治疗，而其并发症常影响心脏、脑、肾脏等多器官的功能。目前常用抗高血压药物种类众多、作用机制各不相同。因此，详细问诊、检查，根据不同患者的具体病情进行评估，酌情选用适合的治疗策略尤为重要。医学工作者应站在患者的角度，为患者着想，培养体恤关爱患者的职业道德素养，以人为本，实现个体化医疗，达到延长患者生存时间、改善生存质量的目的。

【实验目的】

1. 掌握

间接法测量人体动脉血压的原理和方法，测量肱动脉的收缩压和舒张压的方法。

2. 了解

血压计的主要结构，运动以及体位对人体动脉血压的影响。

【实验原理】

动脉血压是流动的血液对血管壁产生的侧压力。通常采用间接测压法，用血压计和袖带在动脉外加压，根据血管科氏音（Korotkoff sound）的变化来测定动脉血压。血液在血管内流动时没有声音，若在血管外施加压力使血管塌陷，血液流动时形成涡流则可产生血管音。因此，测量血压时用袖带在肘关节上方肱动脉处加压，当袖带内压超过动脉的收缩压时，动脉血流完全被阻断，此时用听诊器在肱动脉压迫处下方听不到血管音，也触不到桡动脉的搏动。逐渐放气减低袖带内压力，当袖带内压稍低于收缩压时，心脏收缩导致部分血流断续通过受压血管狭窄处，形成涡流而发出血管音，用听诊器可听到“咚”的第一声。此时袖带内压力即为收缩压。继续放气，血液间歇性地通过肱动脉狭窄区的过程中一直能听到声音。当袖带内压力等于或稍低于舒张压时，血管内的血流由断续变为连续流动，血管处于通畅状态，血管内的血液因不能形成湍流，血管音变弱或消失。此时袖带内压力即为舒张压。当体位改变时，重力对血流的影响使血压发生变化，机体通过对血压的调节保持适宜的器官血流量。

【实验对象】

健康成人志愿者。

【实验药品与器材】

血压计、听诊器。

【实验步骤】

1. 熟悉血压计的结构

（1）水银柱式血压计：包括袖带、打气球和水银检压计。水银检压计为一有压力刻度的玻璃管，上端通大气，下端与水银储槽相通。袖带是一外包布套的长方形皮囊，借软管分别与水银储槽和打气球相通。打气球有一螺旋阀，供充气或放气用。测压前需检查血压计是否准确，即袖带内橡皮囊与大气相通时，水银柱液面是否在零刻度，袖带是否漏气。

（2）电子血压计：袖带部分与水银柱式血压计相同，测量时由数字模块自动完成袖带的充气、放气和听诊的步骤，最终在屏幕上显示血压值和心率值，方便人们日常生活保健使用。

2. 水银柱式血压计测定坐位动脉血压（图 6-2）

（1）受试者脱去一侧衣袖，静坐 5 min。

（2）松开血压计打气球的螺旋阀，将袖带展平，排尽空气，再旋紧螺旋阀，检查水银柱液面与 0 mmHg 平齐。

（3）受试者前臂平放桌上并前伸，使肱动脉肘横纹处与主动脉水平，手掌向上。将袖带

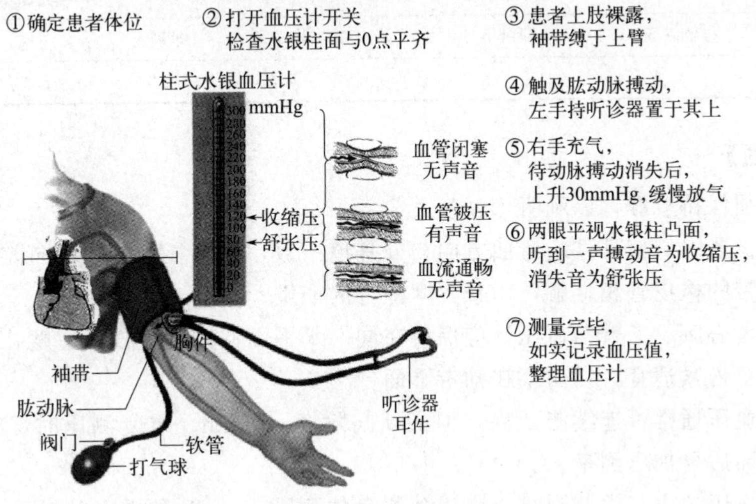

图 6-2　人体动脉血压测量方法示意图

缠于上臂，将与袖带相连的橡皮管置于肱动脉处。袖带下缘应在肘横纹上 2 cm 左右，松紧以能伸进一指入袖带内为宜。

（4）用中指和食指触摸肘窝内侧肱动脉的搏动，再将听诊器胸件放在搏动明显处，但切勿插入袖带下。听诊器耳件戴于双耳。

3. 电子式血压计测定动脉血压

测量体位、袖带位置等与水银柱式血压计测量方法一致。绑好袖带后，按电子血压计上的开始按钮，待袖带完成充气和放气过程后，屏幕中显示收缩压、舒张压和心率的值。

【实验项目】

1. 测定坐位动脉血压

（1）测定动脉收缩压：检查者挤压打气球向袖带内充气，倾听听诊器内血管音变化，在声音消失后再加压 30 mmHg，松开螺旋阀徐徐放气（2～4 mmHg/s），使水银柱液面匀速落下。仔细听诊，当听到第一声“咚”的血管音时，水银柱液面所指示的刻度即为收缩压值。

（2）测定动脉舒张压：听到第一声血管音后，随着水银柱液面的下降，检查者会听到与心率一致的血管音，此声音先由低到高，而后由高突然变低或完全消失。在声音突然变低或消失时，水银柱的刻度即代表舒张压。

2. 测量不同体位的动脉血压

（1）受试者仰卧于实验台上，休息 5 min 后测量其血压。

（2）受试者取立正姿势 15 min，其间每隔 5 min 测量血压一次，并将测量数值记入表 6-6。

3. 测量运动前后的动脉血压

让受试者做原地蹲起运动，1 min 内完成 30 次，共做 2 min。运动后立即测量，每隔 2 min 测量一次，将测量数值记入表 6-6，直至血压恢复正常。

表 6-6 人体血压记录表

血压	安静/min			运动后/min			
	坐位 5	仰卧 5	站立 5/10/15	即刻	3	5	7
BP/mmHg							

【注意事项】

（1）室内须保持安静，以利听诊。

（2）戴听诊器时，使耳件的弯曲方向与外耳道一致，即接耳的弯曲端向前。避免听诊器的橡皮管与袖带的橡皮管相接触，以减少摩擦音的产生。

（3）受试者心脏、上臂与血压计应保持在同一水平面；袖带应松紧适度，听诊器的胸件压在肱动脉上要松紧适宜，切勿塞在袖带下面。

（4）动脉血压通常可连续测 2 次，但必须间隔 3～5 min。重复测压时，须将袖带内压力降至零位，而后再加压测量。

（5）发现血压超出正常范围时，应让被测者休息 10 min 后复测。诊断高血压，需要至少三次不同日期、不同时间段测得的血压值来判断。

【思考题】

(1) 什么是收缩压和舒张压？其正常值范围是多少？

(2) 影响动脉血压测定的因素有哪些？

(3) 测量血压时，听诊器的胸件为何不能插入袖带下？

(4) 测量动脉血压时，为何上臂中心应与心脏在同一水平面？

(吉林大学基础医学院 孟 艳)

实验 55 人体心电图描记

【病例与思政】

1. 病例导入

男患者，65 岁。高血压史 10 年余。2 个月前活动后（登楼时）出现胸闷、胸痛伴气促，位于心前区，呈压榨样，持续时间较短（5 min 左右），休息可缓解，严重时伴有头部胀痛。近 1 周活动耐力进一步下降，平地行走时即感胸闷明显，无冷汗，无肩背部放射痛，无恶心呕吐、头晕黑蒙，无咳嗽、咳痰。门诊查体：血压 130/70 mmHg，脉搏 84 次/min，呼吸频率 20 次/min。神志清，气平。心率 84 次/min，律齐，各瓣膜区未闻及病理性杂音，双肺呼吸音清。双下肢无水肿。心电图检测提示：Ⅱ、aVF 导联呈 QS 或 QRS 型，$V_2 \sim V_6$ ST 段抬高。初步诊断：冠心病（心绞痛型），原发性高血压。

思考题：(1) 何为心电图？心电图各个波形的含义是什么？

(2) 该患者心电图出现 ST 段抬高的机制是什么？

2. 思政素材

德国外科医生 Forssmann 首次研制出可用 X 射线跟踪心脏导管插入心脏的方法，并亲身插管验证了该方法的可行性和安全性。该导管可在影像学仪器指引下沿着静脉安全地到达心脏，为心脏外科的介入手术奠定了基础，他获得了 1956 年诺贝尔生理学或医学奖。心梗起病急，死亡率高，而部分患者通过介入手术，可以使梗阻的血管再通，治疗效果有了质的飞跃。

【实验目的】

1. 掌握

人体体表心电图的记录方法，正常心电图波形组成及其生理意义。

2. 了解

心电图主要参数的测量和分析方法。

【实验原理】

在健康人体心脏中，由窦房结发出的兴奋按一定的途径和时程依次传向心房和心室，引起整个心脏的兴奋。在心动周期中，心脏各部分点位变化、时间顺序、方向和途径是非常规律的。这些心电向量变化通过导电组织和体液传到体表，在体表两点之间可出现由心脏电活动引起的有规律的电位变化。将心电图机的测量电极放置在体表规定的两点，即可记录到由心脏电活动所致电位变化的曲线图形，称心电图。体表记录两点的连线称导联轴，不同导联轴心电图的波形不完全一致，但基本波形都是由 P 波、QRS 波群、T 波组成（图 6-3）。

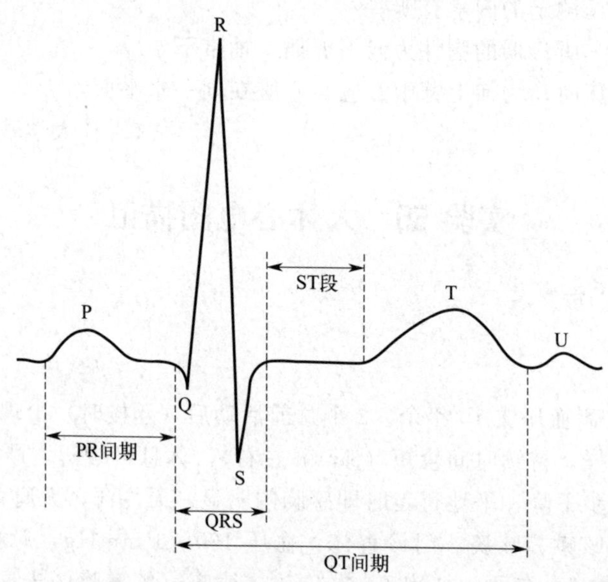

P 波：左、右心房去极化；QRS 波群：左、右心室去极化；T 波：心室复极化；U 波：浦肯野纤维复极化；PR 间期：房室传导时间；QT 间期：心室开始去极化到完全复极化的时间；ST 段：心室处于去极化状态

图 6-3 标准Ⅱ导联心电图各波段特征

【实验对象】

健康成人志愿者。

【实验药品与器材】

1. 实验药品

75% 乙醇，导电膏或医用生理盐水。

2. 实验器材

HPS-101 系统，全导联心电线，心电肢夹，吸球电极。

【实验步骤】

1. 设备连接

（1）连接全导联心电线：将全导联心电线接入 HPS-101 系统心电图专用接口，拧紧左、右螺丝插口，固定。

（2）连接心电肢夹：四个肢体导联接头按颜色与心电肢夹相连（同色相连）。

（3）连接吸球电极：六个胸导联接头与吸球电极相连。

2. 受试者准备

（1）皮肤处理：受试者平躺在检查床上，肌肉放松。手腕前侧、足踝内侧和胸前区皮肤用 75% 乙醇脱脂，涂抹少许医用生理盐水或导电膏。

（2）安放肢体导联电极：心电肢夹夹在受试者手腕、足踝处，导电片与肢体内侧皮肤相接触。肢体导联电极位置、颜色及符号：右手腕-红色（R）；左手腕-黄色（L）；左足踝-绿色（F）；右足踝-黑色（RF）。

（3）安放胸导联电极。胸导联电极位置：V_1（C_1）-胸骨右缘第四肋间；V_2（C_2）-胸骨左缘第四肋间；V_3（C_3）-V_2 与 V_4 连线的中点；V_4（C_4）-左锁骨中线第五肋间；V_5（C_5）-左腋前线第五肋间；V_6：左腋中线第五肋间（图 6-4）。

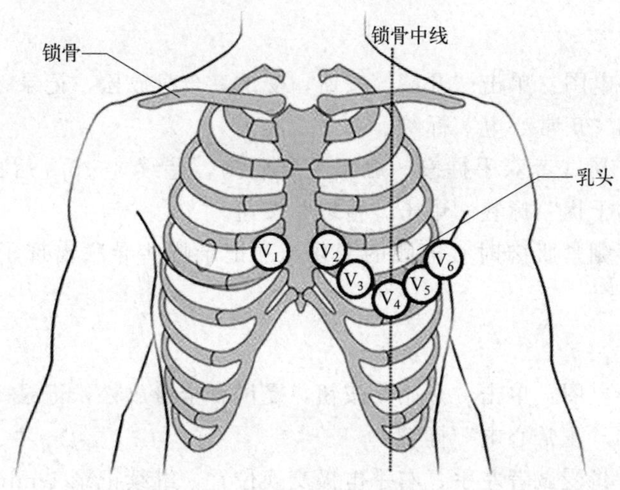

图 6-4　胸导联电极安放示意图

3. 启动 HPS-101 软件

在“首页”中选择“循环系统实验”→“人体心电图描记”→“实验项目”。

【实验项目】

1. 全导联心电的记录

记录受试者全导联心电图：受试者平躺在检查床上，开始记录波形，当波形稳定后，在波形旁添加“全导联心电”标签。继续记录 1 min 全导联心电图，单击“暂停”按钮。

2. 测量与分析

1）截取波形：先在“波形测量区”视图中单击“截图”按钮，选择Ⅱ导联心电波形。选择的波形应包含至少 5 个心动周期的波形，截取的波形段自动进入“选择波形列表”和“波形测量区”视图中。

2）辨认波形：对照心电模式图，辨认记录的心电图上各波段，如 P 波、QRS 波群、T 波，观察各波段在不同导联时的形态。

3）数据测量：

（1）心率计算：鼠标左键单击“数据测量结果表格”中的“心率”单元格，移动鼠标到“波形测量区”视图，在一个 R 波波峰处单击左键，选择测量起点，在下一个心动周期 R 波波峰处单击左键，确定测量终点，心率的计算结果自动记录在“数据测量结果表格”对应单元格中。若有心率失常，需连续测量五次，取其平均值。

（2）波幅和时程测量：选择Ⅱ导联一个完整的心动周期，以同样的方法测量各波段的波幅和时程，参见表 6-7。

表 6-7 心电图参数测量结果

姓名	心率 /(次/min)	P 波时程 /ms	P 波幅值 /mV	QRS 时程 /ms	R 波幅值 /mV	T 波时程 /ms	T 波幅值 /mV	PR 间期 /ms	QT 间期 /ms

3. 肌电干扰

(1) 记录正常心电图：单击“开始”按钮，受试者全身放松，记录一段正常的全导联心电图。在波形旁添加“正常心电”标签。

(2) 肌电干扰：受试者双手握拳、绷紧手臂肌肉，持续 3～5 s 后再放松，重复三次。在波形旁添加“肌电干扰”标签。单击“暂停”按钮。

(3) 观察：观察绷紧肌肉时心电图的变化，并记录哪些导联出现了肌电干扰，思考其原因。

4. 电极反接

(1) 记录正常心电图：单击“开始”按钮，受试者全身放松，记录一段正常的全导联心电图。在波形旁添加“正常心电”标签。

(2) 电极反接：将受试者左手、右手电极交换位置，继续记录 1 min 左右心电图。在波形旁添加“电极反接”标签。单击“暂停”按钮。

(3) 观察与分析：观察电极反接后心电图的变化。记录哪些导联出现变化，哪些导联没有改变，并思考其原因。

【注意事项】

(1) 受试者应在安静舒适的环境下进行检测，检测时处于平卧位，肌肉放松。

(2) 正确安装导联，确保导联的电极均与皮肤接触良好。

(3) 实验结束后将电极擦拭干净。

【思考题】

(1) 心电图的记录原理是什么？

(2) 常用的心电图导联有哪些？为什么各导联心电图的波形不同？

(3) 心电图包括哪些波和间期？各有何生理意义？

（吉林大学基础医学院 孟 艳）

实验 56 人体心音听诊及心音图描记

【病例与思政】

1. 病例导入

女患者，43 岁。14 年前患“化脓性扁桃体炎”，好转后在劳累后经常出现胸闷、气短，3 年前加重，经常发热，伴有双下肢水肿，诊断为“风湿性心脏病”。3 天前感冒后再次出现上述症状加重，伴有双下肢水肿，不能平卧，咳嗽，咳痰。入院查体：体温 39.5 ℃，呼吸频率 26 次/min，心率 131 次/min，血压 112/76 mmHg，神清语利，口唇发绀，呼吸急促，颈静脉怒张，双肺呼吸音粗，可闻及干、湿性啰音。心尖部第一心音减弱，舒张期奔马律。心尖部Ⅱ级以上高调、收缩全期杂音，并可有柔和、短促的低调舒张中期杂音（Carey-Coombs杂音）。腹部稍膨隆，肝肋下3 cm可及，移动性浊音阳性，双下肢Ⅱ度水肿。心脏超声检查：左心增大，左房血栓，二尖瓣增厚、钙化、挛缩、粘连致瓣口狭窄伴关闭不全，重度心功能衰竭。临床诊断：风湿性心脏病，心功能衰竭。

思考题：(1) 何为心音？其特点及意义是什么？

(2) 患者出现心力衰竭的原因及机制？为什么不能平卧？

2. 思政素材

听诊器没有发明之前，医生只能直接将耳朵贴在患者胸部进行听诊。法国临床医学家雷奈克在为一位年轻的女性患者诊治时，考虑到听诊方式的不便，在1816年制造了第一个成熟的听诊器，他创造了大量的关于听诊的医学词汇，如啰音、支气管音等，诊断出许多不同的胸腔疾病，他也被后人尊为"胸腔医学之父"。因此从患者角度思考问题，勇于探索，形成批判性创新思维方式，医学工作者才能真正为医学奉献自己的学识和智慧。

【实验目的】

1. 掌握

心音产生的机制和听诊方法；正常心音的特点，准确分辨第一心音和第二心音。

2. 了解

心音听诊的临床及诊断意义。

【实验原理】

在心动周期（cardiac cycle）中，由于心肌的收缩，瓣膜的启闭，血流速度的改变，形成的湍流和血流撞击心室壁和大动脉壁，引起的振动都可以通过周围组织传递到胸壁，用听诊器便可以在胸部的某些部位听到相应的声音，即为心音。每一心动周期可产生四个心音，将听诊器放在胸壁上一般均能听到的是第一和第二心音，结合触诊感知心尖搏动或颈动脉搏动，有助于其分辨。第三心音可在部分青少年中闻及。第四心音一般听不到，如听到第四心音，常属病理性。

第一心音（S_1）是心室收缩期的开始，由房室瓣关闭引起的心室壁振动及心室射血撞击主动脉壁的振动所产生，其特点是音调较低（40～60 Hz），持续时间较长（0.1～0.12 s），较响，是心室收缩的标志，其响度和性质的变化，常可反映心室肌收缩强弱和房室瓣膜的功能状态。于心尖冲动处（前胸壁第5肋间隙左锁骨中线内侧）听得最清楚。

第二心音（S_2）是心室舒张期的开始，主要由半月瓣关闭，血流冲击大动脉根部和心室壁产生振动造成，音调较高（60～100 Hz），持续时间较短（0.08 s），响度较弱，是心室舒张的标志，其响度反映的是动脉压的变化，它分为主动脉音和肺动脉音两个成分，分别在主动脉听诊区（胸骨左缘第二肋间隙）和肺动脉听诊区（胸骨右缘第二肋间隙）听得最清楚。

【实验对象】

健康成人志愿者。

【实验药品与器材】

HPS-101系统，听诊器，心音换能器，心音换能器绑带，信号输入线，贴片电极。

【实验步骤】

1. 设备连接

(1) 连接心音换能器：将心音换能器接入 HPS-101 系统的 CH 1 通道。

(2) 连接心电信号输入线：将信号输入线接入 HPS-101 系统的 CH 2 通道。

(3) 连接贴片电极：将信号输入线的纽扣式接口与贴片电极背侧铜扣相连。

2. 启动 HPS-101 软件

在“首页”中选择“循环系统实验”→“人体心音”→“实验项目”。

【实验项目】

1. 心音听诊

(1) 确定听诊部位：受试者解开上衣，面向明亮处坐好，检查者坐在对面。观察或用手触诊受试者心尖博动的位置和范围。认清心音听诊的各个部位（图 6-5）：

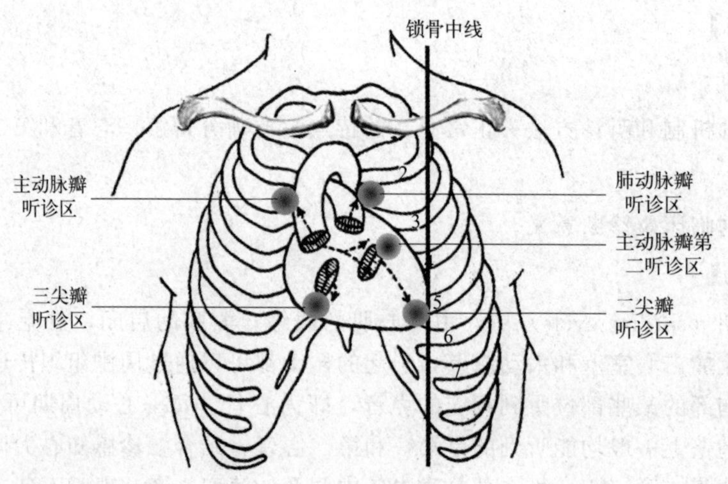

图 6-5 心音听诊部位示意图

二尖瓣听诊区：胸骨左缘第五助间隙、锁骨中线稍内侧（心尖搏动处）。

三尖瓣听诊区：胸骨右缘第四肋间隙或剑突下。

主动脉瓣听诊区：胸骨右缘第二肋间隙。

主动脉瓣第二听诊区：胸骨左缘第三肋间隙。

肺动脉瓣听诊区：胸骨左缘第二肋间隙。

(2) 听心音：检查者戴好听诊器，听诊器的耳端方向应与外耳道方向一致（斜向前方），以右手拇指、食指和中指持听诊器，胸件紧贴受试者胸部皮肤上，按照从二尖瓣区→肺动脉瓣区→主动脉瓣区→三尖瓣区次序听诊，辨认心音。

2. 心音图与心电图的同步记录

1）连接心电电极：撕开电极片表面的保护膜，将电极片粘贴在相应位置以记录受试者Ⅱ导联心电图。

2）固定心音换能器：将心音换能器安放在受试者心尖搏动处，用绑带将其固定。记录 2 min 左右的波形，单击“暂停”键，暂停波形记录。

3）测量和分析

（1）分析波形：观察第一心音与QRS波、第二心音与T波之间的时间关系（可以通过“比较显示”将两个通道重叠显示）。

（2）截取波形：在“波形测量区”视图中单击“截图”按钮，选择至少五个心动周期波形，截取的波形段自动进入到“选择波形列表”和“波形测量区”视图中。

（3）测量心率：单击“心动周期时程”单元格，移动鼠标到“波形测量区”视图，在一个R波波峰处，单击左键，选择测量起点，移动鼠标至下一个心动周期R波波峰处，单击左键，确定测量终点，测量结果自动记录在“数据测量结果表格”对应单元格中。将心动周期时程带入公式：心率（次/min）＝60/心动周期时程（s），得到心率，将结果填入表6-8中。

（4）测量S_1、S_2时程：测量第一心音、第二心音的持续时间。

（5）测量收缩、舒张期时程：测量第一心音开始到第二心音开始的时间，即收缩期时程。第二心音开始到下一个第一心音开始的时间，即舒张期时程。

（6）测量“电-机械活动”时间：测量Q波起始至第一心音开始之间的时间间隔和T波波峰至第二心音开始之间的时间间隔。

表6-8 心音图与心电图测量数据表

序号	心动周期时程/ms	心率/(次/min)	S_1时程/ms	S_2时程/ms	收缩期时程/ms	舒张期时程/ms	Q波起始至第一心音/ms	T波至第二心音/ms
1								
2								
3								

【注意事项】

（1）保持室内安静。

（2）听诊器耳端方向要与外耳道方向保持一致，橡胶管不得有交叉、扭曲和打结，勿与其他物体摩擦，以免影响听诊。

（3）如果呼吸音影响心音听诊，可令受试者暂时屏气几秒钟。

（4）切忌隔着衣服听诊，听诊器体件过凉时可用手摩擦捂热。

（5）因声音传导不同，各瓣膜的听诊部位与其解剖投影位置不尽相同。

【思考题】

（1）第一心音和第二心音是怎样形成的？有何临床意义？

（2）心音听诊区与各瓣膜的解剖位置是否相同？

（3）如何分辨第一心音和第二心音？

（吉林大学基础医学院 孟 艳）

实验57 人体心功能测定

【病例与思政】

1. 病例导入

男患者，62岁。高血压病史20年，血压控制欠佳。1年突发急性前壁心肌梗死，药物治疗好转后仍偶有症状发作，近 1 个月来日常活动下出现胸闷气短，且出现夜间平卧后憋气呼吸困难，咳嗽，咳白色泡沫痰，坐起后好转，纳差，尿量减少。体格检查：体温 36.6 ℃，心率 80 次/min，呼吸频率 20 次/min，血压 120/80 mmHg。低半卧位，颈静脉充盈，双肺呼吸音粗，右肺底深吸气末可闻及少许湿性啰音，心尖部可闻及Ⅳ/Ⅴ级收缩期吹风样杂音，肝于肋下 4 指，肝颈静脉回流征阳性，双下肢凹陷性水肿。心电图示胸前导联 ST 段抬高 0.1～0.2 mV，T 波倒置。心脏超声检查：左心增大，射血分数 35%。临床诊断：慢性心功能不全，心功能Ⅳ级。

思考题：(1) 心肌梗死导致心力衰竭的机制？

(2) 心力衰竭时心功能如何变化？

2. 思政素材

心力衰竭的治疗策略随着对心力衰竭发病机制的认识不断改进。最开始以泵衰竭和血流动力学异常理论为主导，在治疗上注重强心和扩血管治疗，目前已转变为重视心脏的神经内分泌过度激活对心力衰竭预后的不良影响，以神经内分泌抑制剂为基础的治疗原则是现代心力衰竭药物治疗的基础，取得了显著的疗效。因此，“解放思想，与时俱进”也适用于医学基础研究工作，深入分析，不断创新，才能更好地服务于临床医学。

【实验目的】

1. 掌握

无创记录人体心电图、心音图、心尖搏动图和颈动脉搏动图的方法。

2. 了解

心功能测定时各波形的特点及其意义。

【实验原理】

利用多道生理记录仪在体表可同步记录到心脏的周期性电变化和机械活动，如心电、心音、心尖搏动以及脉搏等，记录并测量心电图（electrocardiogram，ECG）、心音图（phonocardiogram，PCG）、心尖搏动图（apexcardiogram，ACG）及颈动脉搏动图（carotid pulse tracing，CPT）。其中 ECG 可反映心脏兴奋的发生和传播过程，PCG、ACG 和 CPT 可反映心脏的机械活动。通过人体无创心功能测定同步记录上述几种图形，可以观察并分析心动周期各时相的时程，得到心缩间期（systolic time interval，STI）及心舒间期（diastolic time interval，DTI）等指标，观察心室收缩和舒张的波形和波幅，进而判断左心室功能。

【实验对象】

健康成人志愿者。

【实验药品与器材】

1. 实验药品

75% 乙醇。

2. 实验器材

HPS-101 系统，心音换能器，脉搏换能器，容积描记换能器，生物电放大器，心音放大器，ACG/PCG 耦合器，电极膏，电极板，导联线，记录纸及双脚规等。

【实验步骤】

（1）按顺序连接实验装置：心电导联电极→生物电放大器→ECG；脉搏波换能器→耦合放大器→ACG；心音换能器→心音放大器→PCG；容积描记器→耦合放大器→CPT。

（2）受试者平卧，肌肉放松。用75％乙醇擦拭双侧手腕内侧及踝内侧，放置ECG电极记录ECG；将脉搏波/心音换能器置于左锁骨中线第四肋间心尖搏动最明显处，记录ACG及PCG；将脉搏换能器置于胸锁乳突肌前缘颈动脉搏动最明显处，记录CPT。

（3）打开HPS-101系统，观察到满意的ECG、PCG、ACG及CPT波形后，让受试者呼气后闭气，连续同步记录10个以上波形，保存实验结果。

【实验项目】

1. 对储存的图形进行观察和测量（图6-6）

（1）ECG：观察特征性的波和间期，P波、QRS波及T波，QT间期、PR间期及ST段。

（2）PCG：包括第一心音（S_1）和第二心音（S_2），S_1为1～2个高频高幅波，是心脏收缩时房室瓣关闭、左室壁的乳头肌突然紧张导致；S_2包括几个较高频率和波幅的波，是心脏舒张时主动脉瓣和肺动脉瓣突然关闭导致的。

（3）ACG：4个波是指心房收缩波、心室收缩波、舒张早期快速充盈波和舒张中后期慢速充盈波。5个点如下所述：①C点为心室收缩波起点；②E点为心室收缩波顶点，标志主动脉瓣开放，左室射血开始；③P点为心室收缩波下降支的转折点，EP代表快速射血期；④O点为ACG舒张波的最低点，标志着二尖瓣开放；⑤F点标志着快速充盈期转入减慢充盈期。

（4）CPT：u点是颈动脉波开支的起点，冲击波P是左室收缩快速射血时颈动脉内压

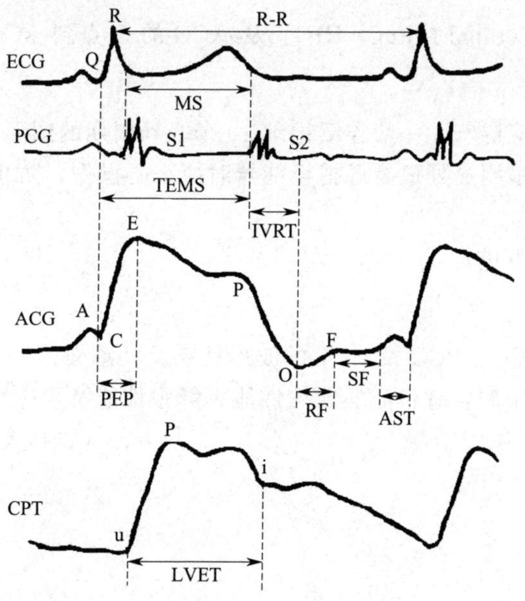

图6-6 心功能测定的各项指标

TEMS：总电机械收缩时间；LVET：左室射血时间；PEP：射血前期；IVRT：等容舒张时间；RF：快速充盈时间；SF（slow filling）：缓慢充盈时间；AST（atrial systole）：心房收缩期

力突然升高管壁扩张所致，该波的上升支表示快速射血期，下降支表示缓慢充盈期。降中峡(i) 标志着心室舒张的开始。重搏波紧接降中峡之后是主动脉瓣关闭后血流反冲瓣膜，由动脉内压力轻度升高所致。

2. 读取指标

在上述同步记录的 4 条曲线上，读取并分析下列指标：

1）心缩间期（STI）指标

（1）左室射血时间（left ventricular ejection time，LVET）：指左室向主动脉内射血的全程时间，反映了每搏输出量的大小与心室射血的速度。

（2）射血前期（pre-ejection period，PEP）：指 ECG 的 Q 波到 CPT 所对应的时间，反映心室去极化的速度和心室收缩时压力升高的速度。

（3）等容收缩时间（isovolumetric contraction time，ICT）：指 PEP 减去 ECG 中 Q 波至 PCG 上 S_1 最早高频成分的时间，是反映心室收缩速率的重要指标。

（4）PEP/LVET：是评定左室功能比较敏感的指标。

（5）总电机械收缩时间（total electromechanical systole，TEMS）：ECG 中 QRS 波中 Q 波到 S_2 主动脉成分起点之间的时间，反映心室开始兴奋到机械收缩射血及主动脉瓣关闭的时间。

（6）机械收缩期（mechanical systole，MS）：PCG 上 S_1 最早高频成分到 S_2 主动脉瓣成分时间，反映左室开始收缩房室瓣关闭，到左室射血结束主动脉瓣关闭的时程。

2）心舒间期（DTI）指标

（1）等容舒张时间（isovolumetric relaxation time，IVRT）：从 PCG 上 S_2 最高频成分到 ACG 上的 O 点的时间，即从主动脉瓣关闭到二尖瓣开放的时间，反映舒张期左室压力下降速度。

（2）快速充盈时间（rapid filling，RF）：从 ACG 的 O 点到 ACG 的 F 点时间。

【注意事项】

（1）记录时受试者应屏气，一般连续记录 10 个心动周期的图形。

（2）在颈动脉搏动最明显处放置脉搏换能器时应小心操作，防止使减压反射敏感的人出现意外。

（3）测试应在室温下进行。

【思考题】

（1）试述 ECG、ACG、PCG 及 CPT 的波形特点及其意义。

（2）测定无创心功能时，评价心肌收缩性能、舒张性能及顺应性的指标有哪些？

（吉林大学基础医学院　孟　艳）

第七章

呼吸系统

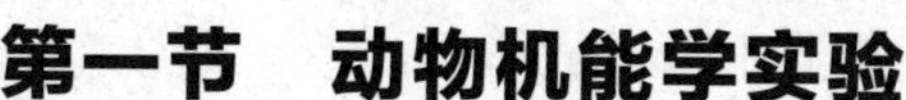

第一节　动物机能学实验

实验 58　小鼠缺氧与不同因素对小鼠缺氧耐受性的影响

【病例与思政】

1. 病例导入

女患者，30 岁。晚上用煤炉子平房取暖，在炉子里面压上煤就睡觉了，早晨起床感觉四肢无力，勉强坐起后出现剧烈头痛、头晕、心悸，恶心呕吐，活动困难，勉强爬出门外求救。入院观察，患者颜面潮红，口唇呈樱桃红色。表情淡漠，少言懒动，全身皮肤、黏膜无黄染、出血点及瘀斑。初诊为急性一氧化碳（CO）中毒。立即进行纯氧面罩吸氧，并给予 20%甘露醇 250 mL 静脉快速滴注防治脑水肿，症状得到缓解后，给予高压氧舱治疗，防止发生迟发性脑病。

思考题：（1）该患者发生 CO 中毒引起哪种类型缺氧？其机制是什么？

（2）患者血氧变化特点是什么？

2. 思政素材

2019 年诺贝尔生理学或医学奖颁发给了 William G. Kaelin、Peter J. Ratcliffe 和 Gregg L. Semenza，表彰他们发现了细胞在不同氧气浓度下的感知和适应机制。他们发现了细胞缺氧反应的关键蛋白 HIF-1α（缺氧诱导因子-1α），在缺氧环境下，它能够进入细胞核启动多种应激基因，发挥调解作用。这个发现为我们理解不同氧气浓度如何影响细胞生理功能奠定了基础，同时也为如何治疗贫血、癌症、炎症等疾病提供了新的方向。

【实验目的】

1. 掌握

通过复制小鼠低张性、血液性和组织性缺氧等几种常见的缺氧模型，观察各种缺氧对机体呼吸节律变化和皮肤黏膜颜色变化的影响。

2. 了解

各种缺氧类型的发生机制。

【实验原理】

缺氧是指组织供氧不足或者用氧障碍时，引起的细胞代谢、功能以及形态结构发生异常变化的病理过程。在本实验中，通过将小鼠放置于密闭容器内，使得其吸入的氧分压逐渐降低，从而复制低张性缺氧模型。CO与血红蛋白有极强的亲和力，因此当吸入气中有0.1%的CO时，血液中的血红蛋白可能就有50%已成为了碳氧血红蛋白，从而复制血液性缺氧模型。亚硝酸钠（$NaNO_2$）是强氧化剂，它能使血红蛋白中的Fe^{2+}氧化为Fe^{3+}，从而丧失携氧能力。低浓度的美蓝进入机体后，可在NADPH的作用下转变成无色的还原型美蓝，迅速将Fe^{3+}血红蛋白还原成Fe^{2+}血红蛋白，缓解缺氧。氰化钾可迅速与氧化型细胞色素氧化酶的Fe^{3+}结合，使之成为氰化高铁细胞色素氧化酶，中断呼吸链，导致组织性缺氧。

【实验对象】

小鼠，体重18～22 g，雌雄不限。

【实验药品与器材】

1. 实验药品

钠石灰（NaOH·CaO），浓硫酸，甲酸（HCOOH），5%亚硝酸钠（$NaNO_2$）溶液，1%美蓝（亚甲蓝）溶液，0.1%氰化钾溶液，医用生理盐水，凡士林。

2. 实验器材

可密封的广口瓶（125 mL、250 mL），CO发生装置（试管、橡皮塞、试管架、酒精灯、橡胶管），1 mL注射器，天平，滤纸，镊子，手术剪，记号笔。

【实验步骤】

1. 低张性缺氧

（1）缺氧处理：取2只小鼠，称重并用记号笔在尾部标记后，将2只小鼠分别放入到盛有钠石灰（约5 g，用单层纱布包裹）的125 mL广口瓶中，待其安静后，塞紧瓶塞，开始记录时间（注：钠石灰的主要作用为吸收广口瓶中小鼠呼出的CO_2并生成Na_2CO_3，使得广口瓶内O_2的浓度下降后，CO_2浓度不上升，排除吸入高浓度CO_2对小鼠的影响）。

（2）实验观察：以每隔3 min计数呼吸频率（次/10 s）一次，并观察小鼠行为（挣扎、痉挛、呼吸深度等）和耳、尾、口唇等处皮肤黏膜的颜色变化。当1号小鼠呼吸减至15～20次/10 s或出现痉挛跌倒时，立即打开其瓶塞并将该小鼠取出，使其暴露于新鲜空气中恢复，观察其各项指标有何变化。而2号小鼠继续留在缺氧瓶中观察直至其死亡，记录其存活时间。解剖小鼠尸体，切口可呈“⊥”形，充分暴露肝脏，观察记录其肝脏、肺和血液的颜色变化。

2. CO中毒

（1）CO制备：取3 mL甲酸放入试管中，再缓慢加入2 mL浓硫酸，塞紧试管口橡皮塞，试管用橡胶管与250 mL广口瓶相连。用酒精灯在试管下加热，通过酒精灯距离远近控制CO生成速度，反应速度不宜太快，生成CO（注：甲酸HCOOH在浓硫酸的催化下可以分解成CO和H_2O）。也可直接用CO气囊或气瓶，将过水流量控制在60个气泡/min后，直接连接广口瓶。

（2）CO处理：取小鼠1只，计数其正常呼吸频率（次/10 s），并注意呼吸深度。观察活动一般情况以及皮肤黏膜颜色。将鼠放入 250 mL 广口瓶中，塞紧瓶塞，用橡胶管和 CO 制备装置相连。加热开始产生 CO，开始记录时间。

（3）实验观察：密切观察小鼠呼吸频率（次/10 s）及其行为、皮肤黏膜颜色变化，直至死亡，记录其存活时间。解剖小鼠尸体，观察记录其肝脏、肺和血液的颜色变化。

3. $NaNO_2$ 导致的高铁血红蛋白血症

（1）$NaNO_2$ 处理：取性别相同、体重相近的小鼠 2 只，称重并用记号笔在尾部标记，计数其呼吸频率（次/10 s）并观察皮肤黏膜色泽。2 只小鼠腹腔注射 10 mL/kg 5%$NaNO_2$（约 0.2 mL）后，1 号鼠立即腹腔注射 0.2 mL 医用生理盐水，2 号鼠立即腹腔注射 10 mL/kg 1%美蓝（约 0.2 mL）。注射完毕后分别开始计时。

（2）实验观察：以每隔 3 min 间隔计数小鼠呼吸频率（次/10 s）一次，并观察其行为和皮肤黏膜的颜色变化，直至 1 号鼠死亡，记录死亡时间，并立即进行解剖，观察记录其肝脏、肺和血液的颜色变化。继续观察 2 号鼠 6～9 min，如果还未死亡，则用颈椎脱臼法处死，并进行解剖，对比观察记录其肝脏、肺和血液的颜色变化。

4. 氰化物导致的组织缺氧

（1）氰化钾处理：取小鼠 1 只，称重标记后，计数小鼠呼吸频率（次/10 s）并观察其皮肤黏膜色泽。腹腔注射 0.1%氰化钾 0.2 mL。注射完毕后开始计时。

（2）实验观察：以每隔 3 min 间隔计数小鼠呼吸频率（次/10 s）一次，并其观察行为和皮肤黏膜的颜色变化，直至其死亡，记录死亡时间，并立即进行解剖，观察记录其肝脏、肺和血液的颜色变化。

5. 正常对照组，取正常鼠 1 只，称重标记后，计数其呼吸频率（次/10 s），处死鼠并解剖观察记录其肝脏、肺和血液的颜色。

6. 填表

观察项目见表 7-1。

表 7-1　不同类型缺氧的指标变化

实验项目	呼吸和行为	皮肤黏膜颜色	肝脏、肺、血液颜色	存活时间
正常对照				
低张性缺氧				
CO 中毒				
$NaNO_2$＋生理盐水				
$NaNO_2$＋美蓝				
氰化钾中毒				

【注意事项】

（1）复制低张性缺氧时，缺氧瓶口必须密闭，必要时可以在瓶口涂抹凡士林以加强密闭效果。

（2）CO 的制备和 CO 中毒实验需在通风柜中进行，防止 CO 漏出到实验室。CO 的制备反应不强时可以用酒精灯微加热，但不可过热以致沸腾，产生 CO 过快，导致小鼠迅速死亡而血液颜色改变不明显，影响观察效果。

(3) 美蓝的注入剂量一定要适当，过少起不到抗 $NaNO_2$ 的作用；过多其本身又有毒性，反而减少小鼠存活时间。

(4) 氰化钾为剧毒品，应严格按照中华人民共和国应急管理部、工业和信息化部、公安部、交通运输部公告（2020 年第 3 号）文件《特别管控危险化学品目录（第一版）》进行申请、管理和使用。实验中全程佩戴手套，勿沾染皮肤、黏膜，特别是有破损处。实验后将物品洗涤干净，并仔细洗手。

【思考题】

(1) 本次实验复制了哪些类型的缺氧？其发生的原因和机制是什么？

(2) 在各种缺氧模型中，小鼠皮肤和血液的颜色有何不同？为什么？

（宁波大学医学部　梅迪森）

实验 59　胸内负压与气胸

【病例与思政】

1. 病例导入

男患者，30 岁，高瘦体型，平时身体健康。剧烈运动后，喝水呛到剧烈咳嗽，然后出现右侧胸痛，撕裂样痛，深呼吸时症状加重，伴有胸闷、气急、呼吸困难，无发热症状。入院检查发现右侧肺呼吸音消失，胸右侧叩诊呈鼓音，胸片显示右侧肺压缩了 30%。初步诊断为右侧自发性气胸。

思考题：(1) 该患者发生气胸的可能原因是什么？

(2) 胸内负压的产生机制有哪些？

2. 思政素材

早在 15 世纪，土耳其外科医生就开始描述肋骨骨折的创伤性气胸，用“拔罐疗法”来负压抽吸气胸内的气体，并取得了良好效果。开放性气胸急救的第一时间就要封闭创口，可因地制宜，用任何可用的密封物覆盖创口，把开放性创口变成闭合性创口，才能有效改善呼吸，为后期救治赢取时间。作为医学生，我们的技术不仅要体现在医院里，也要能在各个场所随机应变，最大程度地挽救患者生命，践行医者的初心和使命。

【实验目的】

1. 掌握

学习胸内负压的测量方法；观察胸内压在呼吸过程中的周期性变化及气胸对呼吸功能的影响；学习制作气胸模型的方法。

2. 了解

胸内负压产生机制及其生理意义。

【实验原理】

胸膜腔是由胸膜脏层和壁层所构成的密闭而潜在的腔隙，腔内没有气体，只有少量浆液，浆液分子之间的内聚力使脏层和壁层胸膜紧紧贴在一起。由于在生长发育过程中，胸廓的生长发育比肺快，因此胸廓的自然容积大于肺的自然容积。同时，紧贴的胸膜腔使得肺受胸廓牵引，一直处于扩张状态，而肺泡又通外界空气，因此肺扩张后的回缩力牵拉使得胸膜腔内压一直低于大气压，处于负压状态，称为胸内负压。胸内负压可随吸气和呼气变化时胸廓的牵引而升降。在胸膜密闭性被破坏后，外界空气进入胸膜腔，导致胸膜腔内负压消失，原本紧贴在一起的胸膜脏层和壁层分开，形成气胸。气胸会导致肺萎陷，静脉回心血流受阻，引起呼吸、循环功能障碍。本实验通过家兔胸膜穿刺的方法人为控制外界空气进入兔胸膜腔而制作气胸模型。

【实验对象】

家兔，体重 2.5～3.0 kg，雌雄不限。

【实验药品与器材】

1. 实验药品

医用生理盐水，20%乌拉坦溶液。

2. 实验器材

BL-420I 系统，压力换能器，呼吸换能器，哺乳类动物手术器械 1 套，兔手术台，气管插管，注射器（5 mL、50 mL），16 号针头，50 cm 长的橡皮管，婴儿秤，丝线。

【实验步骤】

1. 家兔麻醉和保定

注射 20%乌拉坦溶液 5 mL/kg 麻醉家兔后，将其保定于兔手术台上。

2. 气管插管

方法与第一篇第一章第四节相同。

3. 连接呼吸换能器

用橡皮管将气管插管的一个侧管和呼吸换能器连接，并将呼吸换能器输出线连接 BL-420I 系统。

4. 胸膜穿刺并连接压力换能器

将穿刺针（16 号针头）尾端与压力换能器连接，并将压力换能器输出线连接 BL-420I 系统。在兔右腋前线第 4、5 肋间，将穿刺针沿肋骨上缘垂直刺入胸膜腔内。首先用较大力气穿透皮肤，然后控制力量，手指抵住胸壁缓慢进针，防止刺入过深。当看到记录曲线小于零，并随呼吸运动上下波动时，说明针头已经进入胸膜腔内，立即停止进针并固定。

【实验项目】

1. 观察平静呼吸时的胸内压

待动物呼吸平稳后，用 BL-420I 系统记录正常平静呼吸时的胸内负压曲线，此时吸气和呼气均为负值。同时，记下正常呼吸流量曲线。

2. 观察用力呼吸时胸内负压的变化

在气管插管的一个侧管上接上一长约为 50 cm、内径约为 0.7 cm 的橡皮管，以增大呼吸的无效腔，使动物出现用力呼吸，观察此时吸气和呼气胸内负压值的变化。实验完成后拔去橡皮管。

3. 观察憋气时胸内负压的变化

待呼吸恢复平稳正常后，分别在吸气末和呼气末夹闭气管插管，此时动物虽然用力呼吸，但不能呼出或吸入外界空气，处于憋气状态。观察记录此时胸内压变化的最大幅度，并注意胸内压是否可以高于大气压。数据变化明显后立即放开气管插管通气。

4. 观察气胸时胸内负压的变化

待呼吸恢复平稳正常后，用 50 mL 注射器抽取 20 mL 空气，通过三通管将 20 mL 空气推入到胸膜腔内，造成张力性气胸合并呼吸困难，观察胸内压、呼吸流量以及呼吸运动的变化，并注意胸内压是否可以高于大气压。

5. 观察气胸恢复后胸内负压的变化

抽出胸膜腔内的空气，观察胸内压、呼吸流量以及呼吸运动是否恢复正常。

【注意事项】

(1) 家兔注射麻醉时，注射前应确保注射液内无空气混入，进针后可稍回抽血液确认针头插入血管，前 1/3 快速注入，使家兔迅速麻醉，后 2/3 缓慢注入，随时观察家兔状况。

(2) 气管插管前需将气管切口内清理干净后再进行插管，否则过多异物滞留气管，气道阻力加大会引起呼吸不畅，严重时可让家兔窒息。

(3) 用穿刺针穿刺时，应控制好进针力量，以免刺破肺组织或血管，形成气胸或出血。

【思考题】

(1) 平静呼吸时胸膜腔内压为何始终低于大气压，其生理意义是什么？

(2) 憋气并作呼吸运动时，胸膜腔内压有何变化？是否可以高于大气压？为什么？

(3) 气胸时，胸内负压有何变化？气胸的危害是什么？

(宁波大学医学部　梅迪森)

实验 60　家兔呼吸运动的调节与急性呼吸功能不全

【病例与思政】

1. 病例导入

女患者，34 岁。首次乘坐飞机，由于心情紧张，呼吸频率增加，忽感呼吸困难，并伴嘴唇和四肢皮肤麻木，关节僵硬。联系空乘服务人员，要求吸氧，结果大口吸氧后呼吸困难症状反而加重，同乘医生发现后要求其立即停止吸氧，并且给患者一个机上盛垃圾的纸袋，让她用纸袋捂住口鼻缓慢进行呼吸，很快其呼吸困难得以缓解。

思考题：(1) 患者发生呼吸困难的原因是什么？为什么吸氧后反而加重？

(2) 为什么用纸袋捂住口鼻，其呼吸困难缓解？

2. 思政素材

通常认为吸氧能改善呼吸困难症状，而本案例中却发现吸氧反而会加重呼吸困难。这给了我们一个很好的辩证思维例子。对于医学生，要好好学习，只有做到辨证施治，才能治病救人，悬壶济世。

【实验目的】

1. 掌握

体内外不同因素的变化对呼吸运动的影响；复制肺水肿模型；学习气管插管术和神经分

离术。

2. 了解

呼吸中枢、外周化学感受器以及肺扩张反射的反射性调节机制。

【实验原理】

呼吸运动是呼吸肌的一种节律性舒缩运动，它是正常肺通气的基础，其节律起源于呼吸中枢。体内外各种刺激可以直接作用或通过不同的感受器反射性地作用于呼吸中枢来影响呼吸运动。

CO_2 透过血脑屏障后会增加脑脊液中的 H^+，直接兴奋中枢化学感受器；CO_2 可增加外周血液内的 $PaCO_2$，兴奋外周化学感受器。这两条途径兴奋呼吸运动。外周血液内 PaO_2 的下降或者 H^+ 的上升，都可以通过外周化学感受器兴奋呼吸中枢。但是重度缺氧会直接抑制呼吸中枢。肺吸气扩张后可以兴奋肺支气管平滑肌内的牵张感受器，从而通过迷走神经传入呼吸中枢，使得吸气转换成呼气。

急性肺水肿是一种临床急症，本实验通过肺内快速注入高浓度的葡萄糖溶液导致肺泡内形成高渗环境，使得肺部毛细血管内大量血浆迅速滤出并进入肺泡内，肺泡内液体聚集，从而形成肺水肿。

【实验对象】

家兔，体重 2.5～3.0 kg，雌雄不限。

【实验药品与器材】

1. 实验药品

医用生理盐水，20％乌拉坦溶液，3％乳酸溶液，20％葡萄糖溶液。

2. 实验器材

BL-420I 系统，呼吸换能器，刺激电极，哺乳类动物手术器械，兔手术台，气管插管，注射器（1 mL、5 mL），CO_2 球囊，N_2 球囊，50 cm 长的橡皮管，婴儿秤，天平秤，丝线，听诊器，烧杯。

【实验步骤】

1. 家兔麻醉和保定

用 20％乌拉坦溶液（5 mL/kg）麻醉家兔后，将其保定于兔手术台上。

2. 气管插管

方法与第一篇第一章第四节相同。

3. 游离双侧迷走神经

在气管两侧的颈动脉鞘内可观察到颈总动脉、迷走神经、减压神经和交感神经，用止血钳游离组织，暴露神经，最粗的为迷走神经，减压神经最细，中间为交感神经。利用玻璃分针沿颈总动脉游离迷走神经，穿线备用。

4. 连接仪器

气管插管的一个侧管通过橡皮管与呼吸换能器连接，呼吸换能器输出线连接 BL-420I 系统。

【实验项目】

1. 记录正常呼吸曲线

启动 BL-420I 系统，待呼吸运动稳定后，记录一段正常呼吸运动曲线，作为对照。辨认曲线上吸气和呼气的波形方向（呼气曲线向上，吸气曲线向下）。

2. 观察吸入 CO_2 对呼吸运动的影响

将充满 CO_2 的球囊连一细橡皮管，开口对准气管插管一侧管口，缓慢松开球囊出气调节开关，使家兔吸入 CO_2，待呼吸变化明显后，立即关闭球囊。

3. 观察低氧对呼吸运动的影响

待呼吸恢复正常后，将充满 N_2 的球囊连一细橡皮管，开口对准气管插管一侧管口，缓慢松开球囊出气调节开关，释放 N_2，导致肺内氧分压下降，制造家兔肺内低氧环境，观察呼吸运动变化，待呼吸变化明显后，立即关闭球囊。

4. 增大无效腔对呼吸运动的影响

待呼吸恢复正常后，在气管插管的一侧连接 50 cm 长的橡皮管，增加肺通气无效腔，从而降低呼吸的气体更新率，观察呼吸运动变化，待呼吸变化明显后拔去橡皮管。

5. 外周血液中 H^+ 增多对呼吸运动的影响

待呼吸恢复正常后，由耳缘静脉快速注入 3%乳酸 2 mL，紧接着注射 1～2 mL 医用生理盐水，使得乳酸快速进入体内，观察呼吸运动变化。接下来可酌情分两组进行实验。

6. 观察迷走神经对呼吸运动的影响

选择分离好的迷走神经，剪断一侧迷走神经，观察呼吸运动有何变化；再将另一侧迷走神经剪断，观察呼吸运动又有如何变化。以 5～10 V 强度、15～30 Hz 频率、2 ms 波宽的连续电脉冲间断刺激一侧迷走神经中枢端，观察呼吸运动较切断前又有何变化。

7. 制作渗透性肺水肿模型

抬高兔手术台兔头端，约呈 30°，保持气管位于正中部位，用 5 mL 注射器抽取 20%的葡萄糖溶液 1～2 mL，将针头插入气管插管内，5 min 内缓慢匀速将葡萄糖液滴入气管内，以造成渗透性肺水肿。观察注入高渗葡萄糖后呼吸形式及听诊呼吸音的变化，观察气管导管内有无泡沫样液体流出。

8. 计算肺系数

注入葡萄糖溶液后 3～5 min，快速处死动物，打开家兔胸腔，用线结扎支气管分叉处，防止水肿液溢出。在结扎处上方切断气管，取出肺脏，用滤纸吸去肺表面的水分，切勿挤压，准确称取肺重量，计算肺系数。肺系数＝肺重量(g)/体重(kg)。正常肺系数为 4.0～5.0，当肺系数超过此值时提示肺内有渗出物聚集。

同样方法，可对第一组中未注入葡萄糖溶液的家兔开胸取肺，计算肺系数，比较差异。

【注意事项】

(1) CO_2、N_2 通入时需缓慢放气，观测到实验数据后，应及时停止通气。

(2) 经耳缘静脉注射乳酸时，注意避免乳酸漏出血管，引起动物挣扎躁动。

(3) 分离迷走神经时，动作需轻柔，不要过度牵拉迷走神经，不然会导致后面的迷走神经剪断实验效果不明显。

(4) 取肺时应避免损伤肺组织，并尽量减少对肺组织的挤压，以防止水肿液流出，影响肺系数值。

【思考题】

(1) 吸入 CO_2、N_2 和注入乳酸溶液处理后，家兔的呼吸运动有何变化？哪个变化更明显一些？它们影响呼吸运动的机制有何异同之处？

(2) 迷走神经在体内有哪些作用？本实验中迷走神经对中枢端呼吸运动变化影响的机制是什么？

(3) 结合实验结果分析急性肺水肿发生的机制是什么？

(宁波大学医学部　梅迪森)

实验 61　膈神经放电

【病例与思政】

1. 病例导入

某生产液体 CO_2 的公司发生安全事故，CO_2 瓶阀上的爆破片发生爆破，瓶内 CO_2 随之喷出，在场人员感到气促、头晕。送医诊断：CO_2 中毒。

思考题：(1) 吸入高浓度的 CO_2 后，为什么会感到气促、头晕？

(2) CO_2 中毒和 CO 中毒的区别是什么？

2. 思政素材

节律性呼吸受多种因素调节，如神经调节、体液调节等。其中任何因素出现问题都会影响正常的呼吸运动。我们做任何事情之前都要考虑其影响因素及后果，做到“三思而后行”。

【实验目的】

1. 掌握

在体膈神经群集性放电的记录方法。

2. 了解

对节律性呼吸运动及其起源的认识。

【实验原理】

呼吸中枢通过支配膈神经和肋间神经引起膈肌和肋间肌的节律性收缩与舒张，从而使机体产生节律性呼吸 (rhythmic respiration)。因此引导膈神经传出纤维的放电，可直接反映脑干呼吸中枢的活动。同时，膈神经的活动变化也能反映体内外各种刺激对呼吸运动的影响。

【实验对象】

家兔，体重 2.5～3.0 kg，雌雄不限。

【实验药品与器材】

1. 实验药品

尼可刹米溶液，医用生理盐水，20%乌拉坦溶液，医用液体石蜡。

2. 实验器材

BL-420I 系统，记录电极，张力换能器，兔手术台，橡胶管一根，CO_2 气囊，哺乳动物手术器械一套，玻璃分针，纱布。

【实验步骤】

(1) 安装和调试仪器。

(2) 麻醉和保定：称量家兔体重，由兔耳缘静脉缓慢注入 20%乌拉坦溶液（5 mL/kg）麻醉后，将其仰卧位保定于兔手术台上。

(3) 气管插管：剪去颈部被毛，从甲状软骨沿正中线向下做 5～7 cm 皮肤切口至胸骨上缘，分离气管并插管，连接呼吸换能器，描记呼吸曲线。

(4) 分离颈部膈神经：分离并拉开颈部软组织，可看到胸锁乳突肌及外侧紧贴皮下的颈外静脉。在颈外静脉与胸锁乳突肌之间，用止血钳向深处分离，可见较粗大的臂丛神经向后外侧行走。于臂丛的内侧有一条较细的膈神经横过臂丛腹面并和它交叉，向后内侧行走。认清膈神经后，用玻璃分针将膈神经向上分离出 1～2 cm 并穿线备用。

(5) 借助颈部皮肤做成皮兜，向皮兜内注入 38 ℃的医用液体石蜡，防止神经干燥和保持温度。用玻璃分针仔细分离膈神经后，将其悬挂于引导电极上并固定。接地电极置于皮肤切口。

(6) 连接引导电极和 BL-420I 系统，监听器插入“监听”插孔。打开计算机，启动 BL-420I 系统。单击菜单“实验/常用生理学实验”，选择“膈神经放电”。

【实验项目】

(1) 观察正常呼吸运动与膈神经放电的关系：注意膈神经群集性放电形式、频率及振幅，同时监听正常膈神经放电的声音（类似拉风箱时发出的声音）。

(2) 吸入气中 CO_2 浓度增加对膈神经放电的影响：连接 CO_2 气囊和气管插管，使家兔吸入高浓度 CO_2，观察膈神经放电及家兔呼吸运动的变化。

(3) 增大无效腔对呼吸运动的影响：在气管插管一端连接一长的橡胶管，增大无效腔，观察膈神经放电及家兔呼吸运动的变化。

(4) 尼可刹米对膈神经放电的影响：由家兔耳缘静脉注射稀释的尼可刹米 1 mL（0.020～0.025 g/kg），观察膈神经放电和呼吸运动的变化。

(5) 实验结束后，麻醉安乐死家兔。

【注意事项】

(1) 麻醉不宜过浅，以免动物躁动，产生肌电干扰。

(2) 分离膈神经时应轻柔，实验过程避免过度牵拉神经。

(3) 每个实验项目结束后，待膈神经放电及呼吸运动恢复平稳后再进行下一项目。

(4) 仪器注意接地，避免干扰。

【思考题】

分析各项实验对膈神经放电和呼吸运动影响的机制。

（厦门大学医学院 刘 靖）

实验 62 实验性肺水肿及处理

【病例与思政】

1. 病例导入

男患者，42 岁。生长于厦门，一周前来到西宁出差，途中受凉后，出现咳嗽、咳痰、气促，即来医院就诊。查体：体温 38.3 ℃，呼吸频率 25 次/min，心率 110 次/min，血压 120/90 mmHg，口唇发绀，表情痛苦，双肺呼吸音低，可闻及湿啰音。实验室检查结果：白细胞 14×10^9/L，中性粒细胞占白细胞总数的百分比 72%。胸部 X 线显示：肺纹理增粗。诊断：急性高原肺水肿。

思考题：(1) 该患者发生急性肺水肿的病因是什么？

(2) 该患者发生急性肺水肿的机制是什么？

2. 思政素材

驻藏官兵常年驻守在海拔 4000 m 以上的藏北高原，空气稀薄，条件艰苦。高原上驻守，最稀缺的是氧气，最宝贵的是精神。

【实验目的】

1. 掌握

急性实验性肺水肿动物模型的复制方法；急性肺水肿的发生机制。

2. 了解

动物急性肺水肿的表现、病理过程及其预防和治疗措施。

【实验原理】

肺间质有过量液体积聚和/或溢入肺泡腔内，称为肺水肿。在快速大量输液的基础上，再给动物注射中毒剂量的肾上腺素，导致动物短时间内心肌收缩力急剧增强，皮肤、黏膜及内脏血管平滑肌强烈收缩，血液由体循环大量转入低阻力的肺循环，使肺毛细血管内流体静压急剧升高，并引起肺微血管通透性增加，引发急性肺水肿。

【实验对象】

家兔，体重 2.5～3.0 kg，雌雄不限。

【实验药品与器材】

1. 实验药品

医用生理盐水，20%乌拉坦溶液，0.5%山莨菪碱注射液，0.1%肾上腺素注射液。

2. 实验器材

注射器，针头若干个，气管插管一套，静脉导管及静脉输液装置，听诊器 1 个，烧杯，纱布，BL-420I 系统，呼吸换能器，兔手术台，哺乳动物手术器械一套，玻璃分针。

【实验步骤】

(1) 安装和调试仪器。

(2) 麻醉和保定：取正常家兔 2 只，称重并编号为甲、乙兔。用 20%乌拉坦溶液（5

mL/kg）麻醉后，将其仰卧位保定于兔手术台上。

（3）分离气管并插管，插管与呼吸换能器相连接。

（4）颈外静脉插管，插管与静脉输液装置相连，打开静脉输液装置，输入医用生理盐水（160～180 滴/min，100 mL/kg）。

（5）输液结束前，甲兔（实验组）耳缘静脉注射 0.1%肾上腺素溶液（0.45 mg/kg）后继续滴注剩余的医用生理盐水；乙兔（治疗组）耳缘静脉注射 0.1%肾上腺素溶液（0.45 mg/kg）后，立即按 20 mg/kg 的量加输 0.5%山莨菪碱注射液，然后继续滴注剩余的医用生理盐水。

【实验项目】

1）观察正常呼吸（频率、幅度），描记家兔正常呼吸曲线，并听诊肺部呼吸音。

2）在滴注的整个过程中进行以下操作：

（1）用听诊器听取肺底部有无湿性啰音、水泡音的出现，记录出现时间。

（2）密切观察呼吸及一般情况的改变，如呼吸频率、幅度的改变，有无呼吸困难等。

（3）观察气管插管中是否有粉红色泡沫状液体溢出。

（4）观察皮肤、黏膜颜色等。

3）实验结束后，麻醉安乐死家兔并称重。打开胸腔，尽量在靠近肺门的气管分叉处结扎气管并剪断，小心分离出肺脏，观察并比较家兔的肺大体形态，用滤纸吸去肺表面水分后，准确称重，计算各家兔的肺系数。肺系数＝肺重(g)/体重(kg)，正常家兔肺系数值为 4.2～5.0。切开肺叶，观察切面的改变，挤压肺组织，观察切面有无泡沫样液体流出。

【注意事项】

（1）忌用实验前已有明显肺部异常征象（如啰音、喘息、气促等）或体弱、怀孕的动物，否则会影响实验结果。

（2）两只家兔的输液速度应基本一致，输液速度不宜太快，严格控制输液量。

（3）在第一次使用肾上腺素溶液后肺水肿现象不明显者，可重复使用肾上腺素溶液，两次给药应间隔 10～15 min，不宜过频。

（4）解剖取出肺组织时，注意勿损伤肺表面和挤压肺组织，防止水肿液流出，影响肺系数的准确性。

【思考题】

（1）肾上腺素导致动物肺水肿的机制是什么？

（2）根据实验结果，联系理论知识，分析肺水肿发生机制和病理生理变化过程及其治疗原则。

（3）临床急性肺水肿的主要预防措施有哪些？一旦发生了，应该如何急救？

（厦门大学医学院 刘 靖）

实验 63 急性呼吸窘迫综合征

【病例与思政】

1. 病例导入

男患者，50 岁。因烧伤及烟雾吸入致呼吸道损伤。入院 24 h：患者呼吸急促，呼吸频率为 30 次/min；发绀，肺部可听到大量啰音，胸部 X 线片显示弥散性雾状浸润，PaO_2 35 mmHg，治疗无效后死亡。尸检结果：肺泡内形成透明膜，充满渗出物，含有巨噬细胞及其他炎症细胞。肺泡膜间质变厚，水肿，肺泡损伤广泛存在。诊断为急性呼吸窘迫综合征(acute respiratory distress syndrome，ARDS)。

思考题：(1) 该患者发生 ARDS 的机制是什么?

(2) ARDS 的治疗原则是什么?

2. 思政素材

新型冠状病毒可诱发 ARDS。在新冠肺炎疫情这场无硝烟的战争中，我国医护人员向党和人民交出了满意的答卷，做出了让世界敬佩的成绩。我们要熟悉 ARDS 的病因、发病机制及治疗原则，为临床提高 ARDS 的治愈率做出自己的贡献。

【实验目的】

1. 掌握

油酸型 ARDS 动物模型的建立方法。

2. 了解

油酸型 ARDS 的发病机制。

【实验原理】

ARDS 是由急性肺损伤引起的一种急性呼吸衰竭，其最主要的发生机制是各种损伤因素导致的肺泡-毛细血管膜损伤及炎症反应。油酸是一种刺激性较强的脂肪酸，静脉注射即可刺激血管收缩，导致肺动脉压升高，同时又可损伤血管内皮细胞，破坏肺表面活性物质，导致肺泡-毛细血管膜通透性增高。本实验通过油酸注射的方式，引起肺泡-毛细血管膜损伤，制备 ARDS 模型。

【实验对象】

家兔，体重 2.5～3.0 kg，雌雄不限。

【实验药品与器材】

1. 实验药品

20%乌拉坦溶液，1%普鲁卡因溶液，1%肝素生理盐水，油酸，医用生理盐水。

2. 实验器材

注射器，针头若干个，气管插管，动脉插管，哺乳动物手术器械 1 套，听诊器 1 个，烧杯，纱布等，微量血气分析仪，BL-420I 系统，呼吸换能器，兔手术台。

【实验步骤】

(1) 安装和调试仪器。

(2) 麻醉和保定：用 20%乌拉坦溶液 (5 mL/kg) 麻醉家兔后，将其仰卧位保定于兔手术台上。

(3) 气管插管并连接呼吸换能器。

(4) 颈总动脉插管并连接三通管，然后与压力换能器相连接，检测并记录血压、心率变化。

(5) 耳缘静脉注入 0.2 mL/kg 的油酸后，滴注适当医用生理盐水，确保油酸全部注入静脉内。

【实验项目】

(1) 用注射器抽出动脉插管内的死腔液，然后用经肝素化处理的注射器取血，用微量血气分析仪测定 PaO_2、$PaCO_2$ 和 pH。

(2) 注入油酸后密切关注动物呼吸、血压和心率等的变化。当呼吸变浅、变快时，取血做血气分析，并记录呼吸运动的变化。

(3) 肺病变观察：麻醉安乐死家兔，开胸取出双肺，肉眼观察肺形态变化，称重，计算肺系数。肺系数=肺重(g)/体重(kg)，正常兔肺系数值为 4.2～5.0。剪开肺组织，观察有无泡沫样液体流出。

(4) 肺泡灌洗：将橡皮管插入气管后，用线固定，然后用注射器将 10 mL 医用生理盐水正压缓慢注入肺内，反复抽吸三次，回收灌洗液，灌洗液以 3000 r/min 转速离心 15 min，细胞沉淀用 1 mL 医用生理盐水重悬，取 10 μL 重悬液抹片，瑞士染色，在显微镜下观察细胞。

(5) 实验结果填入表 7-2 中。

表 7-2 家兔油酸注入前后观察结果记录

状态	pH	$PaCO_2$	PaO_2	气管流出物	肺系数	肺大体观	肺组织镜下观	呼吸频率	呼吸幅度
基础状态									
注射油酸后									

【注意事项】

(1) 取血时，切忌血液与空气接触，如针管内有小气泡要及时排出。

(2) 油酸注射应在 2 min 内完成，并保证全部注入静脉内。

【思考题】

(1) Ⅰ型呼吸衰竭和Ⅱ型呼吸衰竭患者的氧疗方法有何不同？为什么？

(2) ARDS 的治疗措施有哪些？

（厦门大学医学院 刘 靖）

实验 64 肺缺血再灌注损伤

【病例与思政】

1. 病例导入

男患者，43 岁。因呼吸衰竭行异体肺移植术。术后第二天胸片显示两侧肺纹理增多、增粗，见毛玻璃样阴影。给予利尿药、保持负氮平衡等治疗后，患者逐渐好转。诊断：肺缺血再灌注损伤。

思考题：(1) 患者为什么会发生肺缺血再灌注损伤？其机制是什么？

(2) 如何避免发生肺缺血再灌注损伤？

2. 思政素材

1955 年，Sewell 结扎狗冠状动脉后，突然解除结扎恢复血流后，动物因室颤而死亡；

1960 年，Jennings 第一次提出心肌缺血再灌注损伤的概念；1986 年，Murry 等发现短暂、间歇地阻断冠状动脉，可减轻长时间缺血所造成的心肌损伤，从而提出“缺血预适应”的概念。科学成就在本质上是积累的结果，有如阶梯式递进的攀登。

【实验目的】

1. 掌握

缺血再灌注损伤的概念；建立肺缺血再灌注损伤的实验动物模型。

2. 了解

缺血再灌注损伤的临床表现，理解缺血再灌注损伤的发生机制。

【实验原理】

肺缺血再灌注损伤是指肺部组织在缺血再灌注后，由于组织炎症细胞聚集、氧自由基产生、钙超载和促炎因子释放等，导致肺泡上皮细胞和肺毛细胞血管内皮细胞受损，进而导致肺损伤。本实验通过夹闭肺门（一段时间后取出夹子）制作肺缺血再灌注损伤模型。

【实验对象】

大鼠，体重 200～250 g，雌雄不限。

【实验药品与器材】

1. 实验药品

肝素生理盐水，20％的乌拉坦溶液，1％普鲁卡因溶液，医用生理盐水。

2. 实验器材

哺乳动物手术器械一套，BL-420I 系统，呼吸换能器，动脉导管，气管插管，血管夹，棉线，烧杯，注射器，玻璃分针，止血纱布等。

【实验步骤】

(1) 麻醉和保定：用 20％乌拉坦溶液（0.4 mL/100 g）麻醉大鼠后，将其仰卧位保定于鼠台上。

(2) 气管插管：分离气管，行气管插管，连接小动物呼吸机，行正压通气。

(3) 通过张力换能器记录呼吸运动曲线。

(4) 建立缺血再灌注急性肺损伤模型：消毒左侧胸部皮肤，打开胸腔，用血管夹夹闭左肺门 90 min（成功的标准：造模后大鼠左肺萎缩塌陷，无起伏，颜色变白），取出夹子（左肺开始起伏，颜色变红充血），再灌注 120 min，关闭胸腔。

【实验项目】

1) 观察正常呼吸（频率、幅度），描记大鼠正常呼吸曲线，并听诊肺部呼吸音。

2) 肺缺血再灌注时，在整个过程中进行以下操作：

(1) 不时用听诊器听取肺底部有无湿性啰音、水泡音的出现，记录出现时间。

(2) 密切观察呼吸及一般情况的改变，如呼吸频率、幅度的改变，有无呼吸困难、发绀。

(3) 观察气管插管中是否有粉红色泡沫状液体溢出。

(4) 观察皮肤、黏膜以及肺组织颜色等。

3) 实验结束后，麻醉安乐死动物并称重。解剖大鼠尸体，剪开胸前壁，尽量在靠近肺门的气管分叉处结扎气管，小心分离出肺脏，用滤纸吸去肺表面水分后准确称重，计算大鼠的肺系数。肺系数=肺重(g)/体重(kg)，正常大鼠的肺系数值为4.0～8.0。切开肺叶，观察切面的改变，挤压肺组织，观察切面有无泡沫样液体流出。

【注意事项】

（1）夹闭左肺门时要彻底，缺血再灌注组结扎时注意垫橡皮管，恢复血流灌注要完全。

（2）时刻观察大鼠呼吸状态。

【思考题】

（1）肺缺血损伤和缺血再灌注损伤有何区别？

（2）肺缺血再灌注损伤的发生机制是什么？

（厦门大学医学院　刘　靖）

实验65　家兔离体肺顺应性测定

【病例与思政】

1. 病例导入

男患者，50岁。因严重肺不张急诊入院，入院时口唇黏膜发绀，呼吸急促。其血气分析结果为PaO_2 50 mmHg，$PaCO_2$ 56 mmHg。经手术治疗后，呼吸困难消失，血气分析指标恢复正常。入院时诊断为Ⅱ型呼吸衰竭。

思考题：（1）试问其发生呼吸困难的机制是什么？

（2）肺不张如何影响肺顺应性？

2. 思政素材

慢性阻塞性肺疾病（chronic obstructive pulmonary disease，COPD）是导致肺气流受限的慢性肺病的总称。患者肺功能受损，肺顺应性明显下降，出现逐渐加重的呼吸困难等症状。烟草暴露（包括吸烟及二手烟暴露）是COPD明确的危险因素，极大增加了该病的发病率和病死率，我们应自觉抵制烟草并劝周围人戒烟，积极预防并减少慢性气道疾病的发生。

【实验目的】

1. 掌握

离体肺顺应性的测量方法。

2. 了解

肺顺应性与肺泡表面张力的关系。

【实验原理】

肺的弹性阻力来自肺组织弹性纤维的回缩力和肺泡的表面张力。肺扩张时产生弹性回缩力，它是吸气的阻力、呼气的动力。顺应性是指弹性组织在外力作用下发生变形的难易程度，顺应性大则表示其易扩展。一般用肺顺应性（compliance of lung，C_L）衡量肺弹性阻力。肺弹性阻力小，肺容易扩张，顺应性大；反之，肺不易扩张，顺应性小。肺顺应性大小用单位跨肺压变化所引起肺容积的变化来表示。

肺顺应性（C_L）＝肺容积的变化（ΔV）/跨肺压的变化（ΔP）（L/cmH_2O）

本实验通过向离体动物肺内分步注气和医用生理盐水，以及分步从肺内抽气和医用生理盐水，分别作出不同的容积-压力曲线。注气时，肺泡仍存在液气界面，而注医用生理盐水时，此界面消失，肺泡为液体所充盈，表面张力消失，比较同样抽注条件、同样肺容量条件下，肺内容物为气体或液体时的肺顺应性，可了解肺泡表面张力及其对肺顺应性的影响。

【实验对象】

家兔，体重 2.5～3.0 kg，雌雄不限。

【实验药品与器材】

1. 实验药品

20％乌拉坦溶液，医用生理盐水。

2. 实验器材

兔手术台，婴儿秤，兔手术器械一套，BL-420I 系统，压力换能器，三通管，橡皮软管，气管插管，铁架台，棉线，50 mL 注射器，1000 mL 烧杯。

【实验步骤】

1. 制备离体气管-肺标本

家兔称重后，从耳缘静脉注射过量 20％乌拉坦溶液麻醉安乐死动物，然后将其仰卧位保定于手术台上。颈部剪去被毛，沿颈前正中线切开皮肤和皮下组织，分离气管，行气管插管，并用棉线固定好；自胸骨下端向上剪开胸部皮肤，暴露胸部，用止血钳提起胸骨下端，于剑突下剪开膈肌使肺萎缩，用粗剪自膈肌裂口向上剪开直至颈部气管前，小心分离气管周围组织。在气管插管上端剪断气管，提起气管插管游离肺脏，取出气管-肺标本，置于有医用生理盐水的烧杯中洗去血迹。

2. 连接实验系统

打开 BL-420I 系统，点开相应的实验项目，将气管插管的一端与连接三通管的压力换能器相连，以测量肺内压力，另一端通过软管连接 50 mL 注射器。

【实验项目】

1. 测定肺最大扩张容量

用注射器抽取 50 mL 空气，缓慢均匀地向肺内注入空气直至肺完全扩张，记下肺的最大扩张容量。然后再缓慢抽出注入的空气。

2. 观察记录注气、抽气时的容积-压力关系

用注射器抽取 50 mL 空气，根据上述测得的肺最大扩张容量，每次向肺内注入肺最大扩张容量的 1/5 气体（10 s 推完），记录稳定后的压力（cmH_2O）；如此重复，直到肺叶充分扩张，然后将肺内空气逐次抽出，记录肺内压。

3. 观察记录注射医用生理盐水、抽取医用生理盐水时的容积-压力关系

根据肺的最大扩张容量，抽取一定量的医用生理盐水，向肺内反复注入和抽出，尽量赶出肺内空气，降低液-气界面表面张力。然后按上述 2 方法分次向肺内注入肺最大扩张容量 1/10 的医用生理盐水，直至肺叶充分扩张，再将肺内的医用生理盐水逐次抽出并记录相应的肺内压。

4. 绘制肺顺应性曲线

以肺内压力为横坐标（cmH_2O），以肺容量为纵坐标（mL），在同一坐标纸上分别绘制注气和抽气、注医用生理盐水和抽医用生理盐水时的静态肺顺应性曲线，分别取曲线最陡直的部分计算肺顺应性。

【注意事项】

（1）制备肺标本时切勿损伤气管和肺组织。

（2）抽注过程尽量缓慢均匀。

（3）各接头处必须严格密封。

【思考题】

（1）何谓肺顺应性？肺顺应性有何意义？

（2）比较注射空气和注射医用生理盐水的肺顺应性的不同，并分析其机制。

（3）形成肺弹性阻力的主要因素有哪些？试分析之。

（金华职业技术学院 王红梅）

实验 66 酸碱平衡紊乱模型的制备及处理

【病例与思政】

1. 病例导入

女患者，52 岁。因头晕、排尿感觉疼痛三个月入院。体检：除肾区叩痛外无特殊发现。化验：尿蛋白（+），尿中 WBC 3～4 个/高倍镜，RBC 8～10 个/高倍镜，尿 pH 5.25，尿细菌培养发现大肠杆菌。血气分析：pH 7.32，$PaCO_2$ 18 mmHg，碱剩余（base excess，BE）−15.3 mmol/L，标准碳酸氢盐（standard bicarbonate，SB）10.2 mmol/L。诊断为慢性肾盂肾炎、代谢性酸中毒。给予乳酸钠治疗 7 天后进行血气分析：血 pH 7.36，$PaCO_2$ 20 mmHg，BE −8.3 mmol/L，SB 19.9 mmol/L，尿 pH 7.0。

思考题：（1）该患者血气指标的变化有何意义？

（2）患者发生代谢性酸中毒的原因和机制是什么？

2. 思政素材

机体调节酸碱平衡体现了整体与局部的关系。整体与局部是辩证统一的，既相互区别又相互联系，二者不可分割，相互影响。在现实生活中，我们也要树立全局观念，从整体出发，寻求最优目标；做好局部工作，使整体功能得到最大发挥，用局部的发展推动整体的发展。

【实验目的】

1. 掌握

实验性酸碱平衡紊乱的动物模型制备方法；不同类型酸碱平衡紊乱血气指标的变化及意义。

2. 了解

不同类型酸碱平衡紊乱的临床表现。

【实验原理】

机体正常的代谢和生理功能必须在适宜的酸碱环境中进行。人体血液 pH 的正常值是 7.35～7.45。生理情况下机体通过体液和细胞的缓冲作用以及肺、肾等器官的调节功能来维持 pH 相对稳定的过程称为酸碱平衡。

在疾病过程中，体内酸碱超负荷或者严重不足，或者调节机制障碍，可导致体液内环境酸碱度稳定性被破坏，造成酸碱平衡紊乱，机体动员代偿调节机制，血气、酸碱指标会随之发生改变，并出现相应的机能代谢变化和症状。

【实验对象】

家兔，体重 2.5～3.0 kg，雌雄不限。

【实验药品与器材】

1. 实验药品

20%乌拉坦溶液，医用生理盐水，肝素生理盐水（125 U/mL），5%碳酸氢钠溶液，12%磷酸二氢钠溶液，0.5 moL/L 盐酸溶液。

2. 实验器材

兔手术台，婴儿秤，兔手术器械一套，BL-420I 系统，压力换能器，呼吸换能器，三通管，气管插管，动脉插管，静脉插管，血气分析仪，呼吸机，输液架，输液器一套，小软木塞，1 mL、5 mL、10 mL 注射器及针头。

【实验步骤】

1. 动物麻醉与保定

家兔称重后，从耳缘静脉注射 20%乌拉坦溶液（5 mL/kg）麻醉后，将其仰卧位保定于手术台上。

2. 手术插管

沿颈前正中线自甲状软骨上缘做正中切口，分别分离气管、一侧颈外浅静脉和对侧颈总动脉。行气管插管并连接呼吸换能器；行颈外浅静脉插管，并与输液装置相连；行颈总动脉插管，并通过三通管连接压力换能器，可用于放血。

【实验项目】

1. 数据采集

启动 BL-420I 系统，单击菜单，选择调用已设置好仪器参数的文件，开始采样，记录一段正常的呼吸、血压。

2. 血气分析

用 1 mL 注射器吸取少量肝素，将管壁湿润后将肝素推出。打开三通管，弃去少量三通管内的血，将注射器插入三通管，迅速取血 0.3～0.5 mL（注意不要混入气泡），关闭三通，拔出注射器，立即套上针头，并插入软木塞，双手搓动注射器 30 s，使血液与肝素混合。取血后向三通管内注入少量肝素，将血液推回血管内。取血样，用血气分析仪检测各项酸碱指标。

3. 复制代谢性酸中毒并救治

经静脉注入 12%的磷酸二氢钠溶液（5 mL/kg，20～30 滴/min），给药后观察动物呼吸、血压变化，10 min 后采集动脉血，进行血气分析。

救治：根据血气分析测得的 BE 值计算所需的 5%碳酸氢钠溶液的量。

5%碳酸氢钠补充量(mL)＝BE 绝对值×体重(kg)×0.3÷0.6

（常数 0.3 表示 HCO_3^- 进入体内后细胞外液的分布系数，常数 0.6 表示 1 mL 5%碳酸氢钠溶液相当于 0.6 mmoL 的碳酸氢钠绝对量）。

观察动物呼吸、血压变化，经 5%碳酸氢钠治疗后 10 min，取动脉血，检测各项血气指标，观察是否恢复到正常水平。

4. 复制呼吸性酸中毒

待家兔血气酸碱指标基本恢复正常后，用止血钳夹闭气管插管上的乳胶管约 1 min，动物可因窒息而挣扎，立即采血，进行血气分析。取血后即刻解除夹闭，以免动物窒息死亡。观察动物呼吸、血压变化，待平稳后，采血，进行血气分析。

5. 复制呼吸性碱中毒

将气管插管上的乳胶管与动物呼吸机相连，进行被动过度通气 3～5 min，取血，进行血气分析。观察动物呼吸、血压变化，待平稳后，采血，进行血气分析。

6. 复制代谢性碱中毒

经静脉输入 5%碳酸氢钠溶液（3 mL/kg，20～30 滴/min），观察动物呼吸、血压变化，给药后 10 min，采集动脉血，进行血气分析。此后血气指标在短期内难以恢复，不宜做其他实验。

【注意事项】

（1）实验前，动物不宜过度饥饿或激烈运动。

（2）取血时，勿进入气泡，否则影响血气和酸碱指标测定结果。

（3）取血前，应让动物安静 5 min，以免因刺激造成过度通气，影响血气和酸碱指标。

【思考题】

（1）常用酸碱平衡紊乱的指标有哪些？这些指标变化有何意义？

（2）机体对酸碱平衡的调节机制有哪些？

（3）各型酸碱平衡紊乱的原因和血气变化特点是什么？

（金华职业技术学院 王红梅）

第二节 人体机能学实验

实验 67 人体呼吸运动的描记及影响因素

【病例与思政】

1. 病例导入

男患者，68 岁。患慢性支气管炎、肺气肿。因胸闷、气短入院。体检：体温 36.8 ℃，心率 104 次/min，呼吸频率 60 次/min。呼吸急促，两肺底有散在的细湿啰音和喘鸣音。肺功能检查：通气量 10 L/min，肺泡通气量 4.1 L/min。血气分析：PaO_2 55 mmHg，$PaCO_2$ 32.5 mmHg。

思考题：(1) 该患者是否有呼吸衰竭？

(2) 该患者发生呼吸困难的机制是什么？

2. 思政素材

在现实生活中，经常会遇到心搏、呼吸骤停的现象。现场心肺复苏（cardio-pulmonary resuscitation，CPR）又称基础生命支持，是抢救心搏、呼吸骤停患者的首要措施。面对患者，医务工作者和医学生要挺身而出，作为救护者应具有快速反应的意识、扎实的急救技能以及勇于施救的仁爱精神和担当意识。

【实验目的】

1. 掌握

描记人体呼吸运动的方法。

2. 了解

影响呼吸运动的若干因素。

【实验原理】

呼吸运动是整个呼吸过程的基础，是由呼吸肌舒缩引起的胸廓节律性扩大和缩小。呼吸运动的深度和频率受体内外环境的影响，以适应机体代谢需要。通常将呼吸描记器围绕于受试者的胸部，测量呼吸时胸廓大小的变化，通过张力换能器放大记录呼吸运动的幅度和频率。

【实验对象】

健康成人志愿者。

【实验药品与器材】

HPS-101 系统，呼吸换能器连接胸带，冰块，鼻夹，针线，书本。

【实验步骤】

(1) 受试者取坐位，将呼吸描记器的胸带围绕于胸部呼吸活动最明显的水平位置，调整好适当的松紧度。

(2) 启动 HPS-101 系统，单击菜单，选择和调用已设置好仪器参数的文件，单击采样。记录受试者在坐姿下安静状态时的呼吸运动曲线 2～3 min，观察其幅度和频率。

【实验项目】

记录以下不同情况下的呼吸运动曲线变化：

1. 屏气呼吸

受试者尽量屏气，屏息达到最大限度后重新开始呼吸。

2. 过度通气

受试者做极快和极深呼吸 1～2 min。

3. 精神集中

受试者穿针过程中的呼吸。

4. 增加呼吸道阻力

用鼻夹夹住受试者大部分鼻孔，闭口呼吸 0.5 min。

5. 冷刺激

受试者一只手浸入冰水中的呼吸改变。

6. 讲话

受试者分别朗读和默读同样的短文时的呼吸运动。

7. 情绪变化

受试者回忆令其气愤的事件时呼吸运动的变化。

8. 体育运动

受试者原地跑 200 步后，记录其呼吸运动的变化。

【注意事项】

(1) 选择身体健康者为受试人，受试前避免饱食、剧烈运动等。

(2) 呼吸描记器的胸带，位置在腋下第六肋骨水平。围绕胸腔不要太紧，为胸廓扩张留出空间，但也要防止滑脱。

(3) 每项实验后，应等受试者调整为正常呼吸 2～3 min 后，再进行下一项测试。

【思考题】

(1) 居住在低海拔的人进入海拔 4000 m 的高原时，呼吸运动有何变化？

(2) 咳嗽、笑、哭时的呼吸是正常呼吸吗？

（金华职业技术学院　王红梅）

实验 68　人体肺通气功能的检测

【病例与思政】

1. 病例导入

男患者，74 岁。反复咳喘 20 年，近 3 天加重入院。查体：体温 36.5 ℃，呼吸频率 26 次/min，呼气明显延长，胸廓前后径增宽，肋间隙增宽，叩诊呈过清音，双肺可闻及散在干湿啰音，肺功能异常。

思考题：(1) 为什么患者呼吸加快且呼气时间延长？

(2) 呼吸功能的影响因素有哪些？

(3) 该患者患何种疾病？为什么？

2. 思政素材

空气污染是影响健康的一个重要环境风险。大气污染与各种急、慢性肺部疾病甚至肺癌密切相关。习近平总书记提出“绿水青山就是金山银山”，采取一系列治理措施，极大地控制了我国的空气污染程度，我国慢性气道疾病发生率也相应降低。

【实验目的】

1. 掌握

测量人体肺通气量的方法。

2. 了解

肺功能各项指标的生理意义。

【实验原理】

肺通气是指肺与外界环境之间气体交换的过程，常用的肺通气功能指标包括：

1. 潮气量（tidal volume， TV）

平静呼吸时，每次吸入或呼出的气量。

2. 肺活量（vital capacity， VC）

最大吸气后能呼出的最大气量。

3. 每分钟肺泡通气量（minute alveolar ventilation， VA）

每分钟肺泡交换气体的体积。

4. 用力肺活量（forced vital capacity， FVC）

用力肺活量是指深吸气至肺总量位，然后用力快速呼气直至残气位所测得的肺活量。同时测定 1、2、3 s 时间内呼出的气量，它们分别称为第 1 秒用力呼气量（FEV 1）、第 2 秒用力呼气量（FEV 2）、第 3 秒用力呼气量（FEV 3）。1 秒最大呼气率（FEV 1%）＝FEV1/FVC×100%，也称为 1 秒率，可反映气道阻力。

5. 最大通气量（maximal voluntary ventilation， MVV）

每分钟最大和最快深呼吸所测定的通气总量。MVV 可以反映气道的动态功能。

6. 最大呼气中段流量（maximal mid-expiratory flow， MMEF）

MMEF 是指将用力肺活量分为四等分，中间（25%～75%）的容积除以呼气时间（L/s）所得的值。该指标能比较准确地反映气道的阻塞程度，是评价小气道功能的最佳指标。

【实验对象】

健康成人志愿者。

【实验药品与器材】

1. 实验药品

75%乙醇。

2. 实验器材

HPS-101 系统，HWS0601 采集器及接收器，呼吸面罩，过滤器，呼吸传感器。

【实验步骤】

1. 连接 HWS0601 接收器

将 HWS0601 接收器接入 HPS-101 系统的 CH 1 通道，接入后指示灯闪烁，待指示灯常亮时，表明 HPS-101 系统对其识别成功。

2. 启动 HWS0601 采集器

长按电源键，在听到“嘀”声后松开，待采集器“电量”指示灯常亮，“通讯中”指示灯闪烁，表明采集器与接收器通讯成功。

3. 连接呼吸传感器

依次将呼吸面罩、过滤器、呼吸传感器相连，同时将呼吸传感器输入线与 HWS0601 采集器的 CH 1 通道连接（图 7-1）。

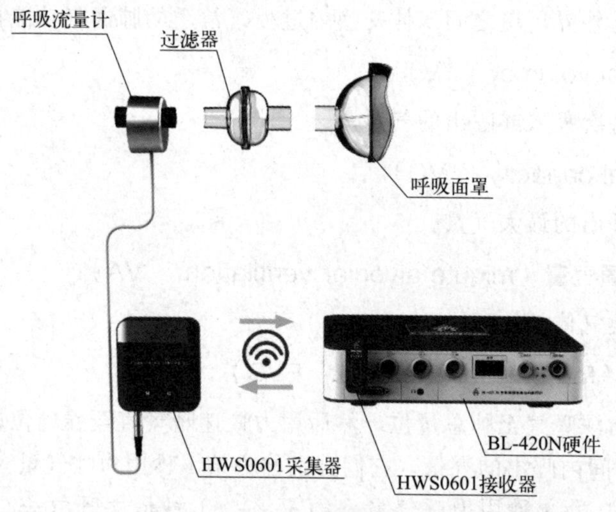

图 7-1 连接呼吸传感器示意图

4. 启动 HPS-101 软件

在“主界面”中选择“呼吸系统实验”→“人体肺通气量测定”→“实验项目”。

【实验项目】

1. 潮气量及肺活量测定

（1）潮气量及肺活量：受试者站立，手持呼吸面罩并紧扣在自己口鼻部位（避免呼吸面罩四周漏气），保持平静的呼吸频率和深度，呼吸 4～5 次后，在平静呼气末，尽力吸气直至不能再吸入为止，再尽力呼气直至不能再呼出为止。

（2）添加实验标签：添加“潮气量及肺活量”标签。单击“暂停”按钮，暂停波形记录。

（3）测量和分析：在“波形测量区”视图中单击“截图”按钮，选择一段同时包含潮气量和肺活量的曲线，截取的波形段自动进入到“选择波形列表”和“波形测量区”视图中。在“数据测量结果表格”中单击“潮气量”等单元格，移动鼠标到“波形测量区”视图，找到潮气量对应波形，进行测量操作。测量结果自动进入到“数据测量结果表格”对应单元格中。以同样的测量方式，找到各生理指标对应的波段，完成肺活量、呼吸频率和深吸气量的测量。在测量过程中，波形和数据自动实时同步到实验报告中（表 7-3）。

表 7-3 潮气量及肺活量数据记录表

肺活量/mL		呼吸频率 RR /(次/min)	潮气量 TV /mL	深吸气量 IC /mL	每分平静通气量 VE /(mL/min)	肺泡通气量 VA /mL	补吸气量 IRV /mL	补呼气量 ERV /mL	深呼气量 EC/mL
预测值	实测值								

2. 用力肺活量的测定

(1) 单击“开始”按钮，受试者站立并背对电脑显示屏，尽力深吸气至不能再吸入为止，手持呼吸面罩紧扣在自己口鼻部位（呼吸面罩四周不能漏气），尽力尽快地呼出全部气量。单击“暂停”按钮，暂停实验。

(2) 测量和分析：在原始波形上找到“用力肺活量”对应的曲线，完整截取该段用力呼吸曲线。在“数据测量结果表格”中单击“用力肺活量”单元格，移动鼠标到“波形测量区”视图中，找到用力肺活量对应波形，进行测量操作，测量结果自动进入到“数据测量结果表格”对应单元格中。以同样的测量方式，找到各生理指标对应的波段，完成第 1 秒呼气量、第 2 秒呼气量和第 3 秒呼气量、最大呼气中段流量、呼气时间的测量（表 7-4）。

表 7-4 用力肺活量数据记录表

用力肺活量 FVC /mL	第 1 秒用力呼气量		第 2 秒用力呼气量		第 3 秒用力呼气量		最大呼气中段流量 MMEF /(L/min)	呼气时间 /s
	FEV 1 /mL	百分比 FEV1%	FEV 2 /mL	百分比 FEV2%	FEV 3 /mL	百分比 FEV3%		

3. 最大通气量的测定

受试者站立，手持呼吸面罩并紧扣在自己口鼻部位（避免呼吸面罩四周漏气），单击“开始”按钮后，受试者先平静呼吸 4～5 次后，做最快最深的呼吸，持续 12 s 以上。记录完成后，单击“暂停”键，暂停实验。截取一段连续的最大通气量曲线，软件自动分析，并将最大通气量结果自动显示在“数据测量结果表格”中。

【注意事项】

(1) 受试者心肺功能不良以致不能耐受实验过程者不能参加。

(2) 实验前应检查 HWS0601 采集器与接收器是否匹配，呼吸面罩是否完好。

(3) 实验过程中呼吸面罩要和受试者面部贴合紧密，避免呼吸面罩四周漏气。

(4) 实验过程中受试者需背对电脑显示屏，避免有意识控制呼吸。

(5) 实验过程中必须严密观察受试者情况，防止其晕厥或摔倒。

【思考题】

(1) 限制性通气障碍肺通气指标有何改变?

(2) 阻塞性通气障碍肺通气指标有何改变?

（厦门大学医学院 洪晓婷）

第八章
消化系统

第一节　动物机能学实验

实验 69　氨在肝性脑病发生中的作用

【病例与思政】

1. 病例导入

男患者，52 岁。3 天前进食大量牛肉，之后出现恶心、神志恍惚、烦躁而急诊入院。患者患慢性肝炎 10 余年，近 4 个月来出现进行性消瘦、黄疸，无力，憔悴，鼻和齿龈易出血。体检：神志恍惚，烦躁不安，皮肤、巩膜深度黄染，肝肋下恰可触及，质硬、边钝，脾左肋下三横指，质硬，移动性浊音阳性。吞钡 X 线提示食道下静脉曲张。实验室检查：肝功能明显异常，血氨增高。经降氨治疗及静脉滴注左旋多巴 1 周，神志转清醒，住院 47 天，症状基本消失出院。

思考题：(1) 该患者神志恍惚、烦躁不安的原因是什么？试述其发病机制。

(2) 为什么降氨治疗及静脉滴注左旋多巴后患者能好转出院？

2. 思政素材

中国肝胆外科之父吴孟超先生首次提出肝脏结构“五叶四段”解剖理论，主刀完成我国第一例肝脏肿瘤切除手术，首创常温下间歇肝门阻断切肝法，成功完成世界上第一台人体肝叶切除术，仅用 7 年时间，就将中国的肝脏外科提升至世界水平。

【实验目的】

1. 掌握

肝性脑病动物模型的制备方法。

2. 了解

氨中毒引起肝性脑病时动物的表现及谷氨酸治疗的效果。

【实验原理】

肝性脑病是继发于严重肝脏疾病的神经精神综合征。血氨增高所致的氨中毒是肝性脑病的重要发病机制之一。生理状态下，血氨的来源与清除保持动态平衡。当肝功能严重受损使肝内尿素合成发生障碍，慢性肝硬化引起门脉高压，肠道内生成的氨过多，过多的氨经肠壁吸收或经侧支循环直接进入体循环，导致血氨升高。增高的血氨通过干扰脑的能量代谢和中枢神经系统递质代谢，影响神经细胞的功能，从而使患者出现神经精神症状，甚至发生昏迷。

本实验以阻断肝脏大部分血流的方法复制急性肝损伤模型，经十二指肠给予氯化铵以提高血氨水平，观察肝损伤后因血氨清除障碍而出现氨中毒所致的肝性脑病的一系列症状。

【实验对象】

家兔，体重 2.5～3.0 kg，雌雄不限。

【实验药品与器材】

1. 实验药品

20%乌拉坦溶液，1%利多卡因溶液，1%肝素生理盐水，2.5%复方氯化铵溶液（2.5 g NH_4Cl，1.5 g $NaHCO_3$，以 5%葡萄糖溶液定容至 100 mL），2.5%复方谷氨酸钠溶液（2.5 g 谷氨酸钠，1.5 g $NaHCO_3$，以 5%葡萄糖溶液定容至 100 mL），医用生理盐水。

2. 实验器材

BL-420I 系统，家兔手术器械，家兔手术台，动脉夹，粗棉线，细手术线，纱布，10 mL、20 mL 注射器及针头，静脉头皮针，小动物体重秤，血氨含量检测试剂盒，酶标仪。

【实验步骤】

1. 动物麻醉与保定

家兔称重后，从耳缘静脉注射 20%乌拉坦溶液（5 mL/kg）麻醉后，仰卧位保定于手术台上。

2. 颈总动脉插管

分离一侧颈总动脉并插管备用。

3. 肝叶的游离和结扎

从胸骨剑突下沿上腹正中做长 6～8 cm 的横切口，打开腹腔，暴露肝脏，术者左手食指和中指在镰状韧带两侧将肝脏往下压，右手持剪刀剪断肝与横膈之间的镰状韧带。辨明肝脏各叶，用蘸过医用生理盐水的粗线沿肝左外叶、左中叶、右中叶和方形叶之根部围绕一周并结扎，使上述肝叶迅速变成暗褐色。由于供应右外叶及尾状叶的门脉血管为独立分支，不会同时被结扎，因而得以保留。

4. 十二指肠插管

沿胃幽门向下找出十二指肠，经肠系膜穿一粗线，牵引十二指肠并将线头固定于兔台的竖铁杆上，以皮钳对合夹住腹壁以关闭腹腔，将十二指肠袢留在腹腔外，置于盐水纱布上。将小儿头皮针向空肠方向刺入十二指肠内，固定针头。

5. 给药

A 兔：通过头皮针，每隔 5 min 向十二指肠肠腔内快速推注复方氯化铵溶液 5 mL。实验过程中，仔细观察并记录家兔的呼吸、角膜反射、瞳孔大小及对刺激的反应等情况，直至出现全身性抽搐时，从颈总动脉放血 2 mL 做生化指标测定，并记录从肠腔推注复方氯化铵溶液至出现大抽搐的时间及复方氯化铵溶液的总用量，计算出每千克体重用量。继续推注复方氯化铵溶液直至家兔死亡，记录存活时间和复方氯化铵溶液的剂量。

B兔：与A兔操作相同，切开腹壁，但不结扎肝叶，其余操作相同，再按前述方法推注复方氯化铵溶液，待推注量达到A兔大抽搐（而该兔尚未出现大抽搐）的剂量时，放血2 mL测定生化指标，观察动物一般情况。继续推注复方氯化铵溶液，至该兔出现大抽搐后，再采血2 mL，记录空发生抽搐及死亡时复方氯化铵溶液的用量。

C兔：与A兔操作相同，但先按20 mL/kg量从耳缘静脉缓慢推注复方谷氨酸钠溶液，再按前述方法推注复方氯化铵溶液，待推注量达到A兔大抽搐（而该兔尚未出现大抽搐）的剂量时，放血2 mL测定生化指标，观察动物一般情况。继续推注复方氯化铵溶液，至该兔出现大抽搐后，再采血2 mL，并记录从推氨至动物出现大抽搐的时间及复方氯化铵溶液的用量。

6. 测血氧浓度

以血氨测定试剂盒测定采集血样中血氨浓度。

【实验项目】

记录如下数据（表8-1和8-2）。

表 8-1 不同时间点家兔血氨浓度

动物号	血氨浓度		
	术前采血点	采血点1(复方氯化铵推注量达到A兔大抽搐时)	采血点2(大抽搐时)
A兔			
B兔			
C兔			

表 8-2 家兔出现大抽搐和死亡时复方氯化铵推注量

动物号	复方氯化铵推注量/(mL/kg体重)	
	大抽搐	死亡
A兔		
B兔		
C兔		

【注意事项】

(1) 打开腹腔时注意勿损伤腹腔内脏。

(2) 注意实验组和对照组兔的性别一致，体重差异不超过250 g。

(3) 区分肝叶时动作宜轻柔，剪断镰状韧带时勿损伤膈和肝。

(4) 结扎肝时应靠近肝门有结缔组织处，避免勒断肝，否则出血难止。

【思考题】

(1) 肝性脑病发病机制中的氨中毒学说、假性神经递质学说、血浆氨基酸失衡学说分别是什么？彼此有何联系？

(2) 未结扎与结扎肝叶的家兔对注射复方氯化铵溶液的反应有何差异？为什么？

(3) 推注复方谷氨酸钠溶液组与单纯注射复方氯化铵溶液组反应有何差异？为什么？

（厦门大学医学院 洪晓婷）

实验 70　小肠平滑肌的生理特性和药物影响

【病例与思政】

1. 病例导入

女患者，48 岁。自服敌敌畏 200 mL 后呕吐，意识不清入院。入院后给予洗胃、解磷定、大剂量阿托品治疗。入院第四天，患者诉腹胀。体检：腹膨隆，叩诊呈鼓音，肠鸣音消失。腹平片示右侧升结肠有气液平面，彩超示肠管扩张考虑肠梗阻可能。诊断：大剂量阿托品所致肠麻痹。

思考题：(1) 敌敌畏中毒使用大剂量阿托品治疗的机制是什么？

(2) 阿托品为何会导致肠麻痹？肠平滑肌调节因素有哪些？

2. 思政素材

小肠受到双重神经支配，但以胆碱能神经支配占优势。因此，做任何事情都要有主次之分，要有大局意识，个人利益应当服从国家利益。

【实验目的】

1. 掌握

哺乳动物离体小肠标本制备及离体小肠平滑肌灌流的实验方法。

2. 了解

胃肠道平滑肌的一般生理特性。

【实验原理】

哺乳类动物的消化道平滑肌，既有肌肉组织的共同特性，如具有兴奋性、传导性和收缩性等特性，又有其自身的特点，如兴奋性较低，收缩缓慢，伸展性较强，具有自动节律性、紧张性，对温度变化、化学刺激和机械牵张刺激较为敏感等。上述特性可维持消化道内一定的压力，适合于消化道内食物消化。

消化道平滑肌受神经和体液因素的双重调节，接受胆碱能神经和去甲肾上腺素能神经的双重支配，两类神经兴奋所产生的效应相反，以优势支配的神经效应为主。胃肠平滑肌以胆碱能神经的支配占优势，分布着高密度的 M 受体，并分布着一定密度的 α 和 β 受体。乙酰胆碱等拟胆碱药可兴奋 M 受体，引起回肠平滑肌收缩，张力增强。M 受体阻断药可拮抗拟胆碱药收缩回肠平滑肌的作用。拟肾上腺素药可激动 α 和 β 受体，引起回肠平滑肌舒张，张力减小。

【实验对象】

家兔，体重 2.5～3.0 kg，雌雄不限。

【实验药品与器材】

1. 实验药品

台氏液，0.001％乙酰胆碱溶液，0.01％硫酸阿托品溶液，0.01％肾上腺素溶液，1 mol/L 盐酸溶液，1 mol/L 氢氧化钠溶液。

2. 实验器材

家兔手术器械（止血钳、结扎线、手术剪、手术镊、玻璃分针），注射器，麦氏浴槽，恒温水浴槽，氧气泵，家兔手术台，张力传感器，BL-420I 系统。

【实验步骤】

1. 麦氏浴槽的准备

在麦氏浴槽内盛一定量 38 ℃台氏液，将其浸于盛有温水的烧杯中，再将烧杯放入恒温水浴槽中，使温度保持在 38 ℃。氧气泵经橡皮管与细塑料管相连，将塑料管插入麦氏浴槽底部，以持续向浴槽内供氧。

2. 小肠标本的制备

用木槌猛击家兔枕部使其昏迷，将其保定于手术台，上腹部备皮，做上腹正中切口，逐层切开，打开腹腔，找出十二指肠的起始部位，沿小肠缘将肠系膜剪去，去除小肠周围结缔组织，从起始部结扎小肠，扎线的末端保留约 5 cm 的长度，以便于后述步骤的打结固定，在结扎处远端 0.5 cm 再做同样的结扎，从两结扎部中间将小肠剪断。在小肠远心方向的 3 cm 处，重复上述结扎两处、剪断小肠的操作，如此获取一段 3 cm 长的小肠，可用于一组实验。向远端重复此步骤，以获取多段小肠。

3. 标本的固定和系统的调试

将肠管下端结扎线固定于浴槽中的 S 形固定挂钩上，上端的结扎线固定在张力换能器上，调节换能器高度，使之与肠段间连线松紧合适，肠段垂直悬于浴槽中间。开启 BL-420I 系统，调试灵敏度，使收缩曲线便于观察。

4. 观察记录小肠平滑肌各种处理条件下的收缩曲线。

【实验项目】

1. 记录正常收缩曲线

记录一段小肠平滑肌的正常收缩曲线，记录曲线的基线值（即最小值，其大小反映平滑肌紧张性的高低）、频率和幅度（即最大值减最小值）。

2. 乙酰胆碱的作用

用滴管加 0.001%乙酰胆碱 1～2 滴于浴槽内，观察平滑肌的反应，出现效应后，立即从排水管放出浴槽内含乙酰胆碱的台氏液，从侧管加入 38 ℃的新鲜台氏液，重复 3 次，以洗去残余药物，使之降到无效浓度，待平滑肌恢复正常活动后进行下一项实验。

消化道平滑肌细胞产生动作电位的离子基础主要是 Ca^{2+} 内流。所以乙酰胆碱作用于 M 受体，使 Ca^{2+} 通道开放，肌浆中 Ca^{2+} 浓度增高，胞内 Ca^{2+} 浓度升高，从而引起胞内环磷酸鸟苷（cyclic guanosine monophosphate，cGMP）含量升高，cGMP 促进肌质网释放 Ca^{2+}，使胞内 Ca^{2+} 浓度进一步升高，导致平滑肌收缩加强，肌张力增加。表现为基线上移，收缩幅度因舒张不全而减小，可停止于收缩状态。

3. 阿托品的作用

用滴管加 0.01%硫酸阿托品 1～2 滴于浴槽内，观察平滑肌的反应；之后加入乙酰胆碱 1～2 滴观察小肠活动变化。见效后按上法更换台氏液，进行下一项实验。

阿托品是 M 受体拮抗药，可阻断或削弱乙酰胆碱对小肠平滑肌的收缩作用。

4. 肾上腺素的作用

用滴管加 0.01%肾上腺素 1～2 滴于浴槽内，观察平滑肌的反应，出现效应后，按上述方法更换台氏液。

肾上腺素激动小肠平滑肌细胞膜上 α 受体和 β 受体：作用于 α 受体使 K^+ 外流增加，细胞膜发生超极化，肠肌兴奋性降低，肌张力下降；作用于 β 受体使肌膜和肌质网膜上的 Ca^{2+} 泵活动加强，肌浆内 Ca^{2+} 浓度降低，肌肉松弛；β 受体的活动促使 K^+ 和 Ca^{2+} 外流增加，可使之超极化，肠肌兴奋性降低。小肠肌膜上还存在 α 兴奋-抑制双相型受体，它在一定条件下可互相转变（即兴奋型或抑制型）。因此在小肠张力很低时，再刺激交感神经反而使膜去极化，肌张力升高。

5. 盐酸的作用

用滴管加 1 mol/L 盐酸溶液 2 滴于浴槽内，观察记录平滑肌的反应，见效后按上述方法更换台氏液，进行下一项实验。

增加 H^+ 浓度，H^+ 可与 Ca^{2+} 有竞争，取代肠肌中与钙调素结合的 Ca^{2+}，从而使肠肌收缩力减弱。

6. 氢氧化钠的作用

用滴管加 2 滴 1 mol/L 氢氧化钠溶液于浴槽内，观察记录平滑肌的反应。见效后按上述方法更换台氏液，进行下一项实验。

氢氧化钠中和 H^+，削弱了 H^+ 与 Ca^{2+} 的竞争作用，使钙调素与 Ca^{2+} 结合数量增多所致，使收缩曲线的基线上移，增强小肠收缩。

7. 温度的作用

将浴槽内的台氏液放出，换 25 ℃台氏液，观察收缩有何改变。同法换 38 ℃和 42 ℃台氏液，观察不同温度对收缩活动的影响，并作不同温度条件下肠管收缩情况的比较。

台氏液的温度由 38 ℃置换为 25 ℃时，收缩幅度变小，节律变慢。温度为 38 ℃时，小肠运动逐渐恢复正常。温度为 42 ℃时，由于酶活性提高，各离子通道蛋白活性增加，收缩节律增加，幅度加大。

【注意事项】

（1）肠管勿牵拉过紧或过松，且连线必须垂直，不得与浴槽的管壁、通气塑料管接触，以免磨擦，通气管的气泡逸出速度不可太快，以单个气泡陆续出现为宜；否则会影响肠段运动的曲线记录。

（2）浴槽中液体的量以高过肠段为准，并保持液面高度一致。

（3）药物应滴在肠管附近，药物要事先预热至 38 ℃。各药用量系参考剂量，若效果不明显，可以增补加药，但不可一次过多，以免引起不可逆反应。

（4）每次加药出现反应后，必须立即更换浴槽内的台氏液至少 3 次，待肠管恢复稳定活动后，再观察下一项目。

【思考题】

（1）本实验是否可用药物麻醉后的兔小肠？为什么？

（2）为什么要取小肠上段，尤其是十二指肠段的平滑肌作为标本？

（3）离体平滑肌保持其收缩功能有哪些基本条件？

（厦门大学医学院 洪晓婷）

实验 71　肠系膜微循环及胃肠运动的观察

【病例与思政】

1. 病例导入

女患者，45 岁。持续性上腹部疼痛或不适、早饱、嗳气、反酸、食欲不振 3 个月。自诉饭后常感上腹胀满，伴有厌食、恶心、呕吐、反胃等症状。同时有失眠、焦虑或情绪波动，但无发热。体格检查：轻度消瘦，精神较差。钡餐胃肠造影和纤维胃镜检查结果均正常，肝、胆、胰 B 超检查均正常；各项生化检查均无异常。

思考题：(1) 消化器官的活动如何受神经、体液因素的调控？

(2) 试举例说明精神心理因素对胃肠功能的影响。

2. 思政素材

消化器官的活动除了受到神经调节、体液调节外，还受到社会、心理因素的影响。要重视精神心理因素在消化系统中的致病作用。在疾病的诊疗过程中，要充分认识到生命是一个有机整体，学会全面分析问题后再做判断，防止片面看待问题，以偏概全，得出错误结论。

【实验目的】

1. 掌握

哺乳动物在体胃肠运动的形式以及神经和某些药物对胃肠道运动的影响；学会家兔腹部手术等基本操作技能。

2. 了解

消化器官活动的调节。

【实验原理】

消化道平滑肌具有自身的生理特性，如兴奋性较低，收缩缓慢；具有紧张性，对机械牵拉、温度和化学性刺激敏感。胃肠道平滑肌的运动形式包括紧张性收缩、容受性舒张、蠕动和分节运动等。在整体上，消化道平滑肌的运动受神经和体液因素的调节。支配消化道的神经包括自主神经和内在神经，自主神经包括交感神经和副交感神经。交感神经兴奋时对消化道的运动、消化腺的分泌起抑制作用，而对消化道的括约肌起兴奋作用，并引起血管平滑肌的收缩，使血流减少。副交感神经兴奋时，节后纤维末梢大部分释放乙酰胆碱（acetylcholine，ACh），通过激活 M 受体，对消化道的运动、消化腺的分泌起兴奋作用，但对消化道的括约肌则起抑制作用。新斯的明是一种拟胆碱药，通过抑制胆碱酯酶的活性，使 ACh 在突触间隙大量堆积，增强胃肠运动；阿托品是 M 受体阻断药，可竞争性地拮抗 ACh 与 M 受体的激动作用，抑制胃肠运动。

【实验对象】

家兔，体重 2.5～3.0 kg，雌雄不限。

【实验药品与器材】

1. 实验药品

20％乌拉坦溶液，阿托品注射液（0.5 mg/mL），新斯的明注射液，台氏液，0.01％肾上腺素溶液，0.01%乙酰胆碱溶液，医用生理盐水。

2. 实验器材

BL-420I 系统，哺乳动物手术器械 1 套，玻璃分针，纱布，细线，保护电极，兔手术台，注射器。

【实验步骤】

1. 麻醉和保定

从耳缘静脉注射 20%乌拉坦溶液（5 mL/kg），麻醉后将家兔仰卧位保定在手术台上。

2. 气管插管

方法与第一篇第一章第四节中相同。

3. 肠系膜微循环的观察

（1）一侧腹部切口，选择一段游离度较大的小肠袢，轻轻拉出，放入盛有 37 ℃台氏液的恒温灌流水浴槽内，使肠系膜均匀铺在有机玻璃凸形观察环上，调整液面，使之刚覆盖过肠系膜，用透射光源或侧光源在显微镜下观察。在观察过程中注意不断地加预热的台氏液，以免肠系膜干燥。

（2）镜下选择好视野，辨别肠系膜微动脉、微静脉和毛细血管网，观察血流速度、血管数目及毛细血管入口和出口口径。

4. 胃肠运动的观察

（1）用剪毛剪剪去家兔腹部中线周围的被毛，从剑突下沿腹部正中线切开皮肤 5～6 cm，暴露腹白线，再沿腹白线切开腹壁，暴露胃肠。

（2）分离神经：用玻璃分针在膈下食管的末端分离出迷走神经的前支 2～3 cm，穿线备用；用浸有温热台氏液的纱布将肠推向右侧，在左侧腹后壁肾上腺的上方找出内脏大神经，分离后穿线备用。

【实验项目】

（1）观察正常情况下胃肠运动的形式，注意其紧张度（可用手指触胃以测其紧张度），观察胃肠的蠕动、逆蠕动，小肠的分节运动等。

（2）用保护电极连续电脉冲刺激（强度 2～3 V，波宽 0.2 ms，频率 20～30 Hz）膈下迷走神经 1～3 min，观察胃肠运动的变化，如不明显，间隔 2 min，可重复刺激。

（3）用连续电脉冲刺激内脏大神经 1～3 min，观察胃肠运动的变化，如不明显，间隔 2 min，可重复刺激。

（4）在一段肠管上滴加 0.01%乙酰胆碱溶液 5～10 滴，观察小肠运动的变化。出现反应后立即用医用生理盐水冲洗。

（5）在一段肠管上滴加 0.01%肾上腺素溶液 5～10 滴，观察小肠运动的变化。出现反应后立即用医用生理盐水冲洗。

（6）先滴阿托品注射液 5～10 滴，再滴 0.01%乙酰胆碱溶液 5～10 滴，观察小肠运动的变化，与单独滴 0.01%乙酰胆碱溶液相比较。

（7）由耳缘静脉注射新斯的明 0.1～0.2 mg，观察胃肠运动的变化。

（8）由耳缘静脉注射阿托品 0.25 mg/kg，观察胃肠运动的变化。

【注意事项】

(1) 麻醉动物要保温。

(2) 用手术剪剪开腹壁时，手术剪尖端应朝上以避免剪破肠管。

(3) 为避免胃肠因暴露时间过长、腹腔内温度下降、胃肠表面干燥而影响胃肠运动，实验过程中要经常用温热台氏液纱布湿润胃肠管的表面。

(4) 每完成一个实验项目后，应间隔数分钟再进行下一实验项目。

(5) 实验时不要过度牵拉胃肠，电刺激强度要适中，不可过强。

【思考题】

(1) 正常情况下胃肠道有哪些运动形式？它们各有何生理意义？

(2) 迷走神经和内脏大神经对胃肠运动有何作用？

（厦门医学院　黄黎月）

实验 72　胃溃疡模型的建立与防治

【病例与思政】

1. 病例导入

男患者，75 岁。因反复发作上腹疼痛半年余就诊。腹痛位于上腹部偏左，多为钝痛，能忍受，多在餐后半小时出现，持续 1～2 h 后逐渐消失，直至下次进餐后重复上述现象，常伴有嗳气、反酸等症状。每次发作短则数天，长则 1 个多月，可自行缓解，发作期与缓解期交替出现。胃镜检查显示胃小弯龛影，基底部有白色或灰白色厚苔，边缘整齐，周围黏膜充血水肿，易出血；病理检查证实为良性溃疡；幽门螺旋杆菌检测阳性；粪便隐血阳性。诊断：胃溃疡。

思考题：(1) 胃黏膜如何保护自身免受胃酸和胃蛋白酶侵蚀？

(2) 胃黏膜屏障受到破坏引起胃溃疡的原因是什么？

2. 思政素材

1979 年，病理医生沃伦在慢性胃炎患者胃窦黏膜组织切片上观察到一种弯曲状细菌，并发现细菌邻近胃黏膜总有炎症存在，他意识到这种细菌和慢性胃炎可能有密切关系。1982 年，马歇尔从胃黏膜活检样本中成功培养和分离出这种细菌。基于这些结果，马歇尔和沃伦提出幽门螺杆菌涉及胃溃疡和消化性溃疡病因学的观点。2005 年度诺贝尔生理学或医学奖授予两位科学家，以表彰他们发现幽门螺杆菌及其在胃溃疡和胃炎等疾病中的作用。我们应该学习两位科学家坚持真理和为人类健康“以身试菌”牺牲自我的奉献精神。

【实验目的】

1. 掌握

大鼠胃溃疡模型建立的方法；胃溃疡程度的判断方法；乙醇与阿司匹林引起急性胃溃疡发生和发展的病理生理过程并分析其发生机制。

2. 了解

药物对实验性胃溃疡的防治作用。

【实验原理】

胃溃疡是胃黏膜发生变性坏死形成的组织缺损，通常可穿透黏膜层、黏膜下层，深达肌层，甚至可达浆膜层。胃溃疡由主要攻击因子［如胃酸、胃蛋白酶、幽门螺杆菌感染、药物（如阿司匹林）等］增强，以及防御因子（如黏液-碳酸氢盐屏障、胃黏膜上皮细胞再生等）削弱导致的两种因子平衡失调引起。

60％乙醇可刺激胃酸分泌，对胃黏膜也有直接损伤作用；阿司匹林进入血液循环后抑制环氧合酶-1 活性，减少对胃黏膜具有保护作用的前列腺素合成，引起胃黏膜血液供应减少，影响胃黏膜的修复和重建，导致黏膜糜烂、溃疡形成。本实验建立 60％乙醇、阿司匹林联合用药引起的胃溃疡模型，并选用药物进行治疗，进而分析溃疡产生的机制及防治作用。

【实验对象】

大鼠，体重 200～250 g，雌雄不限。

【实验药品与器材】

1. 实验药品

60％乙醇，阿司匹林溶液，医用生理盐水，20％乌拉坦溶液。

2. 实验器材

大鼠手术台，哺乳动物手术器械，鼠笼，记号笔，医用丝线，棉球，纱布，注射器（1 mL、2 mL），灌胃针头，格尺，放大镜。

【实验步骤】

1）实验前取大鼠 3 只分笼饲养，禁食 12 h，自由饮水。

2）编号、称重、分笼，建立胃溃疡模型

（1）甲鼠，用 9 mL/kg 医用生理盐水灌胃，作为对照组，记录给药时间。

（2）乙鼠，将 0.1 g 阿司匹林溶于 10 mL 60％乙醇溶液中，灌胃体积 9 mL/kg，记录给药时间。

（3）丙鼠，将 0.1 g 阿司匹林溶于 10 mL 60％乙醇溶液中，灌胃体积 9 mL/kg，而后用 20 mg/kg 奥美拉唑灌胃，记录给药时间。

给药后 2 h，分别用 20％乌拉坦溶液（0.4 mL/100 g）腹腔注射麻醉，将大鼠仰卧位保定在鼠台上，打开腹腔暴露出胃，将胃拉出腹腔，分别结扎贲门和幽门，在结扎线外侧剪断胃与食管、胃与十二指肠连接处，取出胃。

【实验项目】

（1）将取出的胃从贲门向幽门方向沿胃小弯剖开，再分别从贲门、幽门沿胃大弯剖开，在中线留下 0.5 cm，展平呈蝴蝶形，用医用生理盐水轻轻冲洗胃内容物，用滤纸轻轻吸干多余水分，平铺于培养皿内，观察胃黏膜损伤的程度和形态。

（2）溃疡指数判定：胃黏膜损伤程度采用 Guth 计数法，用溃疡指数（ulcer index，UI）表示。UI 评分标准：1 分，斑点状糜烂；2 分，糜烂＜1 mm；3 分，1 mm≤糜烂＜2 mm；4 分，2 mm≤糜烂＜3 mm；5 分，3 mm≤糜烂＜4 mm。依次类推，损伤宽度超过 1 mm 者，分数加倍。评分后将整个实验组的评分以均数±标准差（$x \pm s$）表示，采用 SPSS 统计软件分析。

（3）病理学观察：将 3 只大鼠的胃放入 4％多聚甲醛中固定 3 天，经常规步骤处理：脱水，透明，浸蜡，石蜡包埋，切片，用 HE 染色，观察各鼠胃黏膜组织病理学改变。

（4）实验结果记录在表 8-3 中。

表 8-3 酒精+阿司匹林建立大鼠胃溃疡模型

观察指标	正常大鼠	造模大鼠	治疗大鼠
胃外壁变化			
胃内壁变化			
出血			
溃疡指数			

【注意事项】

（1）实验大鼠禁食是为确保排空胃内容物，同时应避免大鼠吃粪粒与垫料。

（2）大鼠禁食期间尽量单笼饲养，防止大鼠因饥饿相互撕咬。

【思考题】

（1）胃溃疡时机体的主要病理生理变化有哪些？

（2）诱发胃溃疡的因素有哪些？

（厦门医学院 黄黎月）

实验 73 梗阻性黄疸

【病例与思政】

1. 病例导入

女患者，54 岁。1 个月前无明显诱因右上腹钝痛，疼痛一般，无明显发热。巩膜、皮肤黄染伴瘙痒。大便颜色呈陶土色。体重略减少，食欲下降，睡眠无明显变化。3 年前曾因胆囊结石行胆囊切除术。查体：发育营养正常，巩膜、皮肤明显黄染，浅表淋巴结无肿大，心肺正常，上腹部可见手术瘢痕，腹平软，肝脾未扪及，无压痛或反跳痛，Murphy 征（—），肝区无扣痛，无移动性浊音，肠鸣音正常。B 超：肝脏大小形态正常，肝内胆管扩张，内径 0.9～1.2 cm，胆总管内未见结石。实验室检查结果：白细胞 9.0×10^9/L，血红蛋白 125 g/L，尿胆红素 6 mg/dL，总胆红素 29.8 μmol/L，直接胆红素 7.3 μmol/L。临床诊断：梗阻性黄疸。

思考题：（1）梗阻性黄疸的典型临床表现有哪些？

（2）梗阻性黄疸与溶血性黄疸、肝细胞性黄疸有哪些区别？

2. 思政素材

黄疸是肝脏疾病最常见的体征之一。事实上，古人就是因为见到患者皮肤发黄、尿色加深而开始认识肝病的。《黄帝内经》有记载：溺黄赤安卧者，黄疸。目黄者曰黄疸。疾病的诊断过程是由表及里、抽丝剥茧、透过现象看本质的推理过程。

【实验目的】

1. 掌握

黄疸动物的皮肤、黏膜、尿液和粪便颜色的变化，以及黄疸动物中血、尿、粪便中的胆色素代谢变化特点。

2. 了解

常用来检测黄疸动物血和尿生化指标的检测方法和步骤。

【实验原理】

黄疸是一种由于血清中胆红素浓度升高导致皮肤、黏膜和巩膜发黄的症状和体征。正常成人血清中总胆红素的浓度低于 17.1 μmol/L。若体内胆红素生成增加，或者胆红素代谢障碍均可导致血浆胆红素浓度高于正常值，造成高胆红素血症。胆红素呈金黄色，大量胆红素扩散至组织，可导致组织黄染。由于巩膜、皮肤以及黏膜含有大量弹性物质，与胆红素亲和力较高，因此，患者的巩膜、皮肤出现黄染是黄疸的临床特征。成人黄疸一般是病理性的。新生儿由于其胆红素代谢特点，新生儿黄疸可能是生理性的，但也可能是病理性的。黄疸根据胆红素浓度可分为隐性黄疸和显性黄疸；依据病因可分为溶血性黄疸、肝细胞性黄疸和梗阻性黄疸。

【实验对象】

大鼠，体重 180～220 g，雌雄不限。

【实验药品与器材】

1. 实验药品

碘伏，75%乙醇，医用生理盐水，20%乌拉坦溶液，重氮试剂，浓盐酸，0.5%亚硝酸钠溶液，对二甲氨苯甲醛。

2. 实验器材

手术剪，有齿镊，无齿镊，皮钳，止血钳，持针器，缝合针，纱布，棉球，大鼠保定台，橡皮筋，比色用小玻璃管，试管，5 mL 注射器，8 号针头，细长滴管，玻璃板（收集鼠尿用），麻醉缸，搪瓷碗，器械盘，天平，离心机，动物呼吸机，半自动生化分析仪，黄疸指数标准管 1 套。

【实验步骤】

(1) 取大鼠 1 只，称重、辨认性别，观察其皮肤、黏膜、尿液、粪便颜色及行为表现。

(2) 大鼠用 20%乌拉坦溶液（0.4 mL/100 g）腹腔注射麻醉后保定于手术台上，上腹部备皮。

(3) 用碘伏、75%乙醇消毒术野皮肤，在剑突下腹白线正中剪 1.5～2 cm 长的切口，逐层打开腹腔。

(4) 沿胃大弯找到十二指肠并轻轻提起肠管，可见有一纤细、透亮、淡黄色的细管通向十二指肠，此即大鼠的胆总管（注意大鼠无胆囊）。用细线结扎胆总管。检查手术视野无出血后，用细线连续一次缝合腹膜、肌层，关闭腹腔；再间断缝合皮肤，用碘伏、75%乙醇消毒皮肤。

(5) 术后将大鼠进行编号，放入笼内喂养。随时观察动物，记录其一般情况及皮肤、黏膜、尿液、粪便颜色的变化。

(6) 术后 3 天观察并采集标本。

(7) 以同样的方法将正常鼠麻醉、保定，采血、取尿，做各项测定，并将其结果与手术鼠对照。

【实验项目】

1) 将手术鼠取出，观察其皮肤、黏膜、粪便颜色，并和正常鼠对照。

2) 打开麻醉鼠腹腔，暴露腹主动脉，用干燥注射器（以防溶血）抽血 5～10 mL，以

4000 r/min 转速离心 5 min，分离血清，用于黄疸指数测定及胆红素定性实验。

(1) 血清黄疸指数测定方法：将装有少量血清的小玻璃管与已制备好的黄疸指数标准管相比较，通过目测确定黄疸指数的单位数（黄疸指数标准管以 0.01% 稀释的重铬酸钾溶液为 1 U)。

(2) 胆红素定性实验：取血清 1 mL 置于试管内（可用测定黄疸指数的血清），缓慢加入重氮试剂 0.5 mL，使重氮试剂浮在血清上（轻轻摇动，但勿混匀，使之保持两层液面）。如果交界面处 1 min 内出现紫红色环，为直接反应阳性；若 1 min 微红，10 min 内颜色逐渐加深，为双相反应；若 10 min 内不呈红色，则摇匀血清和试剂，加入 95% 乙醇 1 mL，再摇匀方呈红色者，为间接反应阳性，否则为阴性。

3) 由膀胱取尿或用滴管收集大鼠排在玻璃板上的尿液，做尿胆红素定性实验及尿胆原定性实验。

(1) 尿中胆红素定性实验：取尿液 1 mL 左右置于试管中，加浓盐酸 1 滴，混匀后加入 0.5% 亚硝酸钠溶液 1 滴，摇匀立即观察颜色。深绿色为胆红素强阳性，绿色为阳性，淡绿色为弱阳性，尿液黄色消退为可疑，尿色不变为阴性。

(2) 尿胆原定性实验取尿液 2 mL，用蒸馏水稀释成 1∶10，然后取 5 mL 稀释液依次稀释成 1∶20、1∶40、1∶80、1∶160，共 5 管。取各稀释尿液 5 mL，加入醛试剂 0.5 mL，于室温下静置 10 min 后自管口向底部察看（观察时试管底部垫白纸）。尿液呈樱桃红色即为尿胆原阳性，以最高阳性稀释倍数报告结果。

4) 麻醉安乐死大鼠，解剖并观察其肝、胆管及其他器官颜色的变化。

【注意事项】

(1) 采血时一定要选用干燥注射器及试管，以防因溶血而影响检测结果。

(2) 尿胆原测定的样本要新鲜，避光保存，以防尿胆原氧化成尿胆素导致检验结果阴性。

(3) 显色反应速度受温度影响较大，控制反应温度在 20 ℃。

【思考题】

(1) 梗阻性黄疸血液、尿液及粪便胆色素代谢变化的特点及其机制是什么？

(2) 临床上梗阻性黄疸的致病因素有哪些？

（深圳大学医学部　孙一丹）

附录：

1. 重氮试剂的配制

(1) 甲液：取亚硝酸钠 0.25 g，加蒸馏水 50 mL，置冰箱内保存。

(2) 乙液：取对氨基苯磺酸 0.2 g，浓盐酸 3 mL，加蒸馏水至 200 mL，置冰箱内保存。

(3) 临用前取 0.3 mL 甲液，加 10 mL 乙液混合使用。

2. 尿胆红素测定药品的配制

(1) 浓盐酸：一般的浓盐酸即可。

(2) 0.5% 亚硝酸钠溶液（即 0.0725 mol/L 亚硝酸钠溶液）：亚硝酸钠 0.5 g，溶于 100 mL 0.1 mol/L NaOH 溶液中，用棕色瓶保存。

3. 尿胆原测定药品的配制醛试剂：取对二甲氨苯甲醛 2.0 g 溶于 20 mL 浓盐酸中，加蒸馏水至 100 mL。

实验 74　硫酸镁的导泻作用

【病例与思政】

1. 病例导入

女患者，70 岁。2 年前大便干硬，呈球状，但每日仍可排便 1 次，排便时有肛门直肠堵塞感，排便费力程度为重度，便不尽感明显，伴腹胀，无腹痛。患者一般状况尚可，皮肤黏膜无苍白，巩膜无黄染，浅表淋巴结及甲状腺无肿大。心肺无异常。腹平软，未见胃肠型和蠕动波，无压痛，肝脾肋下未触及，无腹部包块，肠鸣音正常。肛诊未触及直肠肿物，指套无染血，缩肛和排便功能正常。实验室检查：便常规、便潜血、血常规、血沉、肝肾功能检查结果正常。癌胚抗原（CEA）、糖类抗原 19-9（CA 19-9）、糖类抗原 12-5（CA 125）、甲胎蛋白（AFP）无异常；甲状腺功能正常。腹部超声未见异常。临床诊断：慢性顽固性便秘。

思考题：(1) 便秘的致病因素有哪些？

(2) 如何鉴别诊断便秘与肠梗阻？

2. 思政素材

随着社会的快速发展，人们的生活节奏不断加快，不健康的生活方式越来越多。便秘与睡眠不足、膳食纤维摄入不足、精神压力大等不健康生活方式密切相关。据统计我国成人便秘的患病率为 3%～17%，慢性便秘患病率 4%～6%，便秘越来越常见，并影响人们的健康。因此，倡导和树立健康生活方式对每个人的健康都大有裨益。

【实验目的】

1. 掌握

硫酸镁对肠道的导泻作用。

2. 了解

硫酸镁导泻的作用机制。

【实验原理】

硫酸镁为容积性泻药，口服硫酸镁溶液不易被肠道吸收而停留在肠腔内。其分解成的硫酸根离子（SO_4^{2-}）和镁离子（Mg^{2+}）使肠内渗透压升高，阻止肠内水分的吸收，同时将组织中的水分吸收到肠腔中来，使肠内容积增大，对肠壁产生刺激，反射性地增加肠蠕动，从而产生强烈的泻下作用。硫酸镁溶液的导泻作用强烈，排出大量水样便，肠管如同被清洗一样。临床上常用于肠道检查或术前准备。

【实验对象】

小鼠，体重 18～22 g，雌雄不限。

【实验药品与器材】

1. 实验药品

有色医用生理盐水（每 100 mL 内加入红墨水 1 mL），20%有色硫酸镁溶液（每 100 mL 内加入红墨水 1 mL）。

2. 实验器材

小鼠灌胃器 1 个，手术剪、镊子各 1 把，直尺 1 把，蛙板 1 块，棉球若干。

【实验步骤】

（1）取体重相近的小鼠 2 只，实验前禁食不禁水 6～8 h，其中 1 只以 0.5 mL 有色硫酸镁溶液灌胃，另 1 只以 0.5 mL 有色医用生理盐水灌胃。

（2）给药 40 min 后，安乐死两只小鼠，并将其仰卧于蛙板上，剖开腹腔，比较两鼠的肠蠕动情况、膨胀情况。

（3）对幽门至直肠的肠系膜进行分离，将肠管拉成直线，测量被染红的肠段距离（自幽门部分开始计算）。

【实验项目】

（1）观察并记录小鼠灌胃给药 40 min 后肠蠕动情况以及肠膨胀程度。

（2）测量小鼠灌胃给药 40 min 后染红的肠段距离。

（3）观察并记录小鼠灌胃给药 40 min 后粪便的性状。

【注意事项】

（1）灌胃量力求准确，否则难以比较结果。

（2）灌胃动作尽量轻柔，避免过度刺激小鼠。

（3）剪开腹腔时，手术剪尖端朝上，避免剪破肠管。

【思考题】

（1）硫酸镁灌胃可产生哪些作用？

（2）硫酸镁的泻下作用机制如何？

（3）皮下注射硫酸镁可否产生泻下作用？为什么？

（深圳大学医学部　孙一丹）

第二节　人体机能学实验

实验 75　人体唾液分泌及其影响因素

【病例与思政】

1. 病例导入

女患者，45 岁。头痛 3 天入院。既往口干、眼干 10 余年，饮食欠佳，不能吞咽干性食物。双侧腮腺及泪腺肿大，有肿块。实验室检查显示：抗 SS-A 抗体阳性，类风湿因子升高为 57.89 IU/mL，血红细胞沉降率升高为 31 mm/h（正常值 0～20 mm/h）。肝功能、肾功能、电解质、血常规、CRP、凝血六项均正常。腮腺造影显示：末梢导管点状扩张，排空功能减退。CT 显示：双侧泪腺肿大，腮腺内多处低密度影。腮腺组织活检病理显示：腺体组织内淋巴细胞片状浸润，多数腺小叶结构完整，腺导管扩张，淋巴细胞增生较活跃，形成淋巴滤泡。临床诊断：干燥综合征。

思考题：（1）腮腺的功能是什么？

（2）干燥综合征有哪些临床诊断标准？

2. 思政素材

干燥综合征是一种慢性炎症性自身免疫性疾病，发病率为 0.1%～0.7%。其临床特征为淋巴细胞浸润导致外分泌腺体和其他腺体功能紊乱。该病的发病机制复杂，尚无根治办法。其治疗费用较高，给家庭和社会造成巨大经济负担，且治疗的满意度也非常低。因此，干燥综合征是严重影响人民身体健康的疾病，迫切需要科研人员坚持不懈地进行有关其预防和治疗措施的研究。

【实验目的】

1. 掌握

人体唾液的收集方法。

2. 了解

唾液的分泌过程及影响因素。

【实验原理】

唾液为无色、无味近于中性（pH 6.6～7.1）的低渗液体，是腮腺、颌下腺、舌下腺和散在小唾液腺的分泌液，其分泌受神经反射的调节。单个腺体唾液分泌测定包括腮腺、颌下腺与舌下腺单个腺体测定。虽然单个腺体唾液收集方法较复杂，不能反映所有唾液腺的总的分泌状况，在评价整个唾液腺功能时有局限性，但测定单个腺体唾液成分时污染少，故多采用此方法。

在安静情况下，唾液约以 0.5 mL/min 的速度分泌，量少稀薄，称为基础分泌（basic secretion），其主要功能是湿润口腔。进食时，唾液受神经调节而分泌明显增多。神经系统对唾液分泌的调节包括条件反射和非条件反射。进食时，食物对舌、口腔和咽部黏膜的机械性、化学性和温热性刺激引起的唾液分泌为非条件反射。进食过程中，由食物的性状、颜色、气味、进食环境、进食信号、甚至与食物和进食有关的第二信号（言语）等引起唾液分泌为条件反射。唾液分泌流率是干燥综合征的主要诊断标准之一，唾液分泌流率测定有助于疾病的诊断及对病变过程的了解。

【实验对象】

健康成人志愿者。

【实验药品与器材】

1. 实验药品

酸味食物，饼干，不同温度的饮用水。

2. 实验器材

HPS-101 系统，记滴线，一次性消毒唾液漏斗，唾液记滴器（含一次性唾液收集试管），一次性压舌板，橡皮筋，手电筒。

【实验步骤】

1. 连接记滴线

将记滴线接入 HPS-101 系统的记滴输入口。

2. 连接唾液记滴器

将记滴线另一端与唾液记滴器连接。

3. 连接手持器与唾液漏斗

实验者打开唾液漏斗包装，取出唾液漏斗和手持器，将手持器接入唾液漏斗主体背侧凸起的空槽中。

4. 受试者准备

(1) 向受试者说明本次实验目的，征得受试者同意并让受试者熟悉实验过程。唾液标本采集前 1 天告知其唾液采集注意事项，包括唾液采集前 1 h 内不能进食、饮酒、喝含咖啡因饮料、吸烟、运动、剧烈情绪波动等。

(2) 体位选择：受试者采取坐位，头稍前倾，眼睛睁开。将口腔内的唾液通过吞咽排除干净。

(3) 腮腺位置寻找：受试者张口，实验者可借助于压舌板和手电筒看清腮腺导管开口处的乳头，即平对上颌第二磨牙牙冠的颊黏膜上。

(4) 唾液漏斗的安置：受试者手握唾液漏斗手持器，将唾液漏斗扣在腮腺导管口处，注射器接入注射器转接头，边缓慢抽取空气边询问受试者感受，待受试者感觉唾液漏斗已牢牢吸附在颊黏膜上后，按下阻断器，轻轻取出注射器和手持器。

(5) 唾液的收集：嘱受试者合拢上下颌，将抽气管和唾液管通过口角引至口外，实验者将唾液管转接头插入唾液记滴器的硅胶塞中。确保唾液记滴器内已放置好限位垫块，再将量杯或试管置于限位垫块上用于收集唾液。

【实验项目】

(1) 安静状态下，记录 2 min 内唾液分泌流率（滴/min），观察唾液记滴器试管中的唾液量。

(2) 受试者分别呈立、坐、卧位姿势，记录 2 min 内唾液分泌流率（滴/min），观察唾液记滴器试管中的唾液量。

(3) 在受试者面前展示酸味食物，记录 2 min 内唾液分泌流率（滴/min），观察唾液记滴器试管中的唾液量。

(4) 受试者在 2～3 min 内吃完 2 块饼干，记录 2 min 内唾液分泌流率（滴/min），观察唾液记滴器试管中的唾液量。

(5) 受试者饮用不同温度（0 ℃、8 ℃、20 ℃、37 ℃）的水各 20 mL，同时收集唾液，记录 2 min 内唾液分泌流率（滴/min），观察唾液记滴器试管中的唾液量。

(6) 受试者咀嚼消毒橡皮筋，记录 2 min 内唾液分泌流率（滴/min），观察唾液记滴器试管中的唾液量。

【注意事项】

(1) 抽取抽气管内空气所用压力不应过大，以防损伤颊黏膜。

(2) 安装唾液漏斗数分钟后，如无唾液流出，应检查漏斗是否扣好，腺体导管开口处乳头是否受压。

(3) 安装唾液漏斗后，受试者不宜谈笑，以免引起漏斗脱落。

(4) 本实验条件下，某些受试者的条件反射性唾液分泌可能不易出现。

【思考题】

（1）看到酸味食物和进食对唾液分泌有什么影响？为什么？

（2）唾液分泌的调节原理是怎样的？

（3）影响唾液分泌的因素有哪些？

（深圳大学医学部　孙一丹）

实验 76　消化道推进和混合食物的过程

【病例与思政】

1. 病例导入

女患者，34 岁。腹痛 2 天急诊入院。患者 2 天前突感全腹阵发性绞痛，且右下腹疼痛更剧烈，伴有肠鸣，多次呕吐且伴有粪臭味。两天来未进食，未排便排气，尿少，不觉发烧。5 年前曾行阑尾切除术。查体：急性病容，神志清楚，血压 110/70 mmHg，心率 125 次/min，体温 37.2 ℃，皮肤无黄染，干燥，弹性中等。心肺正常，腹部膨隆，未见肠型，全腹触诊柔软，广泛轻压痛，无反跳痛，未触及肿块，肝脾不大，肠鸣音高亢，有气过水音。辅助检查：血红蛋白 130 g/L，白细胞 9×10^9/L，尿常规阴性。腹部透视有多个液平面。临床诊断：急性肠梗阻。

思考题：（1）食物消化的过程及影响因素是什么？

（2）急性肠梗阻的临床症状及发病机制如何？

2. 思政素材

肠道不仅是人体重要的消化器官，还是人体最大的免疫器官。常言道："病从口入"，很多疾病是由于病菌从口而入，经由肠道进入人体而导致的。肠道菌群在维持肠道健康方面起重要作用，肠道菌群的失调不仅与营养不良、肥胖症、糖尿病等疾病息息相关，还与心血管疾病、肾脏疾病以及神经精神疾病有密切关系。因此，肠道健康越来越受到重视。

【实验目的】

1. 掌握

通过听诊器记录上消化道系统的运动以及肠鸣音。

2. 了解

吞咽活动和上消化系统的运动。

【实验原理】

食物的消化过程包括化学性消化和物理性消化。食物通过咀嚼形成的食糜经口腔—咽—食管—胃进入小肠。消化器官主要通过蠕动和分节运动对食糜进行混合和推进，促进消化和吸收。小肠蠕动时，肠管内气体和液体随之而流动，产生一种断断续续的咕噜声（或气过水声），称为肠鸣音。正常肠鸣音在脐部听得最清楚，时强时弱，时隐时现。正常情况下，肠鸣音呈规律性出现，4～5 次/min。餐后肠鸣音频繁而明显，休息时稀疏而微弱。

【实验对象】

健康成人志愿者。

【实验药品与器材】

1. 实验药品

纯净水。

2. 实验器材

水杯，听诊器，镜子，75%乙醇棉球。

【实验步骤】

1. 观察吞咽活动以及上消化系统的运动

(1) 受试者取坐立位，吞咽一口纯净水，受试者注意自身在此过程中舌头的运动，并记录结果。

(2) 重复吞咽纯净水动作，同时小组成员将食指横置于受试者的甲状软骨上缘，确认喉头随吞咽动作越过食指并复位，为完成一次吞咽动作。

(3) 请受试者在 30 s 内重复完成吞咽动作，记录 30 s 内完成的吞咽次数。

(4) 用 75%乙醇棉球清洁听诊器，温暖听诊器后将听诊器置于受试者剑突稍左下方约 2.5 cm 处的腹壁上，请受试者再次吞咽 3～4 口纯净水，聆听声音并记录时间。

2. 听诊法记录肠鸣音

(1) 在受试者开始腹部检查之前，要空腹并清空膀胱。

(2) 在实验室光线充足、安静环境下，受试者呈舒适仰卧位，膝盖稍微弯曲。

(3) 暴露受试者从剑突到耻骨上区（包括腹股沟区域在内）的腹部区域。

(4) 用 75%乙醇棉球清洁听诊器，充分温暖听诊器后将听诊器置于脐部或右下腹，至少听诊 1 min，记录肠鸣音次数。肠蠕动时，肠管内气体和液体随之而流动，产生肠鸣音。肠鸣音在脐部最清楚，时强时弱，时隐时现，4～5 次/min。

(5) 请受试者 2 min 内喝 120 mL 纯净水，再次听诊肠鸣音，记录肠鸣音的次数。

【实验项目】

1. 记录吞咽活动以及上消化系统的运动

志愿者吞咽纯净水后通过听诊器能听到两种声音：一种是水溅到食管的上食管括约肌的声音；另一种是当食管的蠕动波到达下食管括约肌使括约肌打开时，水进入到胃中的声音。尽可能准确记录这两种声音之间的时间间隔，并将其记录下来。水通过上食管括约肌和下食管括约肌之间的时间为蠕动波在食管中传播的时间。

2. 用听诊法记录肠鸣音来间接监测肠蠕动

肠鸣音由小肠蠕动时肠管内气体和液体随之移动而产生的断断续续的咕噜声。因此，听诊肠鸣音可间接反映肠蠕动的强弱。检测静息和进食状态下肠鸣音次数来观察肠蠕动的影响因素。

【注意事项】

(1) 听诊前消毒并温暖听诊器的头端。

(2) 听诊部位要正确。

(3) 听诊时间不少于 3 min。

【思考题】

（1）消化道蠕动的影响因素及机制是什么？

（2）影响吞咽过程的因素有哪些？

（3）肠鸣音改变在消化道疾病诊断中的作用？

（深圳大学医学部　孙一丹）

实验 77　唾液淀粉酶对食物中淀粉的水解作用

【病例与思政】

1. 病例导入

女患儿，4 个月。母乳喂养，因腹泻就诊。家长诉患儿近 3 月余排黄色稀水便，有泡沫，伴有夜间阵发性哭闹，排气多，无脓血及黏液，无呕吐，查体未见明显异常。辅助检查：尿半乳糖测定及乳糖耐量试验显示乳糖不耐受，免乳糖奶粉治疗有效。根据治疗效果，临床诊断为发育型乳糖不耐受症。

思考题：（1）乳糖在消化系统内吸收的过程如何？

（2）先天性乳糖不耐受患者通过增加乳糖酶能否改善症状？

2. 思政素材

小儿乳糖不耐受造成婴幼儿腹泻，严重影响儿童生长发育。通过添加乳糖酶，实施临床饮食营养干预，有利于儿童健康成长，提高人口质量。饮食干预调整符合“健康中国 2030”规划纲要，有助于推进健康饮食文化建设。

【实验目的】

1. 掌握

唾液淀粉酶对淀粉的消化作用。

2. 了解

不同反应条件对酶活性的影响。

【实验原理】

食物中的碳水化合物、蛋白质、脂肪等有机分子，在消化系统各种消化酶催化下逐步水解消化。消化酶种类繁多，不同反应需要不同消化酶和特定生理环境。唾液淀粉酶可将淀粉水解成麦芽糖，又称麦芽二糖。淀粉遇碘变蓝，而班氏试剂由碳酸钠、柠檬酸钠和硫酸铜配制而成，可用来检测除蔗糖以外的所有单糖和二糖，以此判断混合物中还原糖的含量。还原糖（如麦芽糖）会将硫酸铜中的 Cu^{2+} 还原成 Cu^{+}，形成砖红色的氧化亚铜（Cu_2O）沉淀物。如果测试样本中还原糖含量较低，产生的 Cu_2O 便会相应减少，实验后可能只会出现绿色、混浊的黄色或橙色沉淀物。

【实验对象】

薯条。

【实验药品与器材】

1. 实验药品

薯条、纯净水、冰水、麦芽糖、淀粉酶。

2. 实验器材

试管、试管架、烧杯、点样板、加热板。

【实验步骤】

(1) 将薯条放入烧杯中，加约 130 mL 水，煮沸 1 h。

(2) 取 6 个试管并编号，按表 2-36 依次将相应试剂加入每个试管。

(3) 按表 8-4 所示，37 ℃或冰上孵育 1 h，摇动试管，使内容物充分混合。

(4) 标记点样板 1～5，便于识别样本。

(5) 用吸管从每个试管取一滴样品滴加至点样板上对应的点。

(6) 在每个样品滴中加入 1 滴碘溶液。淀粉存在时，溶液显示蓝黑色，称为淀粉测试阳性（+）；淀粉不存在时，溶液不会显示蓝色，称为淀粉测试阴性（－）。

(7) 滴加 3 滴班氏溶液到每个试管剩余的混合物中。将试管放入沸腾烧杯中约 4～5 min。麦芽糖存在时，沉淀物由绿色至橙色，称为糖测试阳性（+），没有颜色变化为糖测试阴性（－）。

【实验项目】

观察唾液淀粉酶对淀粉的水解作用（表 8-4）。

表 8-4 唾液淀粉酶消化淀粉的作用

试管编号	试剂	孵育 37 ℃	孵育 0 ℃	碘溶液颜色变化	实验结果	班氏溶液颜色变化	实验结果
1	淀粉酶＋水						
2	淀粉＋水						
3	麦芽糖＋水						
4	煮沸淀粉酶 4 min 后加入淀粉，再煮沸						
5	淀粉酶＋淀粉						

【注意事项】

(1) 各组试管要编号，不要弄混。

(2) 采用专门滴管吸取试剂，防止交互污染。

(3) 各试管反应的温度要一致。

【思考题】

(1) 参与碳水化合物代谢的酶类有哪些？

(2) 酶的活性受哪些因素的影响？

（厦门大学医学院 毛宇彬）

实验 78 基础代谢的测定

【病例与思政】

1. 病例导入

男患者，50 岁。因身体消瘦、心慌、情绪易激动、双侧甲状腺肿大就诊。查体：体温

36.8 ℃，心率 120 次/min，血压 132/85 mmHg，甲状腺Ⅲ度肿大，无结节。血清学检测 T_3 和 T_4 值明显升高，基础代谢率是正常值的 150%。医生初步诊断结果：甲状腺功能亢进。

思考题：(1) 什么是基础代谢?

(2) 基础代谢率在甲状腺功能亢进诊断中的作用?

2. 思政素材

我国推行全民食盐加碘的国策，极大解决了内陆地区人民摄碘过少引发的甲状腺疾病问题。由此可见理论联系实践，运用医学理论知识，解决临床或生活中的问题尤为重要。

【实验目的】

1. 掌握

基础代谢、基础代谢率的概念。

2. 了解

利用间接测热法测量基础代谢率的方法。

【实验原理】

基础代谢（basal metabolism）是指处于基础状态下的能量代谢。所谓基础状态是指人处于清醒而安静且不受肌肉活动、环境温度、食物及精神紧张等因素影响时的状态。这时人体各种生理活动和代谢都比较稳定，代谢率比一般安静时的代谢率低 8%～10%，能量消耗仅限于维持体温、心跳、呼吸、肠蠕动以及其他基本生命活动的需要。

基础代谢率（basal metabolic rate，BMR）是指单位时间内的基础代谢，通常以每小时每平方米体表面积的产热量作为衡量指标，即 kJ/（m^2·h）。基础代谢测试条件：清晨空腹，距离前一次进食 12～14 h，以排除食物的特殊动力效应影响；测试前不应做剧烈的活动，必须静卧 0.5 h 以上，保持清醒安静、肌肉放松，以避免肌肉活动的影响；排除紧张、焦虑和恐惧心理，以避免精神紧张等因素的影响；保持室温在 20～25 ℃，以排除环境温度的影响，受试者体温也要正常；测定 BMR 的前一晚必须保证足够的睡眠。临床上，评价基础代谢水平时，通常将实测值和正常平均值进行比较，采用相对值来表示，即

$$\text{基础代谢率(相对值)}=\frac{\text{实测值}-\text{正常平均值}}{\text{正常平均值}}\times 100\%$$

一般认为相对值在±15%之间是正常范围。超过 20%可能有病理性变化。临床上发现很多疾病，特别是甲状腺功能障碍时，BMR 可发生明显变化。

【实验对象】

健康成人志愿者。

【实验药品与器材】

HPS-101 系统，代谢仪，代谢仪面罩，代谢流量传感器。

【实验步骤】

1. 连接代谢仪至信号采集系统

将代谢仪接入 HPS-101 的 CH 1 通道，此时仪器处于预热状态，当“运行”指示灯由红色变为绿色时（约 4～5 min），表明设备预热结束可正常使用。

2. 连接代谢流量传感器

将代谢流量传感器和气体软管分别插入代谢仪对应接口。

3. 连接代谢仪面罩

将呼吸面罩与代谢传感器连接并顺时针旋转卡紧即可，连接时注意面罩的方向。

4. 校准

在代谢仪主机上短按“M”键，当听到“嘀”声，且“设置”指示灯点亮时，设备开始自动校准，待“设置”指示灯熄灭，表明设备校准成功。

5. 受试者平躺休息

实验前受试者平躺于检查床上，并保持安静休息 30 min 左右。

6. 佩戴呼吸面罩

受试者手持代谢仪呼吸面罩并紧扣于自己口鼻上，调整呼吸面罩位置使其四周不漏气，并通过绑带保定于受试者面部。

7. 适应呼吸面罩

受试者佩戴好呼吸面罩后，应适应性呼吸一段时间，避免受试者由于戴上呼吸面罩后不适应而影响实验结果。

8. 启动 HPS-101 软件

在“主界面”中选择“代谢系统实验”→“基础代谢”→“实验项目”。

【实验项目】

1. 基础代谢

（1）设置数据分析时间：在测试开始前，将数据分析时间设置为 1 min，并单击“确定”。

（2）基础代谢波形记录：受试者保持平静呼吸，在波形旁添加“基础代谢”标签，记录 3 min 数据。

（3）实验完成后，单击“暂停”，暂停实验。数据记录参见表 8-5。

（4）求均值：选取数据鼠标右键求平均值，软件自动计算结果。

表 8-5 基础代谢数据记录表

序号	呼气量 /(L/min)	呼出气体中 O_2 含量 /%	呼出气体中 CO_2 含量 /%	CO_2 产生量 /(L/min)	O_2 消耗量	呼吸商 RQ	实测 BMR 值 /(kCal/d)	理论 BMR 值 /(kCal/d)	评价
1									
2									
3									
均值									

【注意事项】

（1）实验开始前，首先检查受试者面罩，切不可漏气。

（2）实验前，仪器设备的准备工作必须要做好，以避免误差。

(3) 测试时受试者需要处于基础状态。

【思考题】

(1) 测量基础代谢率需要控制哪些条件?

(2) 间接测定基础代谢率的原理是什么?

(厦门大学医学院 毛宇彬)

第九章

泌尿系统

第一节 动物机能学实验

实验 79 尿生成的影响因素和药物的利尿作用

【病例与思政】

1. 病例导入

男患者，63 岁。乏力半年，多饮多尿 2 个月。近 6 个月来无明显诱因出现全身疲乏，体力下降，休息后无明显缓解，饮食较前增加，有易饥饿感和口渴感，但体重下降 6 kg。实验室检查结果：空腹血糖 9.0 mmol/L，餐后 2 h 血糖 15.3 mmol/L，糖化血红蛋白（Hb A1C）9.5%。尿常规显示：相对密度 1.018，葡萄糖（＋＋＋），酮体（＋），蛋白质（－）。临床诊断：糖尿病。

思考题：（1）糖尿病的病因和临床表现是什么？

（2）糖尿病可能引发尿液中哪些代谢紊乱？

（3）影响尿液生成的因素包括哪些？

2. 思政素材

糖尿病是当今威胁人类健康和生命的重大疾病，中、外科学家对糖尿病的了解和诊治经历了漫长的过程。人类有文字记载的糖尿病历史至少有 3500 年；17 世纪英格兰人托马斯·威利斯和医生约翰发表论文，正式将其命名为糖尿病；1921 年加拿大人班廷发现调节血糖的激素——胰岛素。中医把糖尿病称为消渴症，并记载了许多消渴症案例和 81 种消渴名方。1965 年，我国科学家在世界上首次成功合成人工结晶牛胰岛素。通过对糖尿病发展史的了解，树立医学生征服疾病的决心和信心。

【实验目的】

1. 掌握

哺乳动物输尿管插管技术；尿量的记录和测量方法。

2. 了解

神经、体液因素及药物等对尿生成的影响，分析其影响机制及其与血压的关系。

【实验原理】

肾是机体主要的排泄器官，通过尿的生成和排出，清除机体不需要的、有害的、多余的代谢终产物或进入机体的异物，调节机体水、盐和酸碱平衡及动脉血压等，从而维持机体内环境的稳态。因此尿生成状况可反映肾乃至整个机体功能状态。尿生成过程包括：肾小球滤过，肾小管的重吸收和分泌，集合管的重吸收和分泌。尿生成也受到肾内自身调节和神经-体液因素的调节。当机体血压为 70～180 mmHg 时，由于肾血流量的自身调节作用，肾小球毛细血管血压维持相对稳定；当血压小于 70 mmHg 或大于 180 mmHg 时，超过了肾血流量自身调节的范围。肾小球毛细血管血压随机体血压的变化而变化，肾小球滤过率也发生相应的变化。肾交感神经支配肾血管，还支配肾小管上皮细胞和球旁细胞。肾交感神经兴奋释放的去甲肾上腺素可以通过下列途径影响尿生成：影响有效滤过压，直接影响肾小球滤过；作用于肾素-血管紧张素-醛固酮系统而影响肾小管对水、钠的重吸收；与 α_1 受体结合，直接刺激近端小管和髓袢对水、钠的重吸收。体液因素方面，血液溶质浓度、渗透压、循环血量、激素水平均可以通过不同机制影响尿液的生成。例如渗透压对尿生成的影响，可以直接影响肾小球滤过、肾小管重吸收，也可以通过渗透压感受器调节抗利尿激素的分泌而影响集合管的重吸收。某些利尿药（如呋塞米）则抑制髓袢升支粗段的 Na^+-K^+-2 Cl^- 同向转运体，抑制 NaCl 的重吸收、降低肾髓质的高渗梯度、抑制尿液浓缩，使尿量明显增加。

【实验对象】

家兔，体重 2.5～3.0 kg，雌雄不限。

【实验药品与器材】

1. 实验药品

医用生理盐水，20%乌拉坦溶液，20%葡萄糖溶液，垂体后叶素注射液，1%呋塞米（速尿）注射液，0.01%去甲肾上腺素注射液，0.6%酚红，10%NaOH 溶液，医用液体石蜡。

2. 实验器材

BL-420I 系统，恒温兔手术台，哺乳动物手术器械，压力换能器，保护电极，气管插管，动脉插管，动脉夹，三通开关，膀胱（或输尿管）插管，记滴器，玻璃分针，注射器，丝线，纱布，棉球，静脉输液器一套，恒温水浴锅。

【实验步骤】

1. 称重、麻醉和保定

取家兔 1 只，称重后经耳缘静脉注射 20%乌拉坦溶液（5 mL/kg），麻醉成功后将其仰卧位保定于兔手术台上。

2. 手术

分离颈总动脉并插管，插管与压力换能器相连，记录动脉血压；分离颈外静脉并插管，建立静脉输液通道。以 5～10 滴/min 缓慢输入医用生理盐水。分离迷走神经备用。

3. 膀胱、输尿管或尿道插管

（1）膀胱插管：从耻骨联合向上沿中线做一长 5～6 cm 的切口，沿腹白线打开腹腔，小心将膀胱轻拉到腹壁外（切口以能够将膀胱牵引出体外为度，勿使肠管外露，以免血压骤降），辨认清楚膀胱和输尿管的解剖位置。结扎外尿道后，用止血钳提起膀胱前壁（靠近顶端部分），行荷包缝合，选择血管较少处，做一纵行小口，插入膀胱插管，并结扎固定膀胱与膀胱插管，将插管的另一端接到记滴器上。

（2）输尿管插管：仔细辨认并分离双侧输尿管，在近膀胱侧用丝线结扎输尿管，靠近结扎处，在管壁向肾侧剪一小切口。插入输尿管插管并结扎固定，将两个输尿管插管的另一端接到记滴器上。

（3）尿道插管：暴露家兔尿道外口，将细导尿管涂医用液体石蜡，由尿道外口向膀胱插入，插入深度为 7～10 cm，转动调整导尿管方向和深度，直至尿液流出。

4. 仪器连接

选择实验项目中影响尿生成因素实验，启动 BL-420I 系统。把记滴器的输入线接入 BL-420I 系统的记滴输入接口，选择一个通道记录尿滴。压力换能器一端接入 BL-420I 系统的通道 2，选择压力信号。观察记录尿滴和血压信号。

5. 开启恒温水浴锅

将医用生理盐水预热至 38 ℃备用。

【实验项目】

（1）记录正常的动脉血压曲线和尿量（滴/min，每个实验项目都要记录）。

（2）颈外静脉快速注射 37～38 ℃的医用生理盐水 20～25 mL，观察记录尿量和血压的变化。取尿液 2 滴，用尿糖试纸做尿糖定性测试。

（3）尿量恢复平稳后［实验项目（4）～（8）都要等尿量恢复平稳后才能做］，用中等强度（3～5 V）和频率（30 Hz 左右）的电刺激（串刺激或连续单刺激），刺激右侧迷走神经 5～10 s，观察记录尿量和血压的变化。

（4）静脉注射 20％葡萄糖 5～10 mL，观察记录尿量和血压的变化。当尿量显著变化时，取尿液做尿糖定性测试，观察有无尿糖。

（5）静脉注射 0.01％去甲肾上腺素溶液 0.3 mL/kg，观察记录尿量和血压的变化。

（6）静脉注射 0.5 mL/kg 呋塞米溶液，观察记录尿量和血压的变化。

（7）静脉注射 0.6％酚红 0.5 mL/kg，并开始计时，用盛有 10％NaOH 溶液的培养皿收集尿液。计算从注射酚红后至尿中刚出现酚红所需的时间（酚红在碱性液中呈红色，可在培养皿下垫一白纸以便观察）。如果输尿管或膀胱插管过长，要考虑尿液流过插管的时间。

（8）静脉注射垂体后叶素 2～3 U，观察记录尿量和血压的变化。

（9）打开三通，从颈总动脉放血入储血瓶中，使动脉血压下降至 50～60 mmHg，观察尿量变化。再将储血瓶内血液从颈外静脉快速回输动物体内，观察记录血压和尿量的变化。

（10）实验结束后，麻醉安乐死家兔。

【注意事项】

（1）经颈外静脉给药时，注意保持输液通畅。

（2）前一干预因素作用基本消失后才能进行下一个实验项目（注射呋塞米后需每隔 5 min 记录 1 次尿量，至少 3 次），分析时要注意血压与尿量的关系。

（3）实验各项顺序安排，是在前一项尿量增多的基础上再进行尿生成减少的项目，在前一项尿量减少的基础上再进行促进尿量增加的项目。如果插管后无尿，可先进行葡萄糖实验。

(4) 刺激迷走神经时，注意刺激不宜过强，避免血压急剧下降、心脏停搏，以免出现意外，血压可参考维持在 40～50 mmHg 5 min 左右。

(5) 手术操作需轻柔，预防大出血，避免过度损伤引起反射性闭尿。

【思考题】

(1) 本实验中哪些干预因素是通过影响肾小球滤过率而改变尿量的？其各自的作用机制是什么？

(2) 静脉注射 20%葡萄糖 5 mL 为什么会出现尿糖？

(3) 静脉注射的酚红是如何出现在尿液中？可能与尿生成过程中的哪些环节有关？

(厦门大学医学院　毛宇彬)

实验 80　肾泌尿功能调节与急性缺血性肾损伤

【病例与思政】

1. 病例导入

男患者，18 岁。3 天前出现腰痛，持续性，呈胀痛，活动后加重。伴上腹部不适，恶心呕吐，胃纳差，无进食。2 天前出现无尿，遂至医院就诊。入院查体：体温 36.5 ℃，心率 68 次/min，呼吸频率 18 次/min，血压 138/90 mmHg，神志清，精神可，颜面部和四肢无凹陷性水肿，双肾区叩击痛弱阳性，输尿管点无压痛。辅助检查：血肌酐 487.0 μmol/L（正常范围：50～110 μmol/L），尿素氮 15.70 mmol/L（正常范围：3.2～7.1 mmol/L）。双肾 B 超：双肾皮质回声增强。临床诊断：急性肾功能不全。

思考题：(1) 该患者出现急性肾功能不全的原因？

(2) 该患者出现急性肾功能不全的机制是什么？

2. 思政素材

急性肾损伤（acute kidney injury，AKI）是近年国际肾脏病领域研究的焦点，是影响全球的公共健康问题。我国侯凡凡院士团队发现部分 AKI 患者的肾脏和中枢可以通过交感神经传入和传出神经相互作用，从而活化肾脏-中枢器官肾素-血管紧张素系统轴，这种病理性正反馈环通过促进氧化还原反应，引起肾脏损伤。这项研究首次阐明 AKI 时中枢和外周器官之间相互作用的机制，并为中枢-外周器官相互作用在 AKI 发生发展中的作用提供新的理论，为进一步防治 AKI 提供了新靶标。

【实验目的】

1. 掌握

急性肾缺血动物模型的建立及急性缺血性肾损伤的发生机制。

2. 了解

多种因素对尿生成的影响。

【实验原理】

肾脏通过肾小球滤过和肾小管及集合管的重吸收和分泌过程保持机体内环境稳定。当肾血流量减少、肾小球滤过率下降或肾小管分泌重吸收功能发生障碍时，肾的泌尿功能受到影响，从而导致肾功能不全。动脉血压与血容量的变化、肾自身调节与一些神经、体液因素的变化，均影响肾尿液生成。有效循环血容量下降可导致功能性的肾小球灌注压下降，肾脏缺血导致的血肌酐急剧升高，主要原因包括低血容量、大量的失血、恶心呕吐、腹泻，丢失了大量的体液，导致肾脏灌注不足，从而导致肾前性损伤。

本实验通过观察不同处理因素对尿生成的影响，分析其机制。采用肾动脉钳闭 1 h 的方法引起急性缺血性肾损伤，松开动脉夹恢复灌注 1 h，观察血压、尿量、心电的变化，同时检测血液中尿素氮、肌酐等生化指标，分析急性肾损伤的发生机制和缺血/再灌注过程对肾功能的影响及其机制。

【实验对象】

家兔，体重 2.0～2.5 kg，雌雄不限。

【实验药品与器材】

1. 实验药品

医用生理盐水，20％乌拉坦溶液，肝素，20％葡萄糖注射液，班氏试剂，0.01％去甲肾上腺素注射液，垂体后叶素注射液，1％呋塞米注射液，任氏液，血尿素氮和肌酐检测试剂盒，尿十项试纸（尿成分分析仪用）。

2. 实验器材

婴儿秤，哺乳动物手术台，BL-420I 系统，血气分析仪，大生化分析仪，尿成分分析仪，哺乳动物手术器械一套，动脉夹，气管插管，动、静脉插管，输尿管插管，记滴器，三通管，恒温水浴锅，注射器，手术线，纱布，输液装置等。

【实验步骤】

1. 麻醉与保定

家兔称重后，耳缘静脉注射 20％乌拉坦溶液 5 mL/kg 麻醉后，将其仰卧位保定于兔手术台上，剪去颈部和腹部等手术部位被毛。

2. 颈部手术

分离气管并插管；分离颈总动脉并插管，插管与压力换能器相连，记录动脉血压；分离颈外静脉并插管，与输液装置连接。

3. 腹部手术

在膀胱底部，找出两侧输尿管，进行输尿管插管，用于收集尿液，连接 BL-420I 系统，记录每分钟尿滴数。

4. 肾动脉分离

用湿纱布衬垫于腹壁，轻轻将腹腔内容物推向右侧，经后腹膜暴露左肾和左肾蒂等组织，分离左肾动脉，用同样方法分离右肾动脉。

5. 心电的描记

按要求分别将白、红、黑色心电电极放置于家兔的右前肢、左后肢、右后肢皮下，描记心电波形。

手术完成后，湿纱布覆盖手术切口，让动物安静 10 min，并慢速补充医用生理盐水

(10 滴/min)。调整各记录装置，描记动脉血压，并记录尿量，作为正常对照。

【实验项目】

1. 影响尿生成的因素

静脉注射的药品剂量及给药方式如下：

(1) 颈外静脉注射 20 mL 医用生理盐水。

(2) 颈外静脉注射 20%葡萄糖注射液 5 mL。

(3) 耳缘静脉注射 0.01%去甲肾上腺素 0.5 mL。

(4) 耳缘静脉注射 1%呋塞米注射液 1 mL。

(5) 耳缘静脉注射 2 U/mL 垂体后叶素注射液。

给药后观察血压和尿量的变化，用尿液分析仪测定尿十项（白细胞、尿胆原、微量白蛋白、蛋白质、胆红素、葡萄糖、抗坏血酸、尿相对密度、尿酮体、亚硝酸盐）。

静脉注射 20%葡萄糖后进行尿糖定性实验：试管内加 1 mL 班氏试剂，加入数滴尿标本，在酒精灯上加热煮沸。冷却后观察溶液和沉淀物的颜色改变。

2. 急性缺血性肾损伤肾功能检测

(1) 测量血压、心电，记录每分钟尿滴数，颈总动脉取血，分离血清备用，测定血中尿素氮、肌酐含量，同时记录血气分析结果。

(2) 用动脉夹夹闭左、右肾动脉，当肾颜色变为灰白色时，提示已阻断肾的血液供应。腹腔内放置任氏液（10 mL/kg），关闭腹腔。60 min 后，将左、右肾动脉夹取出，确认肾血流恢复后，关腹。记录关腹后 60 min 的血压、心电、每分钟尿滴数。从颈总动脉取血样，标本待测。

3. 血尿样本检测

(1) 大生化仪检测血、尿中的尿素氮（blood urea nitrogen，BUN）、肌酐水平。

(2) 血气分析仪检测动脉血 pH 及电解质的变化。

(3) 尿液分析仪测定尿十项。

【注意事项】

(1) 输尿管插管要轻柔、快速，避免操作性尿闭，切不可插入到输尿管的壁层。

(2) 医用生理盐水和葡萄糖一定要加温到 38 ℃，否则由于医用生理盐水过凉而造成血管收缩，影响尿量；此外，葡萄糖溶液过凉时黏滞性高不易注射。

(3) 在实验项目 1 中，应该依次给药，当前一项药物作用基本消失，血压、尿量基本恢复后，再进行下一项。

(4) 任氏液 500 mL 液体内含氯化钠 0.82～0.9%、氯化钾 0.025～0.035%、氯化钙 0.03～0.036%，其渗透压与血浆渗透压相等。

【思考题】

(1) 试分析不同实验因素导致尿量变化的机制。

(2) 试分析肾缺血导致血压、尿量变化的机制。

(3) 恢复血流灌注后肾功能如何变化？为什么？

（厦门医学院 田 华）

实验 81 急性肾衰竭模型的制备及治疗

【病例与思政】

1. 病例导入

男患者，28 岁。健身房连续骑了 2 h 的单车，当晚感觉大腿肌肉酸痛，第二天疼痛越来越明显，到第三天突然出现酱油色尿而紧急就医。查肌酸磷酸激酶（creatine kinase，CK）：15000 U/L（正常范围：50～310 U/L），肌酸激酶同工酶杂化型（creatine kinase isoenzyme MB，CKMB）：4000 U/L（正常范围：0～25 U/L），尿素氮（BUN）：30 mmol/L（正常范围：3.2～7.1 mmol/L），血肌酐（Cr）：440 μmol/L（正常范围：50～110 μmol/L），考虑：横纹肌溶解症，肾衰竭。

思考题：（1）该患者出现肾衰竭的原因及发生机制是什么？

（2）针对该患者日常活动，应给予哪些建议？

2. 思政素材

世界肾脏病日（World Kidney Day，WKD）是国际肾脏病学会和国际肾脏基金会联合会的一项联合倡议，定于每年的 3 月 10 日，旨在提高人们对肾脏整体健康的认知，减少肾脏疾病及其相关健康问题的发生频率和影响。运动性横纹肌溶解症多以青壮年为高发人群，尤其是平常缺乏体育锻炼，身体素质较弱的人，或在身体不适的情况下进行高强度剧烈运动者。过度运动会影响肾脏的健康容易诱发肾衰竭，因此要针对自身情况适量运动，注意劳逸结合。

【实验目的】

1. 掌握

急性肾衰竭模型的建立方法。

2. 了解

通过血尿相关指标改变分析急性肾衰竭的发生机制。

【实验原理】

目前，急性肾衰竭研究使用的实验动物模型种类很多，从机制上可分为缺血性和中毒性急性肾衰竭模型。甘油作为高渗性物质，肌内注射后，可致局部肌肉变性坏死及血管内溶血，释放肌红蛋白和血红蛋白，二者经肾小球滤过而形成肾小管色素管型，从而堵塞并损害肾小管，造成急性肾小管坏死，此外，肌红蛋白和血红蛋白还可引起肾血管痉挛而致肾缺血。甘油诱导的急性肾衰竭模型，兼有内源性毒性物质及肾缺血对肾损伤的双重作用。

本实验利用肌内注射 50%甘油建立急性肾衰竭动物模型，观察尿量、尿成分及血液中尿素氮、肌酐等生化指标的变化，并给予呋塞米辅助治疗，分析急性肾衰竭的发生机制及呋塞米的治疗作用及机制。

【实验对象】

家兔，体重 2.5～3.0 kg，雌雄不限。

【实验药品与器材】

1. 实验药品

50%甘油，医用生理盐水，20%乌拉坦溶液，1%肝素，1%呋塞米注射液，0.6%酚红，75%乙醇，20%葡萄糖溶液，10%NaOH溶液，0.7%焦锑酸钾，钠标准液，蒸馏水，无水乙醇，酚红标准比色系列，尿十项试纸（尿成分分析仪用），血尿素氮，肌酐检测试剂盒。

2. 实验器材

BL-420I系统，尿成分分析仪，分光光度计，全自动生化仪，离心机，婴儿秤，哺乳动物手术器械一套，兔手术台，手术线，输尿管插管，计滴器，动脉夹，头皮针，纱布，棉球，试管架，离心管，微量移液器及枪头，量杯，烧杯，注射器等。

【实验步骤】

1. 构建动物模型

抓取健康状态良好的家兔，称重，模型组家兔两后肢腿部肌内注射50%甘油（10 mL/kg），正常组家兔两后肢腿部加压注射等量医用生理盐水，正常饲养，24 h后用于后续实验。

2. 心脏采血

将家兔仰卧在实验台上，剪去心前区被毛，用碘酒、75%乙醇消毒皮肤。用左手触摸胸骨左缘第3～4肋间隙，选择心脏跳动最明显处作穿刺点，右手持注射器，将针头插入胸腔，通过针头感到心脏跳动时，再将针头刺进心脏，取血3～5 mL置于一干燥试管中，放置10 min，平衡后以3000 r/min转速离心15 min，用微量移液器小心吸取血清置于另一干燥试管中，用于检测血钠浓度。

3. 颈部手术

家兔称重，耳缘静脉注射20%乌拉坦溶液（5 mL/kg），麻醉后将其保定于兔手术台上。分离一侧颈外静脉并插管，与输液装置连接。

4. 腹部手术

在耻骨联合上方1.5 cm处做一切口，长约4 cm，暴露膀胱，用注射器收集2 mL尿液于试管中，用于测尿蛋白、尿钠浓度。在膀胱底部，找出两侧输尿管，进行输尿管插管，用于收集尿液。

手术完成后，湿纱布覆盖手术切口，让动物安静10 min，并慢速补充医用生理盐水（10滴/min）。调整各记录装置，并记录5 min尿量，作为对照。

【实验项目】

1. 呋塞米对尿量及尿钠的影响

两组家兔颈外静脉注射1%呋塞米注射液1 mL/kg，观察并记录5 min尿量，从中取出0.1 mL尿样放在干燥试管中，以备尿钠浓度检测。

2. 测定酚红排泄率

两组家兔分别耳缘静脉注射1 mL/kg 0.6%酚红溶液（6 mg/kg），同时从颈外静脉插管处注射20%葡萄糖溶液30 mL，收集注射酚红后30 min内的所有尿液。将收集到的尿液倒入 500 mL 量杯内，加入 10%NaOH 溶液 10 mL，用蒸馏水补充至 500 mL 刻度，混匀后取适当量放入与比色系列口径相同的试管中，与标准比色系列比较，得出 30 min 内肾脏酚红排泄率。

3. 肾形态学观察

麻醉安乐死家兔，取出两侧肾脏并称重，计算肾体比（两肾重量/家兔体重），观察并比较两只家兔肾的大体形态、颜色、光泽、条纹等。纵向剖开肾脏，深达肾盂，注意肾包膜情况、切面的色泽、皮质与髓质分界是否清楚等。

4. 血尿样本检测

（1）用全自动生化仪检测血尿素氮、肌酐：实验操作过程按照血尿素氮、肌酐检测试剂盒说明书进行。

（2）血钠、尿钠测定：将上述两个尿样各 0.1 mL 分别加入无水乙醇 1.9 mL，用力振荡后放置 10 min，以 3000 r/min 转速离心 5 min，取上清液，按表 9-1 操作。

混匀后立即用分光光度计在 520 nm 波长比色，以空白管调零，读 OD 值。

计算血钠浓度：$\frac{OD_{测}}{OD_{标}}\times 14=$____mmol/L

计算尿钠浓度：$\frac{OD_{测}}{OD_{标}}\times 14\times 20=$____mmol/L

（3）尿液分析仪测定“尿十项”：取适量尿液用于尿液分析仪测定“尿十项”（白细胞、尿胆原、微量白蛋白、蛋白质、葡萄糖、抗坏血酸、尿相对密度、尿酮体、亚硝酸盐、胆红素）。

表 9-1 比色法测血钠和尿钠浓度 mL

试剂	空白管	标准管	血清管	离心后尿液	
				初始尿液	给予呋塞米后尿液
上清液	—	—	0.2	0.2	0.2
钠标准应用液	—	0.2	—	—	—
蒸馏水	0.2	—	—	—	—
0.7%焦锑酸钾	5.0	5.0	5.0	5.0	5.0

【注意事项】

（1）颈外静脉插管时套管内应充满肝素；输尿管插管时套管内应充满蒸馏水。

（2）医用生理盐水、葡萄糖使用前需要 38 ℃水浴，否则由于医用生理盐水过凉而造成血管收缩，影响尿量；葡萄糖溶液过凉，黏滞性高不易注射。

（3）给速尿及酚红后，必须倒掉之前收集的尿液后才能重新收集尿液，然后从中取尿样；用酚红时应先将其混匀，然后缓慢注射，给予 30 mL 葡萄糖应持续在 10 min 以上。

（4）钠浓度检测中使用的标准液需要临用前配制，加无水乙醇后要用力振荡。

【思考题】

（1）试述急性肾衰竭模型复制成功的判断标准。

（2）分析甘油导致急性肾衰竭的机制。

（3）分析呋塞米治疗急性肾衰竭的作用及机制。

（厦门医学院 田 华）

实验 82 水肿动物模型的构建及处理

【病例与思政】

1. 病例导入

女患者，70 岁。高血压病史 20 年，糖尿病史 17 年，左心衰竭 2 年。近半年出现间断性全身水肿，双下肢明显。10 天来，全身水肿加重，伴有腹胀，全身乏力，喘息，气短，来院就医。医院检查发现，血压 191/96 mmHg；双肾缩小，肾皮质变薄；血红蛋白 81 g/L，尿蛋白（++），尿蛋白定量 1.6 g/d，血钾正常，血肌酐 834 μmol/L；用肾功能显像检查肾小球滤过率：左肾小球滤过率 3.88 mL/min，右肾小球滤过率 5.36 mL/min，总肾小球滤过率 9.23 mL/min（<15 mL/min 称尿毒症）。诊断：慢性肾脏病 5 期（尿毒症期）、3 级高血压、糖尿病、慢性心力衰竭等。

思考题：（1）分析患者出现全身水肿的可能原因。

（2）针对该患者的治疗方案是什么？

2. 思政素材

尿毒症是危及人类健康的重大疾病之一，给家庭和社会带来了沉重的经济负担。中国科学院院士侯凡凡团队通过十年的临床研究打破了“肾素-血管紧张素系统阻断剂”不能用在中、晚期肾脏病患者身上的定律，将尿毒症患者进入透析的时间平均延长了 3.5 年。“肾素-血管紧张素系统阻断剂”疗法已是目前用于慢性肾病，避免或延缓尿毒症，研究证据最多、最充分的权威治疗方法，是由中国医生创建的治疗策略，同时也被欧美认定为尿毒症的标准疗法，让全球尿毒症患者受益。

【实验目的】

1. 掌握

体循环静脉压增高致水肿动物模型的构建及其机制。

2. 了解

利尿药的作用机制、作用强度及临床应用。

【实验原理】

水肿（edema）是指过多体液在组织间隙或体腔中积聚的病理过程。体腔中体液积聚称为积水，如胸腔积水、腹腔积水等。水肿的发病机制包括血管内外液体交换失衡及体内外液体交换失衡。血管内外液体交换失衡的发生机制主要包括毛细血管流体静压增高、血浆胶体渗透压降低、毛细血管壁通透性增高以及淋巴回流受阻。体内外液体交换失衡（钠水潴留）是全身性水肿的重要发病机制，其基本发病环节是肾小球滤过率降低和（或）肾小管重吸收钠、水增多。

本实验通过夹闭家兔下腔静脉，阻断静脉回流使体循环静脉压增高，并辅以大量快速输入医用生理盐水使血浆胶体渗透压下降，造成腹腔积液（腹水）模型，此后给予利尿药干预，观察治疗效果。

【实验对象】

家兔，体重 2.5～3.0 kg，雌雄不限。

【实验药品与器材】

1. 实验药品

20％乌拉坦溶液，医用生理盐水，1％呋塞米注射液。

2. 实验器材

BL-420I 系统，婴儿秤，呼吸机，兔手术台，哺乳动物手术器械，动脉夹，气管插管，静脉插管，静脉输液装置，计滴器，输尿管插管，听诊器，头皮针，注射器，纱布，棉球，缝合线，胶布，试管架，离心管，微量移液器及枪头，量杯，烧杯，注射器等。

【实验步骤】

1. 术前准备

取家兔 1 只，称重后由耳缘静脉注射 20％乌拉坦溶液（5 mL/kg）。待动物麻醉后，将其仰卧位保定在兔手术台上。

2. 气管分离及插管

分离气管并插管，连接呼吸机。打开呼吸机电源，设置呼吸机参数：①呼气∶吸气＝2∶1；②呼吸频率约为 25 次/min；③潮气量：10 mL/kg。若呼吸机无潮气量显示，调节潮气量旋钮幅度，以动物胸腹部有轻度起伏即可。连接呼吸机，将呼吸机上的两个长橡皮管分别与气管插管相连后，按“Start”键启动呼吸机工作。

3. 分离颈外静脉、插管、输液

分离颈外静脉并插管，与静脉输液装置连接。缓慢输入医用生理盐水（5～10 滴/min），以保持静脉通畅。

4. 腹部手术

下腹部正中剪去被毛，在耻骨联合上方 1.5 cm 处做一切口，长约 4 cm，暴露膀胱，在膀胱底部，找出两侧输尿管，进行输尿管插管，用于收集尿液。

5. 胸腔手术

剪去右侧胸壁被毛，沿胸骨右缘做一长度为 6～7 cm 的纵向切口，钝性分离骨骼肌，暴露第 7、8、9 肋骨。用一把大止血钳紧靠胸骨右缘平行的自第 9、10 肋间隙插入，并向上直至第 6、7 肋间隙，并夹闭止血钳。然后再用同法平行夹闭另一把大止血钳。用粗剪从两止血钳间剪断第 7～9 肋骨并剔除附着的肋骨，打开右侧胸腔，找到下腔静脉（寻找下腔静脉需要手术灯光源充分照射手术视野）。用止血钳（止血钳头部必须套塑料管）完全夹闭下腔静脉后，用止血钳关闭胸腔。

【实验项目】

1. 内脏一般观察

快速静脉输入医用生理盐水，调节静脉滴注速度至 120 滴/min 左右，然后记录输液瓶中液面刻度并计时。当输液 60 min 左右时，可见家兔腹部明显膨隆。停止输液，打开腹腔，观察有无腹腔积液（颜色及量），肝、肾（体积、颜色、边缘及表面）等外观有无改变。

2. 利尿药效果的观察

将各实验组家兔分别给予不同处理：第一组在放开下腔静脉夹闭的同时静脉给予 1％呋塞米

溶液 1～1.5 mL/kg；第二组放开下腔静脉夹闭但不给予呋塞米溶液；第三组在不放开下腔静脉夹闭的情况下给予呋塞米溶液，对比观察不同处理组家兔尿量变化及肝、肾等外观变化的差异。

【注意事项】

(1) 开胸前呼吸机一定要与气管相连并开始工作。

(2) 实验过程中要防止呼吸机的橡皮管与气管插管脱落，以免动物死亡。

(3) 家兔静脉滴注医用生理盐水总量有一定的个体差异，一般 300～500 mL。

【思考题】

(1) 讨论腹腔积液的形成机制及临床可能引起腹腔积液的病因。

(2) 该模型家兔使用利尿药的结果如何？为什么？

（厦门医学院　田　华）

第二节　人体机能学实验

实验 83　人体水平衡实验

【病例与思政】

1. 病例导入

男患者，65 岁。因“口干多饮多食一月，加重一周”入院。患者一月前无诱因出现口干、多饮、多尿、多食、易饥，未予重视，近一周上述症状加重，烦渴、多饮，每日饮水量达 3000 mL 左右，伴明显乏力；查空腹葡萄糖 16.48 mmol/L，餐后 2 小时血糖 28.16 mmol/L；尿常规：尿糖（－），酮体（－）；糖化血红蛋白 9.0%。入院查体：T：36.2 ℃，P：79 次/分，R：18 次/分，BP：132/83 mmHg，身高 178 cm，体重 80 kg，BMI：25.2 kg/m^2，神清，精神尚可。临床诊断：2 型糖尿病。

思考题：(1) 该患者出现多饮、多尿、多食、易饥的可能机制是什么？

(2) 为什么要对糖尿病强调“水平衡”的重要性？

2. 思政素材

水对健康至关重要，对 2 型糖尿病患者更是性命攸关。由于糖尿病的病理、生理学特点导致患者更容易出现脱水。高渗高血糖非酮症综合征（hyperosmolar hyperglycemic nonketotic syndrome，HHNS）就是糖尿病患者因重度脱水导致的严重急性并发症，一旦出现也会威胁生命。对于这种严重的疾病并发症积极预防非常关键，需要加强健康检查，改善不良饮食习惯及生活方式，保持身体水分。若一旦出现 HHNS，当务之急是快速充分补液，恢复血容量及电解质平衡，维持血压正常。

【实验目的】

1. 掌握

尿液检查法；高渗葡萄糖溶液与低渗溶液影响尿液分泌的机制。

2. 了解

区分肾脏对水负荷与等渗盐溶液负荷调节的不同。

【实验原理】

根据机体内环境稳态的需要，肾脏通过浓缩或稀释尿液来调节体内的水平衡。改变肾小球滤过率或肾小管重吸收的因素均可影响尿液的生成，如血浆渗透压增加，可减少尿量；升高肾小管内液体的渗透压，可阻碍水的重吸收，引起尿量增多，称之为渗透性利尿。糖尿病患者肾小管液中无法完全重吸收而残留大量的葡萄糖引起肾小管液渗透压急剧升高，导致患者每日尿量可达 4～5 L 之多；若大量饮水，可抑制抗利尿激素（antidiuretic hormone，ADH）的分泌，致使肾远曲小管和集合管对水的重吸收减少，尿量增加。因此，测量尿量及其相对密度可作为肾脏功能评估的简易指标。

【实验对象】

健康成人志愿者。

【实验药品与器材】

1. 实验药品

医用生理盐水，10％高渗葡萄糖溶液，饮用蒸馏水，啤酒。

2. 实验器材

尿液分析仪，一次性纸杯，一次性尿液杯，15 mL 无菌离心管，清洁用的纸巾。

【实验步骤】

（1）实验前准备：在开始实验前 2～3 h 内，少餐、正常饮水，并避免饮用咖啡、茶、可口可乐等含有咖啡因的饮料。

（2）测定净体重：男性为实际体重×80％；女性为实际体重×70％。

（3）各实验对象给予不同因素干预后，采集尿液样本，记录尿量。

【实验项目】

1）实验开始时，记录开始的时间，采集尿液样本，记录尿量。将尿液置于 15 mL 无菌离心管中，取一条试纸，以受试者的尿液浸湿后，放入尿液分析仪中做尿常规检查。

2）实验分组

（1）对照组：实验过程中，不饮用任何溶液，30 min 后收集尿液，记录尿量及做尿常规检查。

（2）实验组：蒸馏水组、医用生理盐水组、10％葡萄糖溶液组、啤酒组。

四个实验组在 5 min 内，依据 15 mL/kg 净体重或每人 600～900 mL 总量，饮用不同的溶液。2 h 内，每隔 30 min 收集尿液一次，并记录尿量、每次排尿的时间及做尿常规检查。

注意：每位受试者只能饮用一种液体，且饮用量相等；每位受试者每次排尿采样的间隔时间要一致且准确记录。

3）数据整理与分析：将对照组 2 个尿液样本和实验组 4 个样本的尿量、尿相对密度结果填入表 9-2 中。

表 9-2 饮用不同溶液对尿液生成的影响

组别	净体重/kg	饮用溶液量/mL	尿量/mL					尿相对密度				
			t/min 0	30	60	90	120	0	30	60	90	120
对照组												

续表

组别	净体重/kg	饮用溶液量/mL	尿量/mL					尿相对密度				
			t/min 0	30	60	90	120	0	30	60	90	120
蒸馏水组												
医用生理盐水组												
10%葡萄糖组												
啤酒组												

以排尿时间（单位：min）为横坐标，以尿量（单位：mL）为纵坐标，作时间-尿量关系图；以排尿时间（单位：min）为横坐标、尿相对密度为纵坐标，作时间-尿相对密度关系图。观察各个组尿量的改变，并探讨各种处理因素对尿液分泌的影响及可能机制。

【注意事项】

（1）尿液浸湿的试纸应在短时间内尽快放入仪器检测，不宜放置时间过长。

（2）不要使尿液过多残留于试纸上，以免污染并腐蚀检测仪器。

（3）及时清理溅出的尿液，操作规范，行为专业，保持仪器和桌面清洁卫生。

【思考题】

（1）肾脏如何参与对水的调节？

（2）尿的渗透浓度与尿相对密度之间的关系如何，它在泌尿系统疾病诊断中的作用如何？

（3）何为尿糖？在正常情况下，机体摄入高浓度的葡萄糖会不会出现尿糖？为什么？

（厦门医学院　田　华）

实验 84　尿成分检测及其影响因素

【病例与思政】

1. 病例导入

女患者，36 岁。大学毕业后自愿成为偏远山区的乡村小学教师，不仅承担了繁重的教学任务，还拿出微薄的收入资助贫困学生。积劳成疾，不幸患有慢性肾衰竭。入院主诉咳嗽 2 个月，食欲不振 3 个月。临床检查结果：肾小球滤过率为 9 mL/min，肌酐≥735 μmol/L，血红蛋白为 78 g/L，尿素氮为 29.8 mmol/L，血钾为 5.9 mmol/L，尿蛋白（+++），尿相对密度为 1.011，尿渗透浓度为 336 mOsm/kg。临床诊断结果：尿毒症。

思考题：（1）尿液成分的改变在肾脏疾病诊断中的作用？

（2）慢性肾衰竭的原因及发病机制是什么？

2. 思政素材

乡村教师是乡村振兴的重要力量。一支粉笔，两袖清风，三尺讲台，四季耕耘，他们用自己的无私奉献点亮乡村的文明之光，滋润乡村教育的沃土，在孩子们的心里播下了爱的种子，给他们带来了希望与梦想、快乐与幸福。守护乡村教师的健康就是关爱乡村教育的未来。

【实验目的】

1. 掌握：尿液成分检测的方法。

2. 了解：影响尿液成分的因素。

【实验原理】

泌尿系统是人体重要的排泄系统，机体的代谢产物和电解质以及某些有毒物质大部分通过尿液排出体外。尿液是血液经肾小球滤过、肾小管和集合管重吸收、排泄和分泌产生的终末代谢产物。尿液的成分及性状反映机体的代谢状况，也受机体各系统功能状态的影响。尿液检验是评估肾脏疾病最常用的不可取代的首选检验方法，包括尿常规分析、尿液中有形成分（红细胞、白细胞、上皮细胞、管型）检测、蛋白成分定量测定、尿酶测定等。尿液检验对临床诊断、疗效和预后判断有着十分重要的价值。

【实验对象】

健康成人志愿者。

【实验药品与器材】

1. 实验药品

尿液。

2. 实验器材

留尿容器，离心管，载玻片，计数板，离心机，显微镜，尿液分析仪，尿成分分析试纸。

【实验步骤】

收集受试者运动前、运动后 30 min、运动后 1.5 h 的中段尿液（20mL）进行检测。

1. 尿液一般性状检查

检测尿量、尿液颜色、尿液透明度及尿液气味。

2. 尿液沉渣显微镜检查（镜检内容包括细胞成分、管型成分及结晶成分）

（1）混匀新鲜尿液，取 10 mL，以 1500 r/min 转速离心 5 min，弃去上清液，沉淀物混匀后取 1～2 滴涂片。

（2）先低倍镜观察约 20 个视野，再高倍镜辨认约 10 个视野，若尿涂片干透不宜观察，重新再涂一张。

（3）记录视野中所见到的各类细胞（红细胞、白细胞、上皮细胞）最低和最高数目。

3. 尿常规检测

（1）取尿液标本 10 mL 并加入试管中。

（2）按尿液分析仪“Start”键，将试剂条浸入尿液约 2 s。

（3）待仪器发出短暂连续蜂鸣时，取出试剂条，在吸水纸上将试剂条多余尿液去尽。

（4）将试剂条放入仪器检测试剂槽中，待仪器自动检测并打印结果。

【实验项目】

1. 尿液颜色检测

正常尿液外观为透明、淡黄色，受食物、药物、尿色素及尿量等影响。

异常外观包括：血尿、血红蛋白尿、肌红蛋白尿、胆红素尿、脓尿、菌尿、乳糜尿、脂肪尿等。

(1) 血尿：镜下血尿指高倍镜（400 倍）视野下大于 3 个红细胞，肉眼血尿指每升尿中出现 1 mL 的血，淡红色、洗肉水样、血样。

(2) 血红蛋白尿、肌红蛋白尿：浓茶色、红葡萄酒色、酱油色。

(3) 胆红素尿：深黄色、棕黄色，震荡后泡沫色黄。

(4) 脓尿、菌尿：白色混浊状、云雾状、加热或加酸不消失。

(5) 乳糜尿：稀牛奶状。

(6) 脂肪尿：含有脂肪小滴。

2. 尿液气味检测

正常人尿液气味为淡氨味，易受饮食影响。膀胱炎或尿潴留患者的新鲜尿液具有腐败味；酮症酸中毒患者的尿液有烂苹果味；有机磷农药中毒者的尿液有蒜臭味；苯丙酮酸尿症者的尿液有鼠臭味或霉味。

3. 尿常规检测

尿液 pH、尿蛋白、尿糖、尿酮体、尿胆红素、尿胆原、尿亚硝酸盐、尿白细胞检测。

【注意事项】

(1) 试纸条与机器必须匹配。

(2) 试剂条浸入尿液为 2 s，时间不能过短或过长。

(3) 试纸条沾到灰尘立即弃掉。

(4) 试纸条除标记处全部浸入尿液。

【思考题】

(1) 尿生成的影响因素是什么？

(2) 简述尿蛋白发生的病理生理机制。

(3) 尿常规检测在泌尿系统疾病诊断中的作用是什么？

（南京医科大学 李雪松）

第十章
内分泌系统

第一节 动物机能学实验

实验 85 血糖的影响因素

【病例与思政】

1. 病例导入

男患者，36 岁。由于长期饮食不规律、饮酒，4 年前突然头疼晕倒，诊断为高血压。近日，发现饮水变多，体重减轻，受伤伤口不愈合来就诊。查体：体温 36.8 ℃，心率 100 次/min，血压 130/80 mmHg，意识清醒，口唇无紫绀，肺部无异常，心界不大，未闻及病理性杂音，腹部无异常体征，病理征阴性，电解质、肾功能、心肌酶谱检查无异常，餐后 2 小时血糖 14.8 mmol/L，空腹血糖≥7 mmol/L 。临床诊断：2 型糖尿病。

思考题：（1）2 型糖尿病的病因有哪些？

（2）糖尿病患者的诊断标准是什么？

2. 思政素材

随着经济的发展和生活质量的提高，很多人偏好高热量食物，缺乏运动。长此以往，将出现肥胖、血糖升高、高血压等病变，导致严重的心脑血管疾病，我们要培养健康的饮食习惯，勤运动，预防和改善糖尿病损伤。

【实验目的】

1. 掌握

葡萄糖氧化酶法测定血糖的原理及操作方法。

2. 了解

胰岛素及肾上腺素对血糖浓度的影响及其作用机制。

【实验原理】

本实验观察家兔注射胰岛素和肾上腺素前后空腹血糖浓度的变化。血糖含量的测定采用葡萄糖氧化酶法。在葡萄糖氧化酶的催化作用下，血浆中的葡萄糖被氧化成葡萄糖酸，并产生 1 分子过氧化氢；过氧化氢被偶联的过氧化物酶催化放出氧气，氧气将试剂中的 4-氨基安替吡啉偶联酚（还原性氧受体）的酚氧化，生成红色的醌类化合物，其颜色深浅与葡萄糖的含量成正比，此溶液与标准葡萄糖溶液进行比色测定，即可求出血糖含量。

葡萄糖氧化酶法测定血糖的特异性较高，能干扰测定结果的物质较少，如样本中所含的少量尿素、肌酐、甘油三酯等均不影响测定结果。人空腹血糖正常范围为 3.9～6.1 mmol/L。糖尿病、颅内高压等可引起血糖升高，胰岛细胞增生或癌瘤可使胰岛素分泌过多，导致低血糖。

【实验对象】

家兔，体重 2.5～3.0 kg，雌雄不限。

【实验药品与器材】

1. 实验药品

3.8%柠檬酸钠溶液，肾上腺素注射液，胰岛素，蛋白沉淀剂，标准葡萄糖原液（1 mg/mL），标准葡萄糖应用液（0.05 mg/mL），酶酚混合试剂，75%乙醇。

2. 实验器材

台秤，离心机，恒温水浴箱，分光光度计，吸量管，比色杯，大试管，可调式移液器及吸头，一次性注射器及针头，2 mL EP 管。

【实验步骤】

(1) 取正常家兔两只，实验前预先饥饿 16 h，称重。

(2) 耳缘静脉取血：去毛，用 75%乙醇擦耳缘静脉，使血管充血。采用一次性注射器耳缘静脉取血 2 mL，分别置于含抗凝剂的一次性试管中（每 mL 全血约加 0.15 mL 3.8% 柠檬酸钠溶液），边收集边混匀，以防凝固。用干棉球压迫血管止血。一次性试管标明胰（胰岛素）前、肾（肾上腺素）前。

(3) 注药：取血后，于家兔腹部皮下注射药物。其中一只注射胰岛素，剂量为 1.5 U/kg；另一只注射肾上腺素，剂量为 0.4 mg/kg，30 min 后再取血，置于标有胰（胰岛素）后、肾（肾上腺素）后标记的一次性试管中，混匀备用。

(4) 血滤液制备：取 4 支 2.0 mL EP 管，分别标明胰前、肾前、胰（胰岛素）后、肾（肾上腺素）后。每支离心管中，加入蛋白沉淀剂 1.9 mL，分别加入全血 0.1 mL。充分混匀，室温静置 5 min。以 10000 r/min 转速离心 2 min。将上清液（血滤液）分别转移至 1.5 mL EP 管中备用，同样标明胰前、肾前、胰后、肾后。

(5) 血糖测定：取大试管 6 支，按表 10-1 操作。

表 10-1 血糖测定实验 mL

组别	空白	标准	胰前	胰后	肾前	肾后
上清液(血滤液)	—	—	0.5	0.5	0.5	0.5
标准糖应用液	—	0.5	—	—	—	—
蒸馏水	0.5	—	—	—	—	—
酶酚混合试剂	3	3	3	3	3	3

依次加入各溶液后，混匀，37 ℃水浴 15 min；冷却，在波长 505 nm 条件下，测定光密度值。

【实验项目】

1. 记录

记录各管测定的光密度值。

2. 计算血糖浓度

$$血糖浓度=\frac{测定管光密度值}{标准管光密度值}\times 100\div 18.02$$

计算注射胰岛素后血糖降低百分率和注射肾上腺素后血糖升高百分率。

【注意事项】

(1) 注意取血方向，因静脉是回心血，取血时针头应向着耳尖方向，并从近心端开始。

(2) 注药时不要将针头扎入脏器、大血管或膀胱。

(3) 测定血糖时，各管应同时加入酶酚混合试剂，避免因反应时间不同而丧失可比性。

【思考题】

(1) 为何要使家兔预先饥饿？

(2) 为何临床上可用血清作为测定血糖的样本？在检测时应注意什么？

（南京医科大学　李雪松）

实验 86　降糖药物筛选与鉴定

【病例与思政】

1. 病例导入

女患者，30 岁，孕 24 周。霉菌性阴道炎反复发作，容易疲劳，呕吐持续 1 天。有糖尿病家族史，曾患有多囊卵巢综合征，有不明原因流产、死胎病史，近日出现多食、多饮、多尿症状。查体：查体未见明显异常。临床检查：羊水过多，巨大儿，空腹血糖为 7 mmol/L，餐后 1 h 血糖为 11 mmol/L，餐后 2 h 血糖为 12 mmol/L，其余结果未见明显异常。临床诊断：妊娠期糖尿病。

思考题：(1) 妊娠期糖尿病应该如何治疗？

(2) 妊娠期糖尿病对胎儿的影响是什么？

2. 思政素材

妊娠期糖尿病极易诱导胎儿宫内发育异常、自然流产、胎儿畸形、新生儿呼吸窘迫综合征等，无论对孕妇还是胎儿都会产生巨大的伤害。国务院出台的《关于积极推进“互联网+”行动的指导意见》指出，要促进网络医疗健康的普及，广泛提高全民健康意识，养成健康的生活习惯，减少妊娠糖尿病等危险疾病的发生。

【实验目的】

1. 掌握

各类降糖药物影响血糖及糖耐量的原理。

2. 了解

血糖测定及糖耐量测定的方法。

【实验原理】

胰岛素是人体唯一的降血糖激素。胰岛素可与细胞膜上的胰岛素受体结合，打开细胞膜通道，从而发挥其生物学效应。其降低血糖的机制如下：①促进血液中的葡萄糖快速进入肌肉、肝脏等组织，通过增加糖原合成酶活性和降低磷酸化酶活性，加速糖原合成、抑制糖原分解；②通过激活丙酮酸脱氢酶磷酸酶而使丙酮酸脱氢酶激活，加速丙酮酸氧化为乙酰辅酶A，加快糖的有氧氧化；③通过抑制磷酸烯醇式丙酮酸羧激酶的合成以及减少糖异生的原料，抑制糖异生；④抑制脂肪酶，减缓脂肪动员，使组织利用葡萄糖增加。

基于以上机制，临床上常见的降糖药物包括胰岛素、磺脲类、双胍类、α 糖苷酶抑制药、格列奈类、噻唑烷二酮类等，可通过促进胰岛素分泌、增加胰岛素的敏感性、改善胰岛素抵抗或抑制肝脏葡萄糖输出等发挥降低血糖的作用。

【实验对象】

糖尿病模型小鼠，体重 25～28 g。

【实验药品与器材】

1. 实验药品

医用生理盐水，50%葡萄糖溶液，胰岛素，各类降糖药物（磺脲类、双胍类、α 糖苷酶抑制药、格列奈类、噻唑烷二酮类)。

2. 实验器材

血糖仪，血糖试纸，天平，注射器，组织剪。

【实验步骤】

1. 降糖药物对高血糖小鼠降血糖效果的评价

(1) 从模型组中选取小鼠 20 只，随机分为对照组和实验组，每组 10 只，所有小鼠禁食 12 h，断尾取血测量血糖并记录。

(2) 实验组给予降糖药物或注射胰岛素（0.5 U/10 g)，对照组注射同等剂量的医用生理盐水，分别于 0 h、0.5 h、1 h、2 h 断尾取血，分别测量所有小鼠的血糖并记录。

2. 降糖药物对高血糖小鼠糖耐量的影响

(1) 从模型组中选取小鼠 20 只，随机分为对照组和实验组，每组 10 只，所有小鼠禁食 12 h，断尾取血测量血糖并记录。

(2) 实验组给予降糖药物或注射胰岛素（0.5 U/10 g)，对照组注射同等剂量的医用生理盐水，给药 1.5 h 后，对所有小鼠经灌胃给予葡萄糖溶液，给糖后 0 h、0.5 h、1 h、2 h 断尾取血，分别测量所有小鼠血糖含量并记录，绘制血糖变化曲线。

3. 降糖药物对高血糖小鼠胰岛素释放的影响

从模型组中选取小鼠 50 只，随机分为五组，每组 10 只，分别给予 5 种不同降糖药物：磺脲类、双胍类、α 糖苷酶抑制药、格列奈类和噻唑烷二酮类。给药 1.5 h 后经灌胃给予葡萄糖溶液，给糖后 0 h、0.5 h、1 h、2 h 断尾取血，分别测量所有小鼠血浆胰岛素水平并记录，绘制胰岛素变化曲线。

【实验项目】

(1) 记录：记录每组小鼠在给予不同处理后的血糖值及血浆胰岛素水平。每间隔 30 s

用滤纸条吸取采血部位自行流出的血滴（血滴在滤纸条上面依次排列），当血滴不再流出时停止记录。注意在记录过程中，滤纸条不要触碰刺入点的伤口，以免发生伤口污染和挤压到伤口，进而影响测量结果的准确性。

（2）绘制血糖变化曲线和胰岛素变化曲线。

【注意事项】

（1）为使实验动物糖代谢功能状态尽量保持一致并准确按体重计算受试样品的用量，实验前动物应严格禁食，实验前后禁食条件应一致。

（2）血糖测定试纸、血糖仪及胰岛素测定试剂盒按说明书操作。

【思考题】

（1）简述各类降糖药物及胰岛素影响血糖的原理。

（2）糖耐量检测与血糖浓度检测的生理意义是什么。

（3）临床上糖耐量检测时应注意什么？

（南京医科大学　李雪松）

实验 87　胰岛素的降糖作用及过量解救

【病例与思政】

1. 病例导入

女患者，60 岁。被确诊为 2 型糖尿病 9 年余，血糖控制不佳。入院时，患者颜面及双下肢浮肿，尿少，纳差及视物模糊。实验室检查结果显示：血糖 16.8 mmol/L，血尿素氮 9.5 mmol/L，血肌酐 191 μmol/L，血酮 4.6 mmol/L，［HCO_3^-］17.9 mmol/L，尿糖（＋＋＋），尿酮体（＋），尿蛋白（＋＋＋）。临床诊断：糖尿病合并酮症酸中毒，糖尿病肾病，糖尿病视网膜病变。入院后，给予医用生理盐水 500 mL＋普通胰岛素 14 U，输液过程中患者出现心慌、出汗、手抖等症状，血糖浓度为 3.2 mmol/L，立即停止输液，并进食少量食物，患者症状好转。

思考题：（1）患者血浆［HCO_3^-］为何会低于正常值？

（2）患者为什么会出现心慌、出汗、手抖的症状？

2. 思政素材

1965 年，我国首次在世界上采用化学方法人工合成了结晶牛胰岛素。其优势在于纯度高，得到了结晶，是当时人工合成的具有生物活性的最大的天然有机化合物，是我国生命科学史上的一个里程碑，更是当时艰难历史条件和背景下集体智慧的结晶，为之后我国的生命科学领域奠定了基础。

【实验目的】

1. 掌握

小鼠低血糖模型制备的方法。

2. 了解

胰岛素过量所致的低血糖反应；低血糖反应的解救方法。

【实验原理】

血液中的葡萄糖即为血糖。脑组织仅储存极少量的糖原，必须不断从血中摄取葡萄糖，以供给脑组织活动所需的能量，因此脑组织对血糖浓度降低极为敏感，一旦血糖过低即可因脑组织缺糖，能量供给不足而导致脑功能障碍，严重时出现惊厥与昏迷。胰岛素能够促进全身组织对葡萄糖的摄取和利用，加速糖原合成，促进葡萄糖转化为脂肪并储存在脂肪组织，抑制糖异生，从而降低血糖浓度。胰岛素过量则会引起低血糖反应，患者可有出汗、心跳加速、手抖、焦虑等症状，严重者会引起昏迷、惊厥、休克，甚至死亡。

【实验对象】

小鼠，体重 18～22 g，雌雄不限。

【实验药品与器材】

1. 实验药品

2 U/mL 胰岛素溶液，50%葡萄糖溶液，医用生理盐水，显色剂（邻甲苯胺 6 mL、饱和硼酸溶液 4 mL、冰醋酸 90 mL），葡萄糖标准应用液 1 mg/mL。

2. 实验器材

注射器，天平，微量加样器，分光光度计，试管，1.5 mL EP 管，离心机，毛细采血管（直径 0.5 mm，长度 1.5～2.5 cm）。

【实验步骤】

取禁食、不禁水 12 h 的小鼠 4 只，称重并标记，分别为甲鼠、乙鼠、丙鼠和丁鼠。

【实验项目】

1. 观察胰岛素的降糖作用

（1）持毛细采血管于甲鼠和乙鼠眼眶后静脉丛分别取血 100 μL，置于两支 1.5 mL EP 管中，低温离心，以 4000 r/min 转速离心 5 min，取血清，用于测定空腹血糖浓度。

（2）对照鼠：甲鼠皮下注射医用生理盐水 0.1 mL/10 g。给药 5 min 和 10 min 后分别用（1）中方法取血 100 μL，离心取血清，用于测定血糖浓度。

（3）实验鼠：乙鼠皮下注射胰岛素 0.1 mL/10 g。给药 5 min 和 10 min 后分别用上述方法取血 100 μL，离心取血清，用于测定血糖浓度。

（4）按表 10-2 加入试剂。

表 10-2　胰岛素的降血糖作用　　mL

组别	空白管	标准管	对照管	实验管
血清	—	—	0.1	0.1
蒸馏水	0.1	—	—	—
显色剂	6.0	6.0	6.0	6.0
葡萄糖标准液	—	0.1	—	—

注：按表中比例添加试剂，各管混匀后，置沸水浴中加热 8～12 min，取出用冷水冷却 5 min，在 640 nm 波长下，用空白管调零，分别测定各管的吸光度值。计算全血每 100 mL 所含葡萄糖的毫克数。

$$\text{计算公式：血糖（mg/100 mL）} = \frac{\text{测定管光密度}}{\text{标准管光密度}} \times 100$$

正常血糖范围：70～100 mg/100 mL

2. 观察胰岛素过量引起的低血糖反应和葡萄糖的解救作用

（1）观察丙鼠和丁鼠正常状况下的活动情况。随后，给两鼠分别腹腔注射胰岛素 0.2 mL/10 g。

（2）当小鼠发生抽搐、翻滚等惊厥现象时，记录发生时间。丙鼠腹腔注射 50%葡萄糖溶液 0.5 mL，丁鼠腹腔注射医用生理盐水 0.5 mL。观察两鼠症状有何变化。

【注意事项】

（1）眼眶后静脉丛取血时，毛细采血管刺入深度约 2～3 mm，当感到有阻力时即停止推进。如果没有出血则轻微转动采血管或将采血管退出约 0.1～0.5 mm，采血过程应缓慢而轻柔。

（2）在小鼠出现惊厥时也可立即尾静脉注射葡萄糖溶液，解救效果更快。

（3）实验温度要求：夏季可为室温，冬季最好将小鼠置于 30～37 ℃环境中，因温度过低，反应出现较慢。

【思考题】

（1）简述血糖异常对机体的危害。

（2）机体还有哪些激素参与血糖的调节？

（厦门医学院 张小玲）

实验 88 糖皮质激素的抗炎作用

【病例与思政】

1. 病例导入

男患者，35 岁。发热 3 天入院。3 天前与非典型性肺炎患者有密切接触史，随后出现发热，体温最高达 40 ℃。既往体健。查体：体重 80 kg，体温 39.6 ℃，血压 125/80 mmHg，呼吸频率 22 次/min，心率 100 次/min，双肺未闻及干湿性啰音，心律齐，腹软无压痛。急诊查胸片：双上肺浸润影；血常规检查示 WBC 2.1×10^9/L。入院诊断：非典型性肺炎。入院后，给予利巴韦林每日 1 次，1 次 1 g，静脉滴注 7 天，利复星每日 1 次，1 次 0.4 g，静脉滴注 14 天，阿奇霉素每日 1 次，1 次 0.5 g，静脉滴注 3 天，泼尼松 1 天 40 mg，并加用泰诺林等药物进行对症治疗。用药后，患者一般状况有所改善，但体温仍持续高于 38 ℃。遂于第 5 日加用甲泼尼龙每日 2 mg/kg，后加至每日 500 mg。患者体温随激素加量迅速缓解，在体温降至正常后，甲泼尼龙逐渐减量。患者于入院 1 个月后，康复出院。

思考题：（1）用糖皮质激素类药物退热的机制是什么？

（2）在体温降至正常后，为什么甲泼尼龙的用量要逐渐递减？

2. 思政素材

几十年来，糖皮质激素在医学上可谓毁誉参半，这是因为它的“疗效如天使，副作用如魔鬼”。作为医务工作者，要辩证地看待糖皮质激素的药理作用，规范其临床用药，最大限度地避免不良反应的发生。

【实验目的】

1. 掌握

小鼠耳郭肿胀炎症模型制备的方法。

2. 了解

糖皮质激素的抗炎作用。

【实验原理】

二甲苯的致炎作用强而快，将其涂抹于耳部，能引起局部组织损伤，促进组胺、缓激肽等炎症介质释放，造成耳部急性炎性水肿，由于毛细血管壁的通透性增高，致使伊文氏蓝渗出增加，耳部呈蓝色。

糖皮质激素具有较强的抗炎作用，能增加血管的紧张性，降低毛细血管壁的通透性，减轻渗出和水肿。同时抑制炎性细胞浸润及吞噬作用，减少炎症介质的释放，从而缓解炎症的红、肿、热、痛等症状。

【实验对象】

小鼠，体重 18～22 g，雌雄不限。

【实验药品与器材】

1. 实验药品

1%伊文氏蓝溶液，二甲苯，医用生理盐水，0.5%醋酸地塞米松溶液。

2. 实验器材

注射器，天平，滴管。

【实验步骤】

(1) 取 2 只小鼠，称重并标记为甲和乙。甲鼠腹腔注射 0.5%醋酸地塞米松溶液 0.1 mL/10 g，乙鼠腹腔注射医用生理盐水 0.1 mL/10 g。

(2) 20 min 后，两只小鼠均腹腔注射伊文氏蓝溶液 0.1 mL/10 g。

(3) 10 min 后，在两只小鼠右耳上分别滴加 1 滴二甲苯，观察并比较两鼠耳郭颜色的不同，记录耳郭蓝染出现的时间及蓝染深度。

【实验项目】

观察糖皮质激素对二甲苯所致小鼠耳郭急性炎症的抗炎作用（表 10-3）。

表 10-3　醋酸地塞米松对二甲苯致小鼠耳郭急性炎症的抗炎作用

鼠号	体重/g	用二甲苯前小鼠耳郭情况		用二甲苯后小鼠耳郭情况		
		形态	颜色	形态	颜色	颜色变化出现时间
甲						
乙						

【注意事项】

(1) 二甲苯的滴加量应尽量一致。

(2) 药物注射量要准确，防止外漏。

【思考题】

(1) 试分析糖皮质激素抗炎治疗的利弊。

(2) 糖皮质激素在临床上还有哪些应用？

（厦门医学院　张小玲）

第二节 人体机能学实验

实验 89 进食和运动对血糖的影响

【病例与思政】

1. 病例导入

女患者，48 岁。乏力、多尿伴体重减轻 1 年余。无明显心悸、多汗症状。发病以来，食欲佳，睡眠尚可，体重减轻 3 kg。查体：体温 36.7 ℃，心率 75 次/min，呼吸频率 16 次/min，血压 132/85 mmHg，身高 160 cm，体重 72 kg，心肺检查未见明显异常，腹软，无压痛，肝脾未触及。实验室检查：空腹血糖 9.2 mmol/L，餐后 2 h 血糖 14.2 mmol/L。临床诊断：2 型糖尿病。

思考题：（1）检测空腹血糖与餐后 2 h 血糖的意义是什么？

（2）为什么患者食欲佳、体重反而减轻？

2. 思政素材

糖尿病被誉为“甜蜜的杀手”，它的可怕之处在于发病初期没有明显不适感而往往被患者忽视。即便被诊断为糖尿病，患者也常不予重视，亦不规律用药，直至出现糖尿病肾病、糖尿病视网膜病变等并发症时才后悔晚矣。因此，要提高公众对糖尿病危害的认识，建议定期体检，并对糖尿病患者进行规律用药教育，改善不良生活方式，以避免或延缓并发症的发生、发展，提高人民身体健康水平。

【实验目的】

1. 掌握

血糖仪检测血糖的原理和方法。

2. 了解

饮食和运动对血糖的影响。

【实验原理】

生理状态下，血糖浓度在一天之中是轻度波动的，受到进食、饥饿、运动、情绪等因素的影响。这种血糖浓度的相对恒定有赖于神经系统、激素和肝脏等方面的调节及协同作用。神经系统主要通过下丘脑和自主神经系统调节相关激素的分泌，后者再通过影响血糖来源与去路中关键酶的活性来实现对血糖的精细调控，使之达到动态平衡。

临床上依据血糖监测结果，可判断糖代谢是否紊乱及紊乱程度，并可评估临床治疗效果。血糖仪检测血糖，简单快捷，常用于患者自我血糖监测和院内床旁快速血糖检测。血糖仪测定血糖的基本原理是利用葡萄糖氧化酶特异性催化血液中的葡萄糖发生氧化还原反应，通过电化学法测定该反应过程中产生的电流来得出血糖值，或是通过反应的中间产物进行比色反应，利用反射光度计或吸收光度计测得血糖结果。

【实验对象】

健康成人志愿者。

【实验药品与器材】

1. 实验药品

75%乙醇。

2. 实验器材

血糖仪、采血笔、一次性采血针、血糖试纸、动感单车、棉签等。

【实验步骤】

1. 准备采血笔

拧开采血笔调节头，将采血针完全插入针座内，取下采血针保护帽（先不要丢弃），再拧上采血笔调节头。调节采血穿刺深度，一般 2～3 mm。将采血笔拉杆柄向后拉，当听到“咔哒”声后松开拉杆柄，此时采血笔已准备好。

2. 准备血糖仪

从试纸瓶中取出一条试纸，尽量不要触碰试纸两端，将试纸电极端插入血糖仪，当屏幕上出现闪烁的血滴符号，即可开始检测血糖。

3. 采血测试

采血前，清洗双手并擦干，然后使用 75%乙醇消毒后，晾干手指。将采血笔笔帽处的针孔压在指端侧面，按下采血按钮。将血样轻贴于试纸尾部进血端口，血液会被自动吸入，血糖仪发出提示音，说明采血量充足。若干秒后，屏幕显示血糖检测结果。

4. 清理废弃物

获得测试结果后，将试纸弹出。拧开采血笔调节头，将用过的采血针插上保护帽，防止针尖外露，推动卸针杆，卸下采血针。将用过的试纸、采血针、棉签等妥善处理。

【实验项目】

1. 比较进食和（或）进食不同食物前后血糖值的变化情况

测定受试者空腹血糖后，让其进食含糖量较高的食物，测定餐后 30 min、60 min 和 120 min 时的血糖值。也可请受试者进食不同类食物，再进行不同时间点血糖值的测定。

2. 比较餐后不同时间段运动对血糖值变化的影响

选择 15 名受试者，测量血糖后，进食同等质量的饭团。按照体重指数将 15 名受试者均衡地分为 3 组，分别为餐后未运动组、餐后 0.5 h 运动组和餐后 1 h 运动组。教师指导后两组受试者在动感单车上（或其他运动器械）进行中等强度运动 30 min，比较 3 组受试者餐后 0.5 h、1 h、1.5 h、2 h 和 3 h 的血糖值。用储备心率（heart rate reserve，HRR）方法计算运动强度。将中等运动强度设定为：运动心率较静息心率增加 HRR×40%，HRR=（220－年龄）－静息心率，将受试者运动结束前最后 5 min 测量的心率设为运动心率。

【注意事项】

（1）取出试纸后，应盖好试纸瓶，以防受潮。

（2）采血时，如果血量不足，不要用力挤压采血部位，以防组织液混入血中影响血糖检测结果，可以从指根推向指尖，促进血液流出。

(3) 因血糖仪是电子仪器，操作时，附近应尽量避免有手机操作或其他无线电仪器的使用。

(4) 测量空腹血糖的前一天，无需过分节食，次日晨起后，避免剧烈运动。

【思考题】

(1) 运动后血糖一定会下降吗？为什么？

(2) 本次实验对你今后的饮食和运动有怎样的启示？

(3) 试设计一实验，比较晨起空腹运动与进食后运动血糖变化情况。若有不同，试分析其原因。

（厦门医学院　张小玲）

第三篇

创新设计性实验

第十一章

创新设计性实验概述

创新设计性实验是指采用科学的逻辑思维并配合实验方法和技术，对拟定研究的问题进行探索性研究。学生提出实验目的，并自行设计方案，完成实验，整理和处理实验结果，最终完成论文撰写。

创新设计性实验的目的是培养学生独立研究、独立实验的基本能力，主要包括以下能力：

（1）掌握查阅信息和文献的能力；

（2）设计科学实验的能力（创新思维能力）；

（3）独立操作实验的能力；

（4）撰写和发表论文的能力；

（5）申请科研基金的能力。

创新设计性实验的意义在于：

（1）初步体验科学研究的过程；

（2）初步掌握科学实验的基本程序和方法；

（3）培养学生发现科学问题以及分析与解决科学问题的能力；

（4）培养实事求是的科学态度、严谨的工作作风及团结协作精神。

创新设计性实验的基本步骤有：

（1）提出选题；

（2）提出科学假说；

（3）设计实验；

（4）进行实验操作与观察；

（5）整理和分析实验结果；

（6）撰写研究报告（论文）。

第十二章 查阅文献资料与科研选题

第一节　查阅文献

课题选定后，检索与该课题有关的详细文献资料，掌握课题相关的国内外最新研究情况，为下一步撰写开题报告打下坚实的基础。

一、文献的种类

1. 科技图书

包括专著、论文集、教科书、百科全书以及字典、词典和手册等。

2. 科技期刊

世界上出版的科技期刊有5万种左右。期刊发表论文速度快。它对了解第一手资料、掌握科研最新研究进展、开阔思路很有参考价值。

3. 会议文献

国内外学术会议的文献资料。

4. 专利文献

专利文献分国外专利文献和国内专利文献。

5. 学位论文

包括硕士和博士学位论文。

二、文献检索途径

1. 分类途径

按学科分类体系来找文献。主要是利用分类索引、分类号或类别来检索，选择这种途径首先要熟悉所用的分类方法。

2. 著者途径

根据著者（包括个人著者和团体著者）姓名来查找文献。

3. 文献名途径

根据文献的名称来查找文献。文献名是指书名、刊名、篇名、特种文献名等。文献名索引一般是按名称的笔画顺序和字母顺序排列。

4. 主题途径

以从文献中抽选出来并能代表文献实质的词汇——主题词及由此派生出来的关键词、单元词、标题词等作为标识的一种检索途径，是检索外文文献的主要途径，目前我国也广泛采用这种方法。

5. 序号途径

以文献特有编号为特征来查找文献，这是查找文献（文件、标准等）的有效途径。

三、文献检索方法

检索文献的方法可概括为以下 5 种。

1. 常用法

即利用检索工具（索引、文摘）由近及远、系统地检索文献资料的方法。它可以在较短的时间内查到与课题有关的较全面和较系统的文献。

2. 追溯法

它是以一篇文献后面所附的参考文献为基础的查找方法。它可以不利用检索工具，而是利用原始文献资料后所附的参考文献，进一步向前追踪查找，当掌握了一定的文献后，再根据著者姓名到有关书刊中检索文献。

3. 分段法

一般是先用常用法检索，扩大线索，获得更多有用的文献，再根据查明的文献去追溯查找。此方法可以弥补因检索工具不全而造成的遗漏。

4. 馆藏目录检索

各图书馆和情报单位都收藏了大量的图书，这些文献的目录称为馆藏目录。

5. 电脑联网检索

目前我国高校图书馆及情报单位已实现电脑联网检索，并与国际互联网接通。这种检索方法是近十年来最有效的检索方法，既方便快捷，又有系统性。读者可在极短的时间内检索到与所选课题有关的国内外的相关资料，获得极好的服务。

第二节　科研选题

选题是科研设计的第一步。如何发现、选择和凝练一个有意义的科学问题，对于初学者来说是一个挑战。选题既有原则性，又有技巧性。

一、选题的基本原则

1. 创新性

选题应是目前尚未解决且解决后对理论研究或临床实践均有所帮助和提高的题目。创新是科学研究的灵魂。

2. 科学性

研究问题先有一个假设，通过实验设计去进一步验证假设是否成立。问题的假设不能凭空臆造，要有科学依据，即科学性。

3. 目的性

每个实验应明确所要解决的问题及实际意义。因此，内容要精，拟解决的科学问题要重点突出，目的性强，切忌胡子眉毛一把抓。

4. 可行性

立题时要充分考虑实验因素及实验外因素的影响，结合实际条件进行，切忌“大、难、空”。

概而言之，选题要目标明确、构思新颖、(立论）依据充分、(实验）方法恰当。

二、科研选题的基本方法

1. 前瞻性选题

从一流杂志选择一个有重要意义的科学问题，找到相关研究的最新进展，思考该研究下一步最关键的问题是什么？其研究结果则必然为国际领先的成果。

2. 回顾性选题

读一本权威性教科书或综述文章，选择一个热点科学问题，找到有关该问题目前的观点和疑问，提出自己的假设，用新技术进行验证，可能获得两种研究结果：与过去已有报道的结果相同，表示你用新技术验证和完善了已有的理论；与过去已有报道完全不同，这就是新发现。使用回顾性选题，科学工作者除了要对科学有敏锐的洞察力以外，还要有对权威提出质疑的勇气和批判精神。

三、提出假设

假设的形成是研究的基础。理论假设可源于研究者观察的资料，也可以是对文献的总结，但绝不是研究者的主观臆想。有了发现并提出问题，便要广泛查阅文献，形成科学假说。在医学科研中，人们通过实验和观察积累了一定的实验资料之后，依据已有的理论知识对研究问题的某些现象和规律做出假定性的说明和推断。这种根据已有的科学事实和科学理论，对研究的问题提出的假定性说明和推测就是假说。假说的特征为：①科学性；②假定性。

假说虽然有一定的科学依据，但毕竟只是对未知的研究问题及其规律的猜测和推断。也就是说，它是在观察和实验目的不足的情况下，凭思维活动做出的，尚有待于实践的检验，将来有可能被确证而发展为理论，也有可能被证伪而淘汰。因此，假说是科研创新的起点，为科研活动提供了进一步的研究方向，不同假说的争论有利于科学的发展。

第十三章 实验设计与开题报告

第一节 实验设计

实验设计是根据已有的文献报道和拟解决的关键科学问题，提出合理的科学假说，结合具体的实验条件，制订合理的研究方案，付诸实施的一个过程。实验设计是实验过程的依据、数据处理的前提，亦是实验研究获得预期结果的重要保证。因此，一个科学、合理的实验设计方案，不仅能够依据研究目的，确定具体的研究任务和所要采取的技术路线和方法，而且能最大限度地减少误差，获得可靠的结果。

一、实验设计的四大原则

1. 对照原则

为了对比处理与非处理因素之间的差异，消除和减少实验误差，实验需要设立对照组。常用的对照方法包括：①空白对照，即实验对象不进行任何因素的处理；②正常对照，即经过同样的处理（包括麻醉、注射、假手术等），但不给予实验因素的处理；③自身对照，即对照与实验在同一受试对象上进行；④组间对照，即几个实验组之间相互对照；⑤标准对照，即实验结果与标准值或正常值相比较。

2. 随机原则

运用随机数字表、抽签、抓阄等将研究对象随机分配至各实验组中，通过随机化分组处理，可减少抽样误差，排除外部人为因素的干扰，以保证结果比较准确地反应总体。

3. 重复原则

由于实验对象的个体差异等因素，一次实验结果往往并不够准确，因此，需多次重复实验以获得稳定的结果。

4. 均衡原则

对于可能影响实验结果的因素，如动物数量、性别、品种、年龄、体重等要尽量保持相同、均一，以减少实验误差。

二、实验设计的三大要素

1. 受试对象

即实验对象，如用大鼠做实验，则大鼠就是本次实验的实验对象。要根据特定的设计类型估计出较合理的样本数量（动物数量）。

2. 处理因素

根据实验目的，人为地给实验对象施加某种外部的干预并引起实验对象直接或间接效应，如观察某种药物对动物（实验对象）生理功能的影响。要注意处理因素的标准化，并控制非处理因素。

3. 实验效应

实验效应是指实验对象接受处理因素后所出现的实验结果，可通过观察各项指标的变化来反映。要观察的指标包括背景性（模型）指标和探索性指标。前者如证实疾病模型复制成功的指标、反映质控的指标、反应阴性或阳性的对照指标等，背景指标必须是肯定的结果。

三、实验设计的过程

1. 研究材料的选择

理论假设需要实验来证明。实验的第一步就是选择合理的研究材料。由于生物体以及生物个体的高度不均一性，某些生物定理仅仅适用于特定的研究对象，因而理论假说只能在某些特定的生物材料中得到证实。选错了研究对象，有可能导致极有价值的理论假设胎死腹中。由于生物体的高度复杂性，正确选择研究对象不仅能证明理论成立，而且能使实验方法变得简洁，实验结果更具说服力。因此，合理的研究对象是研究成败的关键之一。

2. 实验条件的可控性

科学实验的目的在于证明理论假设的正确与否，实验的结果应当客观可信，不应该因观察者的不同而不同，即如果实验条件重复，结果也应当重复。一个理想的科学实验应当是一个高度可控的实验，每个实验条件应当是高度可控的，这种可控性表现在每个实验条件可以用理论预测和计算它的强度，并且这种强度的误差是可以被估计的。只有高度可控的实验条件才能保证实验结果的高度重复性，这是近代科学实验的核心。然而，由于生物医学所研究对象的高度不均一性，在某些条件下难以精确控制实验条件，最终实验结果是一些离散的数据。因此，生物医学的重要性是统计学的重现性，而不是绝对数值的重现。

3. 实验技术的可行性

一个再有意义的研究课题，如果没有相应的研究条件，则是无法执行的。这是我们在科研中必须注意的问题。

4. 实验过程的简洁性

一个实验过程越复杂，所涉及的方法和步骤就越多，同时不可预测的因素就越多，实验结果的离散度就越大，重复性就越差，解释就越困难。

5. 明确所要解决的关键性科学问题

一个研究只能解决一个特定的科学问题，切忌面面俱到，切忌试图通过一个课题解决所有的科学难题。

四、实验指标选择的基本条件

1. 特异性

指标应能特异地反映某一特定的现象而不至于与其他现象相混淆。特异性低的观察指标容易造成“假阳性”。

2. 客观性

应避免受主观因素干扰造成误差。尽可能选用具体数字或图形表示客观指标，如心电图、脑电图、血压、心率、血液生化指标等。

3. 灵敏性

灵敏度高的指标能使微小效应显示出来，灵敏度低的指标可使本应出现的变化不出现，造成“假阴性”。

4. 精确性

包括精密度和准确度。精密度指重复观察时观察值与其均值的接近程度，其差值属随机误差。准确度指观察值与其真实值的接近程度，主要受系统误差的影响。实验指标要求既精密又准确。

第二节 开题报告

在确定好选题，掌握相关的大量资料之后，要认真构思，撰写开题报告或研究方案。研究方案是课题确定之后，课题负责人在正式开展科研之前制订的整个课题研究的工作计划，它初步规定了课题研究各方面的具体内容和步骤。研究方案水平的高低，是一个课题质量与水平的重要反映。研究方案主要包括以下几个方面：

1. 课题名称

课题名称就是课题的名字。这看起来是个小问题，但实际上很多人写课题名称时，往往写得不准确、不恰当，从而影响整个课题的形象与质量。注意两点：一是名称要准确、规范。准确就是课题的名称要把课题研究的问题是什么，研究的对象是什么交待清楚；规范就是所用的词语、句型要规范、科学，似是而非的词不能用，口号式、结论式的句型不要用。二是名称要简洁，不能太长，一般不要超过 20 个字。

2. 课题研究的目的和意义

研究的目的和意义就是研究的价值。从现实需要方面去论述，指出现实当中存在这个问题，需要研究和解决它，还需论述课题的理论和学术价值。

3. 国内外研究现状、水平和发展趋势

就是本课题有没有人研究，研究达到什么水平，存在什么不足。撰写这些内容一方面可以论证本课题研究的地位和价值，另一方面也说明课题研究人员对本课题研究是否有较好的把握。进行任何科学研究，必须了解该领域的研究现状，把握该领域的研究发展阶段和下一步的研究趋势，避免做重复研究。

4. 课题研究的理论依据

现在进行的课题基本上是基础研究和应用基础研究，这就要求我们的研究必须有一些基本的理论依据来保证研究的科学性。

5. 课题研究的目标

课题研究的目标也就是课题最后要达到的具体目的，要解决哪些具体问题，也就是本课题研究要达到的预定目标。确定目标时要紧扣课题，用词要准确、精练、明了。常见问题是：不写研究目标，目标扣题不紧，目标用词不准确，目标定得过高，对预定的目标没有进行研究或无法进行研究。

6. 课题主要研究内容、方法

课题研究基本内容一般包括两个界定：一是对课题名称的界定。应尽可能明确三点：研究的对象、研究的问题、研究的方法；二是对本课题研究有关的理论、名词、术语、概念的界定。具体的研究方法可从下面选定：观察法、实验法、调查法、经验总结法、个案法、比较研究法、文献资料法等。

7. 研究工作的步骤

课题研究的步骤，也就是课题研究在时间和顺序上的安排。研究的步骤要充分考虑研究内容的相互关系和难易程度。一般情况下，都是从基础问题开始，分阶段进行。课题研究的主要步骤和时间安排包括：整个研究拟分为哪几个阶段，各阶段的起止时间，各阶段要完成的研究目标、任务，各阶段的主要研究步骤等。

8. 课题研究的成果形式

课题研究拟取得什么形式的阶段研究成果和最终研究成果。形式有很多，如调查报告、实验报告、研究报告、论文、经验总结等。对于应用技术研究，成果形式是技术转化，应用于生产实践转化为生产力。

9. 课题参加人员的组成和专长

主要看参加人员的整体素质与水平，尤其是课题负责人的水平怎么样。如果参加人员和负责人既没有理论又没有实践经验，这个课题就无法很好地完成，也就无法批准立项。

10. 现有基础

主要是人员基础和物质基础。很多课题对人员和设备方面的要求是比较高的，如果基本的研究条件都没有，这个课题同样不能立项。

第十四章 预实验和正式实验

第一节 预实验

实践是检验真理的唯一标准。只有通过科学实验，才能对所提出的理论假设加以验证。

在开题报告后修改实验设计方案，理论上可行的实验设计方案需要在实验中检验。因此，预实验是保证正式实验成功的重要环节。在开始实验前，做好充分的准备，最好将所有实验步骤表格化，标出关键性步骤。预实验是以较少的受试对象对实验指标进行观察，对主要实验方法和步骤进行初步演示的过程。通过预实验可使实验者在实验准备和初步实验中熟悉实验技术，调整处理因素的强度，确定药物剂量，观察实验指标在不同受试对象中的变量情况以及确定正式实验动物的种属和样本数等。最后，根据预实验的结果，再对实验设计方案进行必要的修订和改进，预实验也是对实验设计方案可行性的一种真正的检验，有时难度较大的实验往往需要预实验多次才能获得较为理想的结果。

第二节 正式实验

正式实验要严格按照预实验确定的步骤进行实验，及时、准确、真实、客观地记录实验结果，原始记录的项目及内容可预先拟定，主要包括实验项目、实验日期、实验者、药物或试剂的浓度与剂量、给药时间、给药途径、实验环境、实验方法以及实验指标的变化等，要保持原始记录的原始性和真实性，严禁撕毁或涂改，更不能以事后整理的记录来代替原始记录，原始记录的方式可包括文字、数字图形、表格、照片及录像等，在实验过程中，要仔细耐心地观察出现的结果，并思考为何出现这些改变，有何意义，是否与预期结果相符合等。

第十五章
实验结果分析处理、论文撰写与答辩

第一节 实验结果分析处理

在取得完整原始记录后，首先要对每次实验各组的数据进行系统分类，对正常对照组、不同处理因素的各组资料进行归纳整理，计算出各组数据的均值、标准差等，并进一步作相应的统计学显著性检验分析，制成统计表或统计图，数据的统计处理方法必须与具体实验设计方案相匹配，可采用 t 检验、卡方检验等，如资料总体分布不是或不能转换为常态分布时，可用非参数统计法。

在对实验资料进行整理时，不能按主观臆断对实验数据随意取舍，必须实事求是，在出现与预期结果不同时，应仔细检查每一步实验操作过程，并进行综合分析，如果排除了全部可能干扰因素后，仍与预期结果不符时，应相信自己的实验结果，再进一步做实验时，则可能会有新的发现。

一、结果分析

1. 数学的应用

原始的实验结果数量庞大，特别是生物医学的原始实验数据往往高度离散，因此，要从中寻找数据之间的规律，必须借助数学工具，对原始数据进行分析和综合，把庞大而又高度离散的原始数据用简洁的数学公式表达出来，以利于分析实验结果。生物医学通常采用数理统计的方法处理实验数据，求得原始数据的平均值，观察原始数据的离散度，比较实验组之间的差异，探求实验数据间的关联性，为实验结果的分析做好准备。名垂青史的科学家往往能对数学工具应用自如。马克思认为："一种科学只有在成功地运用数学的时候，才能达到真正完善的地步。"

2. 统计方法的应用

由于生命现象的高度复杂性和不均一性，即物种与物种之间，同一物种在不同时间和空间，甚至在同一时间和空间的同一物种的不同个体之间的差异性，使生物学研究存在一条约定俗成的规则：一条生物学定理仅仅适用于它所来源的材料，它的普适性需要在不同材料之间得到证明。由于研究材料的不均一性，生物学定理往往以统计的形式表现出来，生物学定理代表的是一个群体的平均值。

3. 实验结果的外推

由于技术的限制，某些实验条件无法达到理想的状态，那么，可以将现有的结论作合理的外推。

4. 实验结果的提炼与升华

科学实验并非简单为发现而发现，况且科学实验的目的是证明理论假说的正确性与否，提炼实验结果背后的规律才是科学研究的真正目的。因此，对实验结果的分析，可以说与做实验一样重要。分析得到的实验结果，探讨实验结果之间的联系，解释实验结果，在此基础上论证理论假说正确与否，修订原始理论假说，形成新的理论框架，预测新的实验现象，开始新一轮科学研究的循环。一个高明的科学家往往能从平凡的实验结果中提炼出令人惊叹的理论。因此，从实验结果中提炼出理论的精彩程度，决定了一个科学研究者所能达到的层次。

5. 怎样对待非预料性结果

得到一个非预料性结果时，一个对自己充满自信的科学家首先考虑的应该是自己有了新的发现。此时，应该抓紧时间检查实验结果的重现性，而不是坐在那里冥思苦想“到底是哪里出了错”。

6. 什么是科学发现

一个革命性科学发现的涵义应该是“非预料性和无法解释”，因为它不仅无已有理论的支持，又不是基于已有的研究结果。当然，新的科学发现的前提是可重现性。

二、科研质量控制有关参数及其重要性

有关科研质量控制的参数繁多，在统计学中已有详尽描述，这里仅强调几个最简单且易出错的参数。

1. 对照组

巧妙而正确地设计对照组是评价一个实验结果可信度的前提。根据实验目的和需要解决的问题的不同，对照组的设计应多种多样，如组间对照、自身对照、配对对照等。然而，阳性对照、阴性对照和空白对照是所有实验所必备的，阳性对照可排除实验过程中的系统误差，阴性对照是说明实验特异性的前提，而空白对照则是正确定量计算的基础。

2. 随机原则

在实验分组过程中不能带任何主观因素，否则将严重影响结果的可靠性。

3. 重现性

在一定条件下，重复次数越多，实验数据越可靠。不能被重复的研究结果毫无科学价值。

4. 标准的应用

根据研究目的和方法的不同，选择的标准亦不尽相同。概括起来有定性分析标准和定量分析标准，后者又有绝对定量和相对定量标准。在医学生物学研究中，最常用的是相对定量分析。

第二节 论文撰写与答辩

论文的书写不仅是对实验研究的总结，也是系统科研素质训练的组成部分。通过撰写论文，主要了解学生设计方案的形成以及具体实施的过程，并考察学生书面表达的能力。本科学生实验设计论文的书写可根据不同要求予以增减，对于本科兴趣小组的学生，可参考硕士研究生毕业论文格式书写，对一般本科学生可简化为科研论文格式书写，即包括题目、作者、中英文摘要、关键词、前言、实验方法、实验结果、讨论及参考文献等内容。

论文答辩在指导教师组的主持下进行，考察学生对相关文献背景知识、设计思想、观察指标、技术路线、结果讨论的掌握情况，同时，对学生报告的幻灯片制作、语言表达能力、逻辑思维等方面进行考察。

（哈尔滨医科大学 张伟华）

参考文献

[1] 龚永生，薛明明．医学机能学实验［M］．北京：高等教育出版社，2015.

[2] 金宏波，曹永刚．实验机能学教程［M］．2版．北京：人民卫生出版社，2018.

[3] 胡还忠，牟阳灵．医学机能学实验教程［M］．4版．北京：科学出版社，2016.

[4] 王建枝，钱睿哲．病理生理学［M］．9版．北京：人民卫生出版社，2018.

[5] 王庭槐．生理学［M］．9版．北京：人民卫生出版社，2018.

[6] 杨宝峰，陈建国．药理学［M］．9版．北京：人民卫生出版社，2018.

[7] 于利，王玉芳，范小芳．人体机能学实验［M］．9版．北京：人民卫生出版社，2021.

[8] 龚永生．医学机能学实验［M］．2版．北京：高等教育出版社，2019.

[9] 胡浩．机能实验学［M］．北京：高等教育出版社，2021.

[10] 王庭槐，杨惠玲，汪雪兰．实验生理科学［M］．北京：高等教育出版社，2019.